RIEMANN
VERLAG

Ruediger Dahlke
Renato Pichler

VEGANIZE YOUR LIFE!

Das große Buch des veganen Lebens –
1000 Fakten zu *Peace Food*

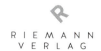

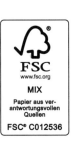

Verlagsgruppe Random House FSC® N001967
Das für dieses Buch verwendete FSC®-zertifizierte Papier
Tauro liefert Papier Union.

1. Auflage
Originalausgabe
© 2015 Riemann Verlag, München
in der Verlagsgruppe Random House GmbH
Lektorat: Ralf Lay, Mönchengladbach
Umschlaggestaltung und Layout: herzblut 02 GmbH, Martina Baldauf
Grafiken: herzblut02 GmbH, Martina Baldauf; Stephan Heering, Berlin
Satz: EDV-Fotosatz Huber/Verlagsservice G. Pfeifer, Germering
Druck und Bindung: Theiss, St. Stefan im Lavanttal
Printed in Austria
ISBN 978-3-570-50181-8
www.riemann-verlag.de

INHALT

Vorwort *von Renato Pichler* 9

Einführung *von Ruediger Dahlke* 12

Peace Food: Vom veganen Trend zum neuen
Lebensstil 12
Vegane Aussichten 17
Psychosomatik oder Ernährung? 21
Gegenwind macht stark oder Die vegane Bedrohung? 22

Teil 1: Gesundheit 27

Die Proteinversorgung 30
Schadstoffquellen in der Ernährung 36
Mangelerscheinungen – Überfluss 41
Die Milch macht's? 59
Andere tierische Produkte 72
Krankheiten infolge des Milch- und Fleischkonsums 77
Vegane Ernährung von Kindern 130
Die gesunde vegane Ernährung 137
Was sonst noch wichtig ist 141
Glyphosat macht Mensch und Tier krank 145

Teil 2: Ökologie 149

Die Zerstörung des Regenwalds....................... 152
Bio-vegane Landwirtschaft 156
Das Fäkalienproblem................................. 159
Das Klima auf dem Teller 164
Lokal oder pflanzlich: Was hilft der Umwelt mehr?........ 169
Veganes Leben ist Wasserschutz 177
Der Landverbrauch 179
Fischerei 185
Die Honigbiene – ökologisch wertvoll? 189
Fazit... 191

Teil 3: Menschenschutz 193

Weshalb gibt es hungrige Menschen? 194
Umwelt-, Tier- und Gesundheitsschutz ist
Menschenschutz...................................... 196
Religion 197
Ein Gesundheits- statt des »Krankheitssystems« 202
Die bösen Metzger?.................................. 204
Hunger.. 206
Darf man Kinder belügen? 207
Gewalt.. 209

Teil 4: Tierethik 213

Tierschutz und Tierrecht.............................. 214
Haben Tiere Rechte? 216
Schweine.. 218
Rinder 220
Hühner 225
Fische 227

Andere Tiere... 228
Die Schlachtung....................................... 231
Biofleisch als Lösung?................................. 235
Ist Kalbfleischverzehr besonders schlimm?.............. 237
Die Überlegenheit des Menschen 237
Karnismus.. 241

Teil 5: Ökonomie und Wissenschaft............. 245

Die Verlängerung der Nahrungskette ist
ökonomischer Wahnsinn................................. 246
Lobbyarbeit macht (einfluss)reich...................... 247
Freie Wissenschaft?.................................... 254
Moneykratie oder Die Macht der Konsumenten............. 256

Teil 6: Psychologie............................ 263

Weshalb wird noch immer Fleisch gegessen? 264
Welche Tiere werden gegessen? 265
Kognitive Dissonanz 266
Weshalb wird vegane Ernährung nicht offiziell
empfohlen?... 267
Eigenverantwortung 269
Wer ist »verantwortlich«?.............................. 272
Ist Sucht im Spiel? 273
Was kann und sollte Politik tun?....................... 277
Der innere Gegner oder
Der Schatten jeder Entwicklung......................... 278

Teil 7: Praktische Umsetzung oder Wie geht's weiter? ... 291

Bei sich selbst beginnen ... 291
Auf andere zielen ... 296
Alternativen ... 307
Einkaufshilfen ... 316

Nachwort: Veganer Lebensstil und neues Lebensgefühl *von Ruediger Dahlke* ... 319

Anhang ... 331

Prominente Außenseiter? ... 331
Die Website zum Buch ... 341
Adressen ... 342
Seminare von Ruediger Dahlke ... 343
Bücher und Zeitschriften zum veganen Leben ... 343
Veröffentlichungen von Ruediger Dahlke ... 345

Anmerkungen ... 350

Quellen der Grafiken ... 362
Bildnachweis ... 363

Register ... 364

VORWORT
VON RENATO PICHLER

Seit 1993 lebe ich nun schon vegan. Damals wurde noch öffentlich behauptet, dass man bei einer vegetarischen Ernährung (mit Milchprodukten und Eiern) mangelernährt sei. Heute wäre es peinlich, wenn irgendein Ernährungsexperte weiterhin diese Meinung verträte.

Ein wesentlicher Grund liegt nicht zuletzt darin, dass die Vegetarier heute nicht mehr als die »Extremisten« gelten, seit die Öffentlichkeit die Existenz von immer mehr Veganern wahrgenommen hat. Doch auch das Internet hat einen großen Beitrag dazu geleistet, dass die Wahrheit hinter der heutigen Produktion tierischer Nahrungsmittel nicht mehr versteckt werden kann. Natürlich werden weiterhin Tatsachen verdrängt, indem zum Beispiel behauptet wird, dass die aufgedeckten Skandale immer nur Einzelfälle seien. In den vergangenen gut zwanzig Jahren gab es schon so viele »Einzelfälle«, dass diese Ausrede längst unhaltbar ist.

Der heutige Fleisch-, Milch- und Eierkonsum ist in dieser Größenordnung schlicht nicht möglich ohne die brutale Ausbeutung der Tiere, die nur noch als Produktionsfaktor angesehen werden. Das einzelne Tier spielt in dieser Branche keine Rolle mehr.

Wenn ein »Skandal« es in die Massenmedien schafft, dann meist, weil die menschliche Gesundheit in Gefahr ist. Der alltägliche Skandal in den Tierfabriken und Schlachthöfen wird als »notwendiges Übel« hingenommen. Doch seit immer mehr wissenschaftliche Studien darauf hinweisen, dass der hohe Konsum tierischer

Nahrungsmittel auch für den Menschen gesundheitliche Nachteile bringt, ist das Interesse an der veganen Ernährung sprunghaft gestiegen.

Es mag bedauerlich sein, dass Tierquälerei, Umweltzerstörung und der Hunger in der Welt nicht ausreichten, um ein Umdenken in der Gesellschaft zu mehr pflanzlicher Kost anzustoßen. Doch umso mehr freut es mich, dass das Interesse an der nachhaltigen, tier- und umweltfreundlichen Lebensweise heute größer ist als je zuvor.

Als ich 1993 begann, mich hauptberuflich für die Verbreitung der vegetarischen beziehungsweise veganen Ernährung einzusetzen, waren wir es gewohnt, auf der Straße von Fleischessern beschimpft zu werden. Noch heute informieren wir über den Verein Swissveg die Öffentlichkeit. Wenn jetzt aber ein Informationsstand auf der Straße über die Folgen des Fleischkonsums aufklärt, ist die Reaktion ganz anders: Sehr viele Menschen sagen, dass sie selbst auch kein Fleisch mehr essen, und die allermeisten der anderen Passanten erklären mit offensichtlich schlechtem Gewissen, dass sie nur noch sehr wenig Fleisch konsumieren.

Dass diese Aussagen nicht immer zutreffend sein können, legen leider die nach wie vor hohen Verkaufszahlen der Fleischindustrie nahe. Doch es zeigt auch, dass das Fleisch sein Image als Kraftspender und lebensnotwendiges Nahrungsmittel in weiten Teilen der Bevölkerung verloren hat. Heute möchte man sich selbst nicht mehr zu den Fleischessern zählen – auch wenn man ab und zu noch Fleisch konsumiert.

Deshalb ist es nun an der Zeit, den nächsten Schritt in der Aufklärung zu tun: Die Babynahrung eines anderen Tieres ist für einen erwachsenen Menschen weder gesund noch natürlich. Vor etwas mehr als hundert Jahren galt das Drüsensekret der Kühe bestenfalls als »gesunde Babynahrung«. Durch eine riesige Werbekampagne wurde erreicht, dass heute mehr Milchprodukte als von allen anderen Nahrungsmittelgruppen konsumiert werden – insbesondere auch von Erwachsenen – und dass viele diesen Wahnsinn sogar als gesund und selbstverständlich erachten.

In diesem Buch zeigen wir, dass es keinen einzigen vernünftigen Grund gibt, tierische Nahrungsmittel zu sich zu nehmen. Es gibt jedoch eine Fülle von Gründen dagegen und noch mehr für ein auf ganzer Linie gesundes Leben.

Ich bin froh, zusammen mit Ruediger nun dieses Buch publizieren zu dürfen, da wir beide in allen wesentlichen Punkten dieselbe Meinung vertreten und uns für dieses Buch ideal ergänzen. Gern gebe ich deshalb hier mein Wissen aus zwanzigjähriger intensiver Erforschung der veganen Ernährung weiter.

Renato Pichler

EINFÜHRUNG
VON RUEDIGER DAHLKE

Peace Food:
Vom veganen Trend zum neuen Lebensstil

Peace Food, das 2011 den Aufschwung der veganen Welle beflügelte, hat verschiedene Wurzeln: einmal schon von Kindheit an mein Grauen vor eingesperrten Tieren im Zoo und später dem Elend der sogenannten Nutz- und Schlachttiere, dann die Bilder (ver)hungernder Kinder in Entwicklungsländern, das ökologische Desaster bei uns sowie ständig neue Krankheitsbilder in meiner Beratungs- und Deutungsarbeit. Und eine einzige Maßnahme kann bei alldem Abhilfe schaffen und so wundervoll helfen: pflanzliche Vollwertkost.

Mein Anliegen mit *Peace Food* ist also vielfältig. Als Kind hat mich der erste Zoobesuch nachhaltig deprimiert – im Gegensatz zu anderen Kindern, denen zuliebe ja Zoos vor allem aufgesucht werden. Der Besuch bei den eingesperrten Tieren wurde mir zum Albtraum, Tiere zu essen zum Graus. Aber wegen des so wichtigen Eiweißes sollte ich immer wieder daran gewöhnt werden. Jede Woche gab es im Nachkriegsberlin Bückling, geräucherten Hering, die billigste Eiweißquelle und meiner Mutter – mit bester Absicht – äußerst wichtig.

Später, als ich mit Entwicklungsdienstprojekten in Berührung kam, erschütterten mich (ver)hungernde Kinder, die täglich zu Tausenden und Abertausenden zugrunde gehen, weil die Herrscher in ihren Hungerländern jene Kohlenhydrate an uns verkaufen, mit denen wir unsere Nutztiere füttern für unser täglich Fleisch.

Eine schreckliche und so leicht durchschaubare Eskalation: Wir vertreiben Milliarden Wildtiere, um Lebensräume für Nutztiere zu schaffen. Die behandeln wir so schrecklich, dass ihr Fleisch uns – von vielen Studien wissenschaftlich belegt – die Gesundheit ruiniert. Deswegen quälen wir Millionen Versuchstiere auf unvorstellbar grausame Art zu Tode, um Medikamente zu finden, die wir gar nicht bräuchten, wenn wir keine Tiere äßen. Dieser Zusammenhang verdient – in meinen Augen – wie kein anderer den Ausdruck »Teufelskreis«. Und die »Teufel« sind nicht nur die direkt beteiligten Menschen wie die Forscher oder Metzger, die das – angeblich für uns – machen und sich für diese Arbeit hergeben, oder gar die Bauern, die immer mehr Industriearbeiter und -sklaven im eigenen Stall werden, sondern auch wir, die es zulassen, die da mitspielen und -essen. Da sitzen wir alle am selben Tisch, und der eigentliche Teufel ist das Geld, das in der Mitte steht, die Peitsche schwingt und alle nach seiner Pfeife tanzen lässt.

Als Naturfreund erschreckte mich von Jugend an der eskalierende Krieg, den wir gegen die Natur führen und in dem ich persönlich so viele Schlachten miterlebte, die wir gegen unsere eigene Zukunft geschlagen und gewonnen und damit letztlich alle verloren haben.

Der Arzt in mir erschrickt immer noch über die eskalierende Krankheitssituation. Immer neue Krankheitsbilder, wie ich sie gerade für die 22. Auflage von *Krankheit als Symbol* gedeutet habe. Die Tatsache, dass ich zu diesem Nachschlagewerk der Krankheitssymptome bei jeder Überarbeitung quasi ein ganzes Buch hinzufügen muss und jetzt schon bei fast 800 Seiten bin, führt mir persönlich diese Eskalation alle paar Jahre vor Augen. Und ich erschrecke auch, wie viel früher im Leben uns altbekannte Krankheitsbilder heute treffen. »Altersdiabetes«, wie ich es noch gelernt habe, sagt heute niemand mehr, da er inzwischen schon fehlernährte Jugendliche und sogar Kinder trifft. In der

Schule, wo ich ein noch relativ gemütliches Abitur absolvierte, erlitten inzwischen in der Vorabiturklasse zwei Schüler Herzinfarkte. Bei der Parkinson-Tagung wähnte ich mich im falschen Saal, weil so viele junge Menschen drinsaßen, was ich aus Klinikzeiten nicht kannte – und so weiter und so fort.

Wir sind so offensichtlich auf dem falschen Weg, und all dieses Elend mit einer einzigen Maßnahme so weitgehend sanieren zu können erfüllt mich andererseits mit Hoffnung: *Peace Food* meint »Friedensessen« – ein Essen, um mit sich ins Reine zu kommen, inneren Frieden zu finden und zum äußeren entscheidend beizutragen. »Was kann uns dabei fördern, was hindern?«, ist die Frage und das Anliegen dieses Buches – gleichsam des Nachfolgers von *Peace Food*.

Dass aus der anfänglichen Welle solch ein nicht mehr aufzuhaltender Trend wurde, verdanken wir (er)wachen(den) Menschen, und was mich am meisten begeistert – auch so vielen jungen. Attila Hildmann hat mit seiner beispielhaften persönlichen Lebensgeschichte und seinen anmachenden Kochkünsten viele ins vegane Boot geholt. Dafür sei ihm Dank wie auch all den anderen Köch(inn)en und Engagierten, die diese Welle erst möglich machten. Aber natürlich auch Anerkennung all jenen, die das vegane Feld schon lange vorher vorbereitet und gepflegt haben, bis die Zeit nun reif wurde für diesen großen Sprung nach vorn. Dieses Gefühl, dass wir alle in einem Boot sitzen und das Ruder jetzt in die richtige Richtung umlegen können, erfüllt Renato und mich und hat uns zum Schreiben dieses Buchs bewogen. Was für eine wundervolle Chance, in dieser Zeit dabei sein und mithelfen zu können! Beide haben wir uns schon für viele Projekte engagiert, aber nie solch eine Chance gehabt, mit so einfachen gesunden Mitteln so viel Weltbewegendes zu schaffen. Selbst ganz große Probleme lassen sich so bewältigen.

Heute sind wir dank Ihnen allen, die schon mitmachen, und all jenen, die auf dem Sprung sind, sich uns anzuschließen, einen so deutlichen Schritt weiter als noch vor wenigen Jahren. Ich muss fünf Jahre und einer Viertelmillion *Peace-Food*-Bücher später niemandem mehr erklären, was vegan ist. Die Leute sind spontan dafür oder erschrocken dagegen, aber jeder weiß, worum es geht und was es bedeutet. Damit ist der entscheidende Schritt von der Welle zum Trend geschafft, der nicht nur zu einer Fülle veganer Kochbücher geführt hat, sondern auch vegane Restaurants, Imbisse und Supermärkte wie Pilze aus dem Boden schießen ließ. Aber es fehlen noch vegane Ernährungsberater(innen) und Köche und Köchinnen sowie entsprechende Lehrgänge. Auch da bin ich dran und biete in Zukunft nun erstmals eine dreiwöchige Ausbildung zum veganen Ernährungsberater an.

Die Tiere haben leider noch keine wirksame Lobby. Zwar gibt es viele Mitglieder im Tierschutzverein, aber noch essen sie mehrheitlich Fleisch, wie auch viele Umweltschützer. Menschen neigen dazu, so zu tun, als ob, und unbewusst zu bleiben. Natürlich und zum Glück gibt es da Ausnahmen, für die Tierschutz und veganes Essen zusammengehören – wie etwa die Leute der Albert-Schweitzer-Stiftung in Deutschland. Die stärkste Lobby der Tiere sind die zu neuem Mitgefühl erwachenden jungen Leute, gegen die selbst die sonst übermächtige Nahrungsmittelbranche machtlos ist. Sie kann Studien verdrehen lassen, Professoren kaufen und Wissenschaftler zu fragwürdigen Aussagen verleiten, kann versuchen, einzelne Aspekte veganer Kost anzuschwärzen, und natürlich sowieso schon über die Werbung gekaufte Medien nötigen. Aber welcher aufgeweckte Mensch glaubt denen nach ihren Vogel- und Schweinegrippenkampagnen im Dienste der Pharmaindustrie noch?

Vor allem kann die immer verzweifelter um sich schlagende Fleisch- und Milchbranche, die sich ohne wirkliche Argumente einer Flut von Studien mit signifikanten und hochsignifikanten Ergebnissen gegenübersieht, nichts gegen das vierzehnjährige Mädchen tun, das am Büchertisch acht *Peace Food* kauft. Die seien für die Mama und die besten Freundinnen. Diese jungen Leute, die nicht selten Mädchen sind, werden das vegane Bewusstsein mit ihrem Charme und Engagement weiter vergrößern. Ihnen geht es nicht darum, Nahrungsmittelkonzernen Niederlagen beizubringen, sondern sich für das Leben einzusetzen; und daran werden nebenbei und vielleicht nicht still und auch nicht leise Nahrungsindustrie, Fleisch- und Milchlobby scheitern. Wobei Erstere einfach umsteigen und vegane Lebensmittel produzieren wird. Und diese werden wahrscheinlich dann bald ähnlich schlecht sein wie der heutige Industriemüll in den Regalen der Supermärkte: zwar vegan, aber voller Emulgatoren, Konservierungs- und Farbstoffe, Geschmacksverstärker und was der Unsäglichkeiten mehr sind. Mit dieser Doppelstrategie hat die Industrie schon jetzt Erfolge. Einerseits verdienen sie an einem Zukunftsmarkt, andererseits fliegen solche Produkte natürlich bei den Konsumentenschützern und Warentestungen auf, und damit lässt sich wieder die vegane Bewegung verunglimpfen – aber nur in jenen Massenmedien, denen bewusste Menschen eh nicht mehr glauben (können) und die die Massen immer weniger erreichen, weil sie ebenso rasch wie verdientermaßen Leser(innen) einbüßen.

(Un)bewusst arbeiten ihnen auch ein paar professionelle Dauernörgler zu, die nichts Konstruktives zu sagen haben, denen von daher auch niemand zuhören würde, wenn sie sich nicht gegen den veganen Trend profilierten. Da werden dann Studien verdreht und manches weggelassen, anderes neu gemischt, manipuliert und als Wissenschaft ausgegeben, was nicht einmal signifikant ist. Die Initiatorin der peinlichen Grazer Studie gab mir gegenüber ganz offen zu, dass dasselbe Datenmaterial, das gegen vegetarische Kost sprechen sollte, vor seiner Umformulierung für deren Vorteile sprach, und auch so veröffentlicht wurde.

Aber ganz abgesehen von solchen, vor allem für die betroffene Universität peinlichen Manipulationsspiel bringen sich Vegetarier, die Fleisch- durch Milch(produkte) ersetzen, tatsächlich in eine prekäre Lage, da Milch(produkte) wegen der darin enthaltenen krebsfördernden Wachstumsfaktoren zum Gefährlichsten unter den Tierproteinen gehören.

Und natürlich belegt die *China Study* (siehe die Literaturliste im Anhang) nicht die Vorteile veganer Kost und ist auch nicht dafür gemacht, diese zu propagieren, aber sie belegt die katastrophalen Auswirkungen von Tierprotein auf die Gesundheit, und die logische Konsequenz daraus ist, diese wegzulassen, wie es Prof. Colin Campbell auf überzeugende Art rät.

Sicher ist auch ein Smoothie nicht gesund, wenn man alles hineinschmeißt, was grün ist. Hahnenfuß wird natürlich den Magen reizen, weswegen ihn Pferde auch stehen lassen, und wer Smoothies mit Herbstzeitlosen und Tollkirschen macht, lebt gefährlich und nicht lang. Das sind solche Plattheiten, dass man sich wundert, wieso so etwas als Kritik an veganer Kost überhaupt abgedruckt wird. Es verrät eigentlich nur, wie verzweifelt und auf welch verlorenem Posten Nahrungsindustrie und ihre Ableger in Fleisch- und Milchlobby kämpfen, unterstützt von Medien, die auf der einen Seite Leser(innen) verlieren und die auf der anderen umso verzweifelter versuchen, es ihren Werbekunden recht zu machen.

Natürlich kann man also nicht blind jede Wiese abernten und alles Grüne in den »Smoother« werfen. Aber das sind durchsichtig dürftige »Argumente« Bedürftiger, die mit solch selbstverständlichen Plattheiten versuchen, ein bisschen Aufmerksamkeit zu erheischen.

Vegane Aussichten

Wer sind wir also, die diese vegane Bewegung voranbringen? Das sind all die Jungen und Alten und Bewussten, die mitmachen und sich für diese große Chance und Hoffnung einsetzen. Wir können froh sein über die Breite dieser Entwicklung und Bewegung, da gibt es Rad- und Porschefahrer und einige, die sich auf beide Weisen fortbewegen. Da gibt es zaundürre Bohnenstangen, pummelige Spaßvögel und sogar Bodybuilder. Ich bin richtig froh über sie, denn sie zeigen so eindrucksvoll körperlich, was für ein *ausgemachter* Quatsch das Gerede vom Eiweißmangel bei Veganern ist. Persönlich würde ich aber nie so viel wundervolle Zeit in

Muskeltraining stecken, schon gar nicht in meinem Alter. Aber das muss ich auch nicht, und wie schön, dass es Kollegen wie Dr. Alexander Dargatz gibt, der als Veganer Bodybuilding-Meisterschaften gewinnt, und den Psychologen Patrik Baboumian, der kraftvoll und nachdrücklich beweist, dass Pflanzen mit genug Eiweiß versorgen – und die beiden widerlegen noch nebenbei, dass alle Muskelmänner dumm seien.

Einfach alle sind herzlich eingeladen mitzumachen, Christen und Atheisten, Späthippies und Manager(innen), Buddhisten und sogar Islamisten, denn wessen Seele bräuchte mehr Frieden und *Peace Food*? Wir wenden uns an alle, egal aus welchen Gründen ihr mitmacht, macht es! Ob aus gesundheitlichen, humanitären, ökologischen oder tierethischen Gründen. Und lasst uns so tolerant sein, die Gründe der anderen zu akzeptieren, wo wir sie nicht wertschätzen können, und, statt kostbare Energien an Auseinandersetzungen untereinander zu verschwenden, sie lieber in die eigene Entwicklung und Überzeugungsarbeit durch gute Beispiele fließen zu lassen. Den Verhungernden in den armen Ländern – Kindern wie Erwachsenen – ist es nämlich egal, *warum* wir ihnen ihr Essen nicht wegfressen lassen von unseren Nutztieren, so wie es den Tieren auch gleichgültig sein dürfte, warum wir sie weder quälen noch schlachten – noch überhaupt züchten. Der aus der veganen Welle entstandene Trend hat sich rasch ver*breit*et und ist auf dem Sprung zum neuen Lebensstil. Was hat uns dabei geholfen? Genau das will dieses Buch vermitteln: solide Information, die überzeugt, Wissen, das (Selbst)sicherheit gibt und die Angst vor dem Neuen nimmt. Wir wollen hier Material bereitstellen, das nicht nur unsere Leser überzeugt, sondern mit dem sie ihr Umfeld gewinnen und überzeugen können, wenn dieses bereit ist. Informieren zielt auf grundsätzlich bereite, offene Menschen, Missionieren auf die, die (noch) nicht bereit sind und eigentlich ihre Ruhe wollen. Die sollten wir ihnen lassen. In der Ruhe liegt Kraft, und vielleicht schaffen sie es aus dieser in ihrer Zeit.

Ein Buch also wollen wir machen, das gleichsam zum Lehrbuch wird für Essensvorbilder einer neuen Zeit, die bewusster und sensibler mit diesem so wichtigen Thema umgeht. Dabei wollen wir die Dinge mutig beim Namen nennen, doch niemanden primär und vorsätzlich verletzen, aber aufrütteln und Vorurteile engagiert entkräften, um neue Wege aufzuzeigen.

Das ist dringend notwendig, denn wo sollte Wissen herkommen, wenn nicht von der Wissenschaft, aus der Erfahrung und von uns, die wir da – hoffentlich mutig genug – vorangehen? Was ich im Medizinstudium vor gut vierzig Jahren über Ernährung gelernt habe, war zum Glück wenig. Zum Glück, weil es fast ausnahmslos falsch war, wie wir heute aus modernen Studien erkennen. »Fleisch gibt Kraft, und Milch starke Knochen«, lautete das alte Credo. Heute wissen wir: Fleisch kann Krebs erzeugen, und Milch(produkte) die Knochen schwächen (im Hinblick auf Osteoporose). Nur eine starke, ja flächendeckende Verbreitung dieser neuen Erkenntnisse kann die Bevölkerung rasch aus der Falle von Infarkten und Krebs, Allergien und beiderlei Diabetes befreien, in die Falschinformationen sie geführt haben.

Wie wir erleben, ist auf die Mainstream-Medien kein Verlass bezüglich objektiver Information. Sie berichten vielfach, was ihre Auftraggeber wollen, und leider gibt es mehrere Belege dafür, wie weit die Kapitulation der ehedem unabhängig gedachten Presse vor der Macht des Geldes schon gediehen ist. Die Pressefreiheit ist längst käuflich geworden über Werbung und politische Einflussnahme, und diese geht noch viel weiter. Selbst bei öffentlich-rechtlichen Medien wie der ARD ist der Verfall der Pressefreiheit am Beispiel des NDR und der Sendung »Die Milchlüge« deutlich geworden. Kurzfristig abgesetzt wurde die Sendung dann später völlig kastriert ausgestrahlt. Man fragte sich, was der Name überhaupt sollte. Mein Beitrag war natürlich komplett herausgeschnitten.

Da also eigentlich für Information Verantwortliche in Medien und Politik sich derselben entziehen, kann diese bezüglich unseres Themas nur aus der veganen Szene selbst kommen. Dem wollen wir uns stellen, und der Wissenschaft danken wir die Informationen. *Peace Food* ist wissenschaftlich begründete pflanzlich-vollwertige Ernährung. Nicht mehr, aber auch nicht weniger.

Und es ist nie zu spät. Im November 2014 hatte ich das Glück und Vergnügen, seit Langem mal wieder der Jüngste auf der Bühne zu sein, zwischen Prof. Colin Campbell, Prof. Claus Leitzmann und Dr. Caldwell Esselstyn. Alle drei über achtzig strahlten sie eine beeindruckende Kraft und sympathische Offenheit aus und gewannen schon dadurch die Herzen in der Messehalle von Verona. So muss und so kann es sein, und an den drei Weisen der Ernährungslehre wurde eine wundervolle Chance deutlich. Zu jeder Zeit ist die richtige Zeit, für diese gemeinsamen gesundheitlichen, humanitären, tierethischen und ökologischen Ziele einzutreten und sie zu verkörpern.

Insofern freuen wir uns, wenn Sie dieses Buch zitieren, daraus kopieren, seine Informationen nutzen und die Grafiken verbreiten – um Freunde und Bekannte zu überzeugen, indem Sie sie bekochen oder vor allem durch Ihre neue Ausstrahlung und Ihr Charisma gewinnen, durch Ihre Erfolge von der Verwirklichung der Gesundheit bis zum Erreichen des Idealgewichts, untermauert von den besseren Informationen durch persönliche Entwicklung und Entfaltung ihres vollen Potenzials. Mund-zu-Mund-Propaganda hat schon den veganen Trend geschaffen, denn es waren nicht die Bücher, sondern die Privatpersonen, die sie verbreitet haben, die Verlage druckten nur, waren skeptisch gegenüber dem Inhalt und warteten ab. Selbst kleine Werbemaßnahmen waren anfangs nur schwer durchzusetzen.

Ich kenne diese Entwicklung zur Welle gut, denn es waren auch damals Betroffene, die *Krankheit als Weg* und *Krankheit als Symbol* durchsetzten und zum Feld machten. Als ich das erste Mal hörte: »Hast du es schon im Dahlke nachgeschlagen?«, wusste ich, es ist geschafft. Wenn sich etwas – idealerweise wie ein Lauffeuer – herumspricht, also gleichsam viral verbreitet, kann es leicht zum Flächenbrand werden und eine Stadt erobern wie die vegane Welle Berlin. Dann ist es so weit und die Zeit reif für Neues.

Gelingt es jetzt noch, mit beschwingter Lockerheit und ohne Vorwurfshaltung und Schuldprojektion, verlässliche Information mit gesunder und gewinnender Ausstrahlung zu verbinden, können wir etwas Bleibendes schaffen. Wenn *Veganize your Life* sich zu *Veganize the World* entwickelt, wird ein Traum wahr.

Psychosomatik oder Ernährung?

Krankheit als Symbol und *Peace Food* – das sind keine Alternativen, sondern wundervolle Ergänzungen. Gut zu wissen auch für bekennende Veganer, dass es bisher keinen einzigen Bericht dahin gehend gibt, jemand habe über den Darm Erleuchtung oder Befreiung gefunden. Aber wir können uns den Weg dorthin über pflanzlich-vollwertige Kost sehr erleichtern und den Körper, das Haus unserer Seele, damit verblüffend in Schwung und Schuss bringen. Auch die Seele selbst lässt sich so erleichtern, wenn wir sie von unerträglicher Verantwortung entbinden und ihr wieder Flügel verleihen. Den Geist können wir klären und besser konzentrieren und zu einer brillanten Waffe im Lebenskampf machen, einer Waffe im »Heiligen Krieg«, wenn es darum geht, mit dem eigenen Engel zu ringen und die sieben Sprossen der biblischen Jakobsleiter zu erklimmen oder die sieben Chakren des Ostens zu durchlaufen. Und so ist und wirkt *Peace Food* nicht nur körperlich, sondern immer auch seelisch und damit psychosomatisch. Es nährt und erleichtert nicht nur den Körper, sondern auch Seele und Geist. Und keine andere Kost könnte diesen Brückenschlag deutlicher machen – das macht *Peace Food* zu einem ganzheitlichen Konzept, das weit über Ernährung hinausreicht. Und wer noch mutig für sich und seinen Lebensstil einsteht, statt seinen (Lebens)frust auf Andersdenkende und -essende zu projizieren, erspart sich nebenbei Krankheitsbilder wie Infektionen und Allergien und schlimmere, die alle Ausdruck des unerlösten Aggressionsprinzips sind.

Psychosomatik war und ist für mich immer die Chance, unsere beiden Seiten zu verbinden. Wir setzen beim Körper an, zielen aber über die Seele auf den ganzen Menschen. So wie wir mit diesem Buch und diesem Ansatz auch nicht auf die Schweiz und Österreich, unser beider kleine Heimatländer, sowie den deutschsprachigen Raum zielen, sondern auf die ganze Welt.

Gegenwind macht stark oder Die vegane Bedrohung?

Gegenwind beim Radfahren zwingt zu Anstrengung und fordert und fördert Muskelentwicklung. Und der Gegenwind, den der vegane Lebensstil abbekommt, ist dramatisch, was die Nahrungsmittelbranche angeht. So wundert es nicht, dass deren Verbündete in Medizin und (Mainstream-)Medien sich vor Warnungen und Drohungen kaum mehr einkriegen. Das sagt tatsächlich nichts über pflanzlich-vollwertige Ernährung, sondern nur, wie ernst die Nahrungsmittelkonzerne und in ihrem Schlepptau die durch Werbemillionen gewonnenen Erfüllungsgehilfen in Medizin und Medien die vegane Welle und den daraus entstandenen breiten Trend zu Gesundheit und Einsicht nehmen. Dieser Gegenwind hat uns schon bisher nicht geschwächt, sondern im Gegenteil stärker gemacht, und er kann es weiter tun. Und irgendwann wird er in sich zusammenbrechen, wenn der »Umkipp-« oder »qualitative Umschlagspunkt«, der sogenannte *tipping point*, erreicht ist. Ein Bekannter formulierte: »Wir müssen die unkritische Masse erreichen, um die kritische Masse zu erreichen.«

Ich sehe es als unsere persönliche Herausforderung und gemeinsame Chance, diesen Trend zu gesunder Vernunft und vernünftiger Gesundheit weiter zu fördern und das neue sich ergebende Lebensgefühl weiter zu stärken. Es ist ein wundervoller beschwingter Lebensstil, den zu genießen Freude macht und der dem Leben und dem Frieden dient – dem eigenen inneren und dem äußeren. Daran ändern die fast schon verzweifelt anmutenden Rundumschläge der um ihre Pfründe bangenden Industrie nichts.

Die Bedenken der medialen und medizinischen Warner sind leicht zu entkräften. *Peace Food* propagiert nicht einfach vegane, sondern von Anfang an wissenschaftlich belegt gesunde pflanzlich-vollwertige Kost, und das ist ein entscheidender Unterschied. Weißer Zucker und Weißmehl, Whisky und Wodka sind vegan, aber keineswegs gesund. Und wie gesagt lässt sich selbstverständlich auch veganer Fleisch-, Ei- und Käseersatz mit Konservierungs- und Farbstoffen versetzen und verschlechtern. Und es war völlig klar, dass die Industrie auch bei dieser Entwicklung mitverdienen will. Aber niemand muss das essen, und ich tue es natürlich nicht – die gute Nachricht ist, es gibt überall Naturkostläden, Reformhäuser und kleine Firmen wie Govinda, Naturella, Voelkel, Sonnentor, Black Bear, Keimling, Alnavit und PureRaw, von Menschen gemacht, denen es um den Inhalt geht, für Menschen, denen es um Gesundheit geht. Und diese Firmen müssen und dürfen dabei verdienen und von mir aus auch gern wachsen – und ich freue mich über jeden ihrer Erfolge. Lasst uns gemeinsam darangehen, sie und damit uns zu stärken und zu fördern. Es ist schon ein Verdienst, sich auf die gesunde und schmackhafte Seite zu stellen und dabei Menschen und Tieren zu nützen.

Dass auch ein paar Leute, denen bisher keiner zugehört hat, weil es dafür auch gar keinen Grund gab, sich als Antiveganer profilieren wollen, ist aus Ego-Sicht verständlich. Da werden dann ein paar Studienergebnisse verdreht, und uns für die vegane Entwicklung Schreibenden wird vorgeworfen, es ginge uns nur um Verkauf. Es ist wirklich lächerlich, Autoren dies vorzuwerfen, selbstverständlich will jeder seine Bücher verkaufen, übrigens auch die Antiveganer. Für ihre An- und Einsichten zu werben macht Autoren natürlich Freude und darf und soll es – aus meiner Sicht – auch. Wenn wir es gut meinen mit unserer eigenen Seele, schreiben wir, weil wir überzeugt sind, und werben für diesen neuen und so viel gesünderen Lebensstil. Und die Ergebnisse machen den Arzt in mir glücklich, den Tierfreund in uns froh und hoffentlich hohe Verkaufszahlen auch die Autoren, die natürlich ebenfalls in uns leben.

Als Arzt bin ich so was von dankbar, dass ich neben der Krankheitsbilderdeutung nun auch noch eine dermaßen heilsame und für alle Lebensphasen optimale Ernährung empfehlen kann! Und ich weiß mich damit in Übereinstimmung mit der American Dietetic Association (ADA) beziehungsweise jetzt Academy of Nutrition and Dietetics (A.N.D.), der größten US-amerikanischen Ernährungsorganisation, die über 70 000 Ernährungsberater(innen) verbindet. Dass die deutsche Variante (DGE) noch Informationsbedarf hat, ist vergleichsweise unwichtig. Kaum etwas macht so glücklich wie Lernen, weiß die Glücksforschung, und da stehen einigen noch richtige Glückswellen bevor.

Wir gehen insofern also sehr glücklichen Zeiten entgegen. Dass ich mit der *Peace-Food*-Reihe und wir mit diesem Buch dazu beitragen können, freut uns von Herzen. Und da wissen wir uns einig mit all den anderen, die sich für pflanzlich-vollwertige Kost, Gesundheit und darüber hinaus für ein erfülltes Leben engagieren. Und ich bin wirklich sehr froh, mit Renato den Swissveg-Präsidenten mit im Boot zu wissen, der schon seit Jahrzehnten für diese Ernährungsform eintritt und längst ein wirklicher Spezialist für vegan ist, der wie kein anderer die Studienlage verfolgt und die vegane Szene mit ihren kleinen Schwächen und großen Stärken kennt und mir schon bei *Peace Food* uneigennützig zur Seite stand. Jetzt hat er entscheidend diese Idee mitgeboren, der rasch wachsenden veganen Bewegung eine Art Faktenbuch mit allen notwendigen Informationen, aber auch den wichtigsten Studien in anschaulicher und gut verständlicher Form zur Verfügung zu stellen, um dieses Bewusstseinsfeld weiter zu stärken und zu beleben und vor allem auf überzeugende Weise wachsen zu lassen. Im Hinblick auf die Ernährungssituation der Menschen und ihre Gesundheit, die Lebenssituation der Tiere und das ökologische Desaster weiß ich mich mit ihm völlig einig. Ich freue mich, dem großen gemeinsamen Anliegen einen Rahmen zu schreiben und Texte für eine bessere Welt zu Fakten, Studien und Grafiken zu liefern, die Renato unermüdlich und seit Jahrzehnten sammelt und nun zusammengestellt hat und hier mit mir beschreibt.

Ruediger Dahlke

DEFINITIONEN

Was heißt »vegan«? Auf den ersten Blick ist die Definition einfach und kurz: Veganer essen nichts vom Tier. Im Detail wird es allerdings etwas komplizierter. Grundsätzlich kann man zwei Definitionen unterscheiden: Die eine bezieht sich auf die vegane Ernährung, die andere auf die vegane Lebensweise. Die vegane Lebensweise impliziert die vegane Ernährung, bezieht jedoch auch weitere Lebensbereiche mit ein. Deshalb zuerst zur veganen Ernährungsweise.

Diese lehnt alle Nahrungsmittel ab, bei deren Produktion Tiere benutzt werden. Das schließt natürlich in erster Linie Fleisch (inklusive Fisch), Eier, Milch und alle daraus hergestellten Produkte ein. Jedoch auch Produkte wie Honig oder Säfte, die mit Gelatine geklärt wurden. Insbesondere bei klarem Apfelsaft, Traubensaft, Essig und Wein kann es sein, dass Gelatine, Fischblase oder Ei-Eiweiß eingesetzt wurden, um die Trübstoffe zu entfernen.

Vegane Lebensweise: Wenn man sein ganzes Leben vegan ausrichtet, möchte man damit so weit wie möglich keinem Tier schaden. Selbstverständlich werden hierbei Pelzprodukte ebenso abgelehnt wie Produkte aus Leder, aber auch solche aus Schafwolle oder Seide.

Kritischer wird es bei Produkten mit wenig Alternativen, wie zum Beispiel Medikamenten. Wobei hier gleich ein doppeltes Problem auftaucht: Medikamente können tierische Stoffe enthalten (etwa Milchzucker), sie können aber auch mittels qualvoller Tierversuche getestet worden sein. Die beste »Lösung« besteht hier natürlich in einer gesunden Lebensweise, damit man möglichst wenig Medikamente benötigt.

Peace Food *Peace Food* meint einfach jene wissenschaftlich belegte pflanzlich-vollwertige Ernährung ohne Tierprotein, die gesünder ist als andere Ernährungsformen, deshalb auch besser in Studien abschneidet. Sie wäre sogar, wie im Buch *Geheimnis der Lebensenergie* vorgeschlagen, für viele noch durch Weglassen von Gluten beziehungsweise Weizen zu verbessern im Hinblick auf die Gesundheit unseres Nervensystems.

Hier wäre nicht mal Honig ausgeschlossen, wobei er auch nicht empfohlen ist und bei Krebserkrankungen definitiv schadet. Aus *Peace-Food*-Perspektive macht es aber keinen Sinn, seinen Ledergürtel zu beerdigen, wenn der die Inkarnation noch locker schafft. Da wäre es sogar sinnvoller und mit mehr Respekt vor dem Tier, ihn in Ehren zu halten und zu tragen, aber keine neuen Ledersachen zu kaufen. Das bedeutet auch, zur eigenen Geschichte zu stehen, die ja meist mit Mischkost begonnen hat, und es kann verhindern, auf Fleischesser loszugehen, indem es zeigt, wie nah dran man selbst eben noch war.

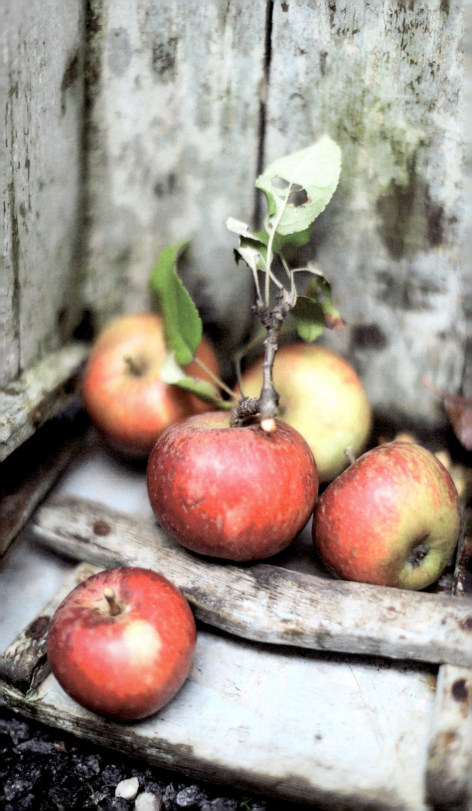

TEIL 1

GESUNDHEIT

*Mehr vom Guten –
weniger vom Schlechten.*

FRÜCHTE UND GEMÜSE sind gesund. Wir essen zu viel Tierisches und zu wenig Pflanzliches. So weit sind sich die Fachleute heute einig. Doch wie viel ist »zu viel«, und weshalb sind die tierischen Nahrungsmittel ein Problem? Interessant ist, dass niemand sich darum sorgt, ob man alle nötigen Vitamine, Mineralstoffe und genug Eiweiß zu sich nimmt – bis man sagt, dass man keine tierischen Produkte konsumiert. Dann interessieren sich plötzlich alle dafür und prognostizieren schweren Mangel.

Woran liegt dies? Da es immer mehr gesund vegan lebende Menschen gibt, können Ernährungsberater heute nicht mehr sagen, dass es unmöglich sei, ohne tierische Produkte zu überleben. Damit würden sie sich lächerlich machen. Sie wollen bisher Gelerntes aber auch nicht infrage stellen und behaupten nun, dass man zwar vegan leben könne, aber nur wenn man sich sehr gut mit der Ernährung auskenne.

Interessanterweise ist es jedoch genau umgekehrt: Wer sich hauptsächlich von Milchprodukten und Fleisch ernährt, wie dies bei uns heute üblich ist, leidet viel eher unter Mangelernährung als ein Veganer, der sich hauptsächlich von Früchten und Gemüsen ernährt.

Dafür gibt es eine Fülle von Indizien. Jede Schwangere, die sich einem Gynäkologen oder Hausarzt nähert, bekommt sofort und fast reflexhaft das Vitamin Folsäure verordnet, offenbar weil praktisch alle daran Mangel leiden, alle außer Veganerinnen. »Folsäure« heißt übersetzt »Blattsäure«, und an Blätternahrung herrscht in der Tat Mangel, aber eben nicht bei Veganerinnen. Auch ist es fraglich, womit der Mischköstler täglich seinen Vitamin-C-Bedarf decken soll, von den sekundären Pflanzenstoffen, die sich als immer wichtiger erweisen, ganz zu schweigen.

Diese Pflanzstoffe sind keineswegs sekundär, sondern ganz primär beim Verhindern von Krebs, wie wir spätestens aus den Arbeiten von Professor Richard Bélieveau und Dr. Denis Gingras und ihrem Buch *Krebszellen mögen keine Himbeeren* (siehe Anhang) wissen. Ständig tauchen aus diesem Bereich neue hoffnungsvolle Nachrichten auf, werden Stoffe aus unseren guten alten Gemüsen und Beeren isoliert, die mit ihren Flavonoiden, Saponinen und wie sie alle heißen, die Krebsentstehung verhindern, die Angiogenese, das heißt die Blutversorgung von Tumoren, unterbinden und so weiter.

Wir müssen uns also wirklich sorgen, aber vor allem um die Mischköstler und ihre Mangeldiät im Hinblick auf wichtigste Pflanzenstoffe. Offensichtlich haben wir in allen Industrienationen mit hohem Konsum tierischer Nahrungsmittel ein gravierendes Gesundheitsproblem in der Bevölkerung:

- In den USA haben heute die Hälfte aller Erwachsenen ein oder mehrere vermeidbare chronische Leiden, und über zwei Drittel davon sind schwer übergewichtig.[1] Es mangelt der US-amerikanischen Ernährung an den Vitaminen A, D, E, C, an Folat, Kalzium, Magnesium, Faserstoffen und Kalium.
- In Europa geht die Tendenz in ähnliche Richtung. Auch in Deutschland sind bereits über die Hälfte der Erwachsenen übergewichtig.[2] Und Deutschland steht in Europa nicht allein da: In rund der Hälfte der OECD-Staaten sind mindestens 50 Prozent übergewichtig. Österreich ist hier in Europa zweiter Spitzenreiter.
- 14 bis 19 Prozent der Männer in Europa sind impotent. Und jede zehnte Partnerschaft bleibt aufgrund von Unfruchtbarkeit ungewollt kinderlos.[3]
- Jede vierte Person in Deutschland leidet an Bluthochdruck, bei den über 65-Jährigen ist es sogar jeder Zweite.[4]
- Rund 8 Prozent der erwachsenen Deutschen leiden an Diabetes mellitus.[5]
- 43 Prozent der Frauen und 38 Prozent der Männer in Deutschland sind chronisch krank.[6]

Das Problem sind also nicht die wenigen Veganer, die sich pflanzenbasiert ernähren, sondern die übliche fleisch- und milchzentrierte Ernährung.

Weshalb bei all diesen chronischen Gesundheitsproblemen, für die die Schulmedizin offensichtlich keine Lösungen bietet, die vegane *Peace-Food*-Ernährung helfen kann, zeigen die Kapitel des ersten Teils.

Die Proteinversorgung

Eine Frage, die nur Veganer immer wieder hören, ist: »Aber woher bekommst du denn dein Eiweiß, deine Proteine?«
Wie bereits der Name vermuten lässt, ist Protein ein wichtiger Stoff. Ohne ihn wäre der Aufbau unseres Körpers gar nicht möglich. Proteine sind auch unter dem Namen »Eiweiße« bekannt. Früher dachte man, das Protein aus dem Ei sei das ideale. Keines käme an dessen »Wertigkeit« heran. Heute ist diese Auffassung überholt, und in Wissenschaftlerkreisen wird praktisch nur noch das Wort »Protein« verwendet. Obwohl längst als Irrglaube entlarvt, ist die Überzeugung von der Überlegenheit tierischen Proteins gegenüber pflanzlichem noch sehr weit verbreitet. Immerhin hat man dies rund hundert Jahre geglaubt, und die Fleisch- und Milchindustrie hat alles getan, diesen (Irr)glauben zum Allgemeinwissen hochzustilisieren, und unternimmt alles, ihn selbst heute noch – und entgegen unzähligen Studien – am Leben zu erhalten. Schon 1959 immerhin war im Editorial der renommierten medizinischen Fachzeitschrift *The Lancet* zu lesen: »Früher galten pflanzliche Eiweiße als zweitklassig und gegenüber dem erstklassigen tierischen Eiweiß als minderwertig. Diese Unterscheidung wurde allerdings mittlerweile revidiert.«[7]
Bis heute konnte sich dieses Vorurteil jedoch dank der Agrarindustrie halten, da wenige die renommierte Wissenschaftszeitschrift *Lancet* lesen, aber viele der Werbung ausgesetzt sind. Dort wird immer noch der falsche Eindruck erweckt, Fleisch wäre »ein Stück Lebenskraft«. Das stimmt natürlich, »solange es lebt«, wie der Ernährungswissenschaftler Prof. Claus Leitzmann aus Gießen treffend ergänzt.
Dass Schweinefleisch das beste Protein für Menschen wäre, ist ein eklatanter, aber immer noch von entsprechenden Interessen-

vertretern wiederholter Denkfehler auch in schulmedizinischen Kreisen. Tatsächlich sind Schweine uns in ihren Organen und Geweben sehr ähnlich, weshalb Menschen schon mit echten Schweineherzklappen leben. Im Schweineprotein finden sich ganz ähnliche Aminosäuremuster, wie unser Körper sie auch braucht. Nach dieser Logik könnten wir jedoch auch Menschenfresser werden, da müsste sich unser Organismus noch weniger anstrengen und könnte das Eiweiß gleich eins zu eins übernehmen ...

Doch sollen wir es dem Körper denn so leicht machen? Das ist ebenfalls ein längst überholter, aber immer noch verbreiteter Irrtum. Früher haben Orthopäden ständig ruhiggestellt und Korsette und Einlagen angemessen und den Organismus so immer weiter geschwächt. Wenn ein Bein nach sechs Wochen aus dem Gips wieder befreit wurde, war ein guter Teil der Muskelmasse durch Inaktivität verschwunden. »Use it or lose it. – Benutze es oder verlier es«, sagen die Angelsachsen ganz richtig. Selbst wenn man Orthopäden früher aufforderte: »Herr Kollege, schonen Sie Ihr Hirn, um lange etwas davon zu haben«, um auf diesen Irrtum hinzuweisen, sind noch nicht alle aufgewacht. Unsere Muskeln, unser Kreislauf und unser Herz, aber auch Hirn und Darm und natürlich der Stoffwechsel sind zu fordern, um sie zu fördern. Wir wissen heute, wenn wir dem Dickdarm keine Ballaststoffe anbieten, erhöhen wir das Dickdarmkrebsrisiko deutlich (Weder Fleisch noch Milchprodukte enthalten im Gegensatz zu pflanzlichen Nahrungsmitteln diese wichtigen Ballaststoffe.). Genauso sollten wir unseren Stoffwechsel herausfordern und ihn veranlassen, sich aus verschiedenen Pflanzenarten seine Aminosäuren zusammenzusuchen, aus denen er sein ganz spezifisches Protein aufbaut. Das dürfte einer der Gründe sein, warum pflanzlich-vollwertige Nahrung so viel gesünder ist.

Damit lässt sich auch erklären, weshalb tierische Proteine in Studien[8] meist viel schlechter abschneiden: Sie fördern diverse Krankheiten, die durch pflanzliche Proteine nicht beeinflusst oder sogar gebessert werden.

Die Proteinmenge

Ist ein Proteinmangel eigentlich weit verbreitet? Wie viele Leute kennen Sie, die unter einem Proteinmangel leiden? Sie werden lange überlegen müssen, um überhaupt eine einzige Person mit Proteinmangel zu finden. Es gibt sie, aber bei uns selten: all jene, die grundsätzlich zu wenig Nahrung aufnehmen, wie zum Beispiel Magersüchtige oder manche ältere Menschen. Bei gesunden erwachsenen Personen, die sich satt essen, ist dies jedoch ein weit überschätztes Problem. Ganz im Gegenteil! Wir konsumieren nicht zu wenig, sondern zu viel Proteine. Der deutsche Wissenschaftler Professor Lothar Wendt (1907–1989) aus Frankfurt sprach schon im Jahr 1948 ganz ausdrücklich von Eiweißspeicherkrankheiten.[9]

Besonders für Veganer besteht hier kein Problem: Leguminosen, also Hülsenfrüchte, enthalten mehr Eiweiß als Fleisch und Fisch, nämlich 25 bis 35 Prozent. Außerdem gibt es weitere Möglichkeiten, den Eiweißbedarf ohne tierische Produkte zu decken. Einer unserer Bekannten entwickelte zum Beispiel einen Riegel, der im selben Volumen wie ein vergleichbar großes Schnitzel oder Steak deutlich mehr bestes pflanzlich vollwertiges Protein und obendrein das richtige Verhältnis von Omega-3- zu Omega-6-Fettsäuren sowie reichlich Eisen und Magnesium enthält.[10] Hier ist also Entwarnung auf der ganzen Linie angesagt.

Eine Untersuchung der Nährstoffaufnahme bei verschiedenen Ernährungsweisen in den USA ergab, dass selbst rein vegan lebende Personen noch rund 70 Prozent mehr Protein konsumieren als empfohlen.[11]

Die Menge an Protein in der pflanzlichen Ernährung kann also nicht das Problem sein. Dies sieht man auch sofort, wenn man sich den Proteingehalt unterschiedlicher Nahrungsmittel genauer ansieht.

Glücklicherweise sind sich heute alle einig, dass die gesündeste Ernährung für einen Säugling die Milch der eigenen Mutter ist. Kein anderes Nahrungsmittel hat eine solch ideale Zusammen-

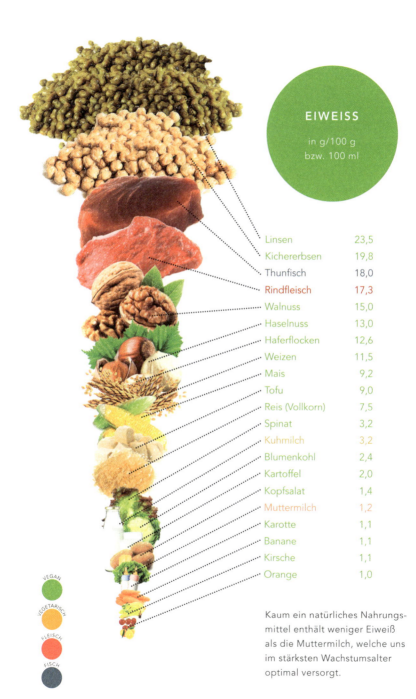

EIWEISS

in g/100 g bzw. 100 ml

Linsen	23,5
Kichererbsen	19,8
Thunfisch	18,0
Rindfleisch	17,3
Walnuss	15,0
Haselnuss	13,0
Haferflocken	12,6
Weizen	11,5
Mais	9,2
Tofu	9,0
Reis (Vollkorn)	7,5
Spinat	3,2
Kuhmilch	3,2
Blumenkohl	2,4
Kartoffel	2,0
Kopfsalat	1,4
Muttermilch	1,2
Karotte	1,1
Banane	1,1
Kirsche	1,1
Orange	1,0

VEGAN
VEGETARISCH
FLEISCH
FISCH

Kaum ein natürliches Nahrungsmittel enthält weniger Eiweiß als die Muttermilch, welche uns im stärksten Wachstumsalter optimal versorgt.

setzung für die Zeit unseres stärksten Wachstums. Da Protein für den Aufbau von Körpermasse unentbehrlich ist, wird die Natur in der Muttermilch sicher genügend Proteine zur Verfügung gestellt haben. Und wie viele sind dies? Nicht mehr als 1,2 Prozent! Also rund zehnmal weniger als in Fleisch und nur ein Bruchteil der Proteinmenge, die wir in naturbelassenen pflanzlichen Nahrungsmitteln finden, von Hülsenfrüchten ganz zu schweigen (siehe die Eiweißtabelle).

Die Proteinzufuhrempfehlungen sanken in den letzten Jahrzehnten drastisch. Heute wird die tägliche Zufuhr von etwa 0,8 Gramm Eiweiß pro Kilogramm Körpergewicht empfohlen. Ein zu hoher Proteinkonsum hat diverse Nachteile, wie zum Beispiel die Kalziumausscheidung zu fördern.

Beim Jahrestreffen der »Amerikanischen Gesellschaft für den Fortschritt der Wissenschaften« sagte der angesehene Ernährungsforscher Dr. John Scharffenberg in seinem Vortrag 1982: »Lassen Sie mich nochmals festhalten, dass es sogar für experimentelle Zwecke überaus schwierig ist, eine dem Kalorienbedarf eines aktiven Erwachsenen genügende Kostform zusammenzustellen, die zu einem Eiweißmangel führen könnte.«[12]

Diese Erkenntnis ist nun schon mehrere Jahrzehnte alt. Doch wie wird der wissenschaftliche Fortschritt im Alltag umgesetzt? Es gibt einfach zu viele, die am Märchen vom notwendigen Tierprotein verdienen, und da gilt nun mal die Devise »Je mehr, desto besser«.

Die Proteinart

Aber wo liegen die Unterschiede der verschiedenen Proteine eigentlich? Protein ist nicht ein bestimmtes Molekül. Es ist ein Sammelbegriff für sehr viele verschieden große Moleküle. Diese setzen sich alle aus kleinen Bausteinen, sogenannten Aminosäuren, zusammen. Es gibt also nicht »das tierische Protein« und »das pflanzliche Protein«, sondern sehr viele individuelle Proteine. Tatsächlich ist Protein unser individuellster Baustoff. Der andere Baustoff ist Fett, und die verschiedenen Fette, Lipide und Cholesterin sind bei Mensch wie Tier identisch, auch übrigens die Kohlenhydrate wie Glukose und Glykogen, aber diese eignen sich sowieso nur als Brennstoffe. Fett kann als Bau- und Brennstoff dienen, Protein vor allem als Baustoff. Es ist zuständig für die Herstellung aller Grenzflächen. Die Individualität unserer Gesichtszüge und Körperformen verdanken wir ausschließlich ihm. Von den zwanzig im menschlichen Körper vorhandenen Aminosäuren müssen acht mit der Nahrung aufgenommen werden, da sie der Körper nicht selbst aufbauen kann. Man nennt diese acht auch essenzielle (lebensnotwendige) Aminosäuren. Die zwanzig Aminosäuren heißen:

1. Alanin (Ala)
2. Arginin (Arg)
3. Asparagin (Asn)
4. Asparaginsäure (Asp)
5. Cystein (Cys)
6. Glutaminsäure (Glu)
7. Glutamin (Gln)
8. Glycin (Gly)
9. Histidin (His)
10. Isoleucin (Ile)
11. **Leucin (Leu)**
12. **Lysin (Lys)**
13. **Methionin (Met)**
14. **Phenylalanin (Phe)**
15. Prolin (Pro)
16. Serin (Ser)
17. **Threonin (Thr)**
18. **Tryptophan (Trp)**
19. Tyrosin (Tyr)
20. **Valin (Val)**

Die essenziellen Aminosäuren sind fett gedruckt. Bei Säuglingen gelten noch Arginin und Histidin als essenziell.

Aus nur zwanzig verschiedenen Aminosäuren können unendlich viele verschiedene Proteine aufgebaut werden. Ihre Reihenfolge wird durch den für Pflanzen, Tiere und Menschen identischen genetischen Code festgelegt.

Manche Proteine enthalten Hunderte Aminosäuren, die auch nach räumlich zu komplizierten, sehr individuellen dreidimensionalen Mustern gefaltet sind. Anhand eines Tropfens Milch kann man deshalb nicht nur herausfinden, von welcher Tierart die Milch stammt, sondern sogar von welcher Kuh. Da die Eiweiße eines Tieres so individuell sind wie ein Fingerabdruck.

Um die eigenen Proteine aufbauen zu können, benötigt unser Körper die entsprechenden Bausteine (Aminosäuren). Wenn einer dieser »Bausteine« fehlt, lässt sich das entsprechende Protein nicht aufbauen. Glücklicherweise kann unser Körper viele Aminosäuren selbst herstellen. Es gibt jedoch einige, die er über die Nahrung aufnehmen muss.

Früher dachte man, zu jeder Mahlzeit müssten alle Aminosäuren zugeführt werden. Heute wissen wir, wie viel intelligenter unser Körper vorgeht: Bekommt er für den Aufbau eines bestimmten Proteins nicht alle Aminosäuren durch eine Mahlzeit, kann er Aminosäuren auch zwischenspeichern, bis die fehlende dank einer abwechslungsreichen Ernährung nachgeliefert wird. Es ist also gar nicht nötig, mit Aminosäuretabellen zu kochen. Wer sich nicht extrem einseitig ernährt, bekommt genügend.

Wenn man zum Beispiel Getreide und Hülsenfrüchte kombiniert, erhält man von allen Aminosäuren genügend. Und wer isst schon wochenlang nur Getreide oder nur Hülsenfrüchte? Wer sich über Wochen oder gar Monate hinweg nur von Brot, Nudeln und Seitan (Weizeneiweiß) ernährt, kann tatsächlich einen Mangel bestimmter Aminosäuren entwickeln. Doch bei solch einseitiger auf Weizen basierender Ernährung ergeben sich auch andere gesundheitliche Probleme (mehr dazu im Kapitel »Die gesunde vegane Ernährung«).

Schadstoffquellen in der Ernährung

Fleisch enthält im Schnitt vierzehnmal mehr Pestizide als pflanzliche Nahrungsmittel, Milchprodukte enthalten fünfmal so viel.[13] In der Umwelt findet man heute fast überall Schadstoffe. Üblicherweise sind diese in vernachlässigbar kleinen Mengen zu finden. Wenn man jedoch pflanzliche Produkte an Tiere verfüttert und diese dann anschließend isst, erhält man die Schadstoffe stark konzentriert. Dies liegt daran, dass unser Körper die Nährstoffe verstoffwechselt, die Giftstoffe wie Schwermetalle und so weiter jedoch im Körper abgelagert werden und so mit jeder Mahlzeit ein klein wenig zunehmen. Dies gilt natürlich sowohl für die Tiere, die wir essen, als auch für Menschen.

Das Schweizer Bundesamt für Gesundheit (BAG) hat in seinen Untersuchungen analysiert, wie hoch die Aufnahme von Giftstoffen durch die verschiedenen Nahrungsmittelgruppen ist. Das Resultat: 92 Prozent der Giftstoffe werden über tierische Nahrungsmittel aufgenommen.

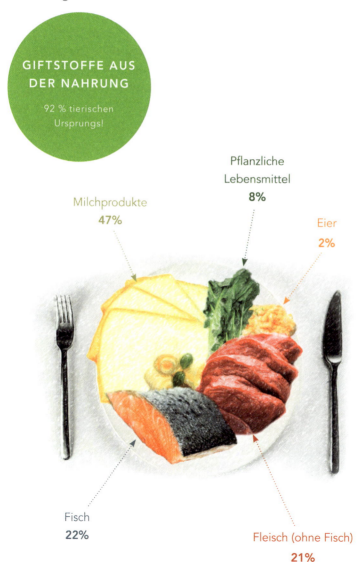

GIFTSTOFFE AUS DER NAHRUNG
92 % tierischen Ursprungs!

Milchprodukte
47%

Pflanzliche Lebensmittel
8%

Eier
2%

Fisch
22%

Fleisch (ohne Fisch)
21%

Interessant ist hierbei, dass etwa ähnlich viel Giftstoffe über den Fischkonsum aufgenommen werden wie über alle anderen Fleischsorten zusammengenommen. Dies hat damit zu tun, dass die konsumierten Fische selbst auch keine Veganer sind. Da sie sich von kleineren Fischen ernähren, wird die Nahrungskette noch weiter verlängert, und somit werden die Gifte noch mehr konzentriert. Auch gemäß der Weltgesundheitsorganisation WHO stammen mehr als 90 Prozent der Dioxine in unserem Körper vom Fleisch-, Milch- und Fischkonsum.[14]

Je mehr wir vom Ende der Nahrungskette essen, desto mehr Schadstoffe bekommen wir ab. Am wenigsten belastet sind folglich Pflanzen aus natürlicher unbelasteter Umwelt, etwa Wildkräuter oder Kräuter aus dem eigenen Biogarten. Dann folgen angebaute Pflanzen in Bioqualität, schließlich solche, die schon mit chemischen Mitteln behandelt wurden und davon Rückstände enthalten. Einen deutlichen Sprung im Hinblick auf Schadstoffe bedeutet es, pflanzenfressende Tiere – wie Wild – zu essen. Noch schlimmer wird es, pflanzenfressende Nutztiere zu verspeisen, deren Nahrung mit Kunstdünger, mit Herbi-, Fungi- und Pestiziden behandelt wurde. Noch einen dramatischen Schritt in Richtung Mehrbelastung bedeutet es, Tiere zu essen, die andere Tiere fressen, wie Raubtiere. Das tun wir praktisch nur bei Fischen, die fast immer selbst Räuber sind. Mit ihnen essen wir vom wirklichen Ende der Nahrungskette, das entspräche dem Verzehr von Löwen und Tigern. Meeresfrüchte sind die absolute Steigerung, denn sie sind sozusagen die Aasfresser des Meeres, und ihr Verzehr entspräche dem von Hyänen und Schakalen.

Heute kommt noch hinzu, dass die Meere praktisch leer gefischt sind und die industrialisierten Fischfangflotten vor allem Japans sie mit raffinierter Marinetechnologie aus Tiefen von 1500 bis zu 2000 Meter holen. 80 Prozent dieser Tiefseefische sollen über hundert Jahre alt sein, was den Giftstau in ihnen weiter ansteigen lässt. Wer würde schon über hundertjährige Löwen und Tiger essen wollen? Welche Folgen haben diese Giftstoffe in unserem Körper? Im Laufe der Jahre lagern sich immer mehr Giftstoffe aus der Nah-

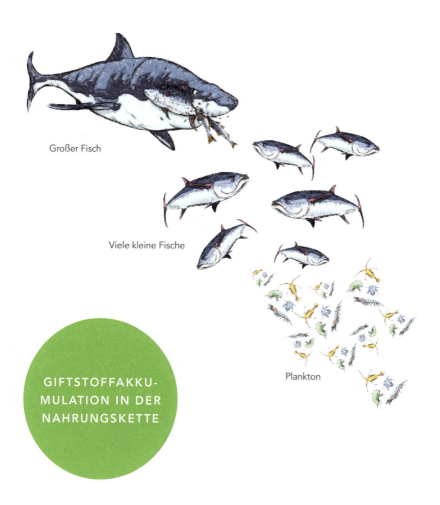

Großer Fisch

Viele kleine Fische

Plankton

GIFTSTOFFAKKU-MULATION IN DER NAHRUNGSKETTE

rung im menschlichen Körper ab. Die Konsequenzen sind vielfältig und noch nicht gänzlich erforscht. Aber was wir wissen, ist schlimm genug. Oft kennt man nur die Auswirkungen von starken Vergiftungen einer einzigen Substanz, jedoch nicht die genauen Folgen des Cocktails verschiedenster Toxine. Und tatsächlich finden wir immer häufiger heraus, dass Synergien hier verheerende Folgen haben.

Das deutsche Bundesinstitut für Risikobewertung hat schon im Jahr 2005 einen Bericht zu den Rückständen von Flammschutzmitteln in Muttermilch veröffentlicht.[15] Auch darin ließ sich der Einfluss tierischer Nahrungsmittel auf die Giftablagerungen im

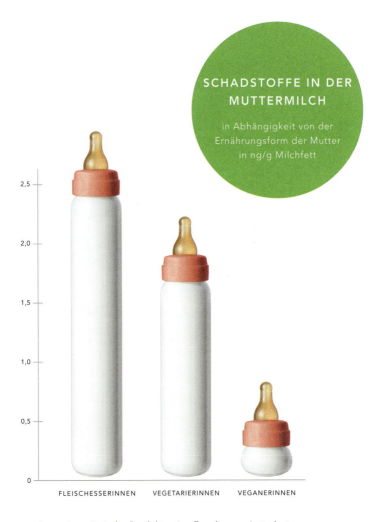

SCHADSTOFFE IN DER MUTTERMILCH

in Abhängigkeit von der Ernährungsform der Mutter in ng/g Milchfett

Je weniger tierische Produkte eine Frau konsumiert, desto weniger Giftstoffe lagern sich in ihrem Fettgewebe ab. Dies zeigt sich besonders deutlich im Milchfett ihrer Muttermilch. (Der Wert der Übermittlung an die Kinder ist bei Fleischesserinnen mit 100 Prozent [≙ 2,47 ng/g Milchfett] angegeben, Veganerinnen übermitteln ihren Kindern nur 13 Prozent davon.)

Körper (die bei der Milchproduktion teilweise freigesetzt werden) bestätigen.

Auch wenn bei dieser Untersuchung nur wenige Personen teilnahmen, zeigt sie klar den zu erwartenden Trend: Je weniger tierische Produkte konsumiert werden, desto weniger Giftstoffe werden von der Mutter an den Säugling weitergegeben. Erstaunlich ist, dass trotz dieses klaren Hinweises auf den Zusammenhang zwischen Ernährungsweise und Schadstoffbelastung der Muttermilch danach nie mehr eine ähnliche Untersuchung mit Veganerinnen gemacht wurde. Sonst würden sich wohl noch viel mehr künftige Mütter für die vegane Ernährungsweise entscheiden. Denn welche Mutter will ihrem Neugeborenen schadstoffbelastete Nahrung geben? Ein verantwortlich handelnder Arzt muss Schwangeren nicht nur vom Tabak-, sondern auch vom Tierproteinkonsum dringend abraten.

Mangelerscheinungen – Überfluss

Eine zu einseitige Ernährung kann zu Mangelerscheinungen führen. Fälschlicherweise wird von vielen auch heute noch angenommen, vegane Ernährung sei einseitig. Dies hängt meist damit zusammen, dass abwechslungsreiche, vollwertige vegane Kost noch immer vielen kaum bekannt ist. Das aber ändert sich gerade durch das wachsende vegane Angebot.
Es stimmt, dass sowohl pflanzliche als auch tierische Nahrung gewisse Mängel aufweisen kann. Insbesondere betrifft dies die folgenden Substanzen.

Mangel im Pflanzlichen

Cholesterin
Dieses Fett kommt nur in tierischen Produkten vor. Ein zu hoher Cholesterinspiegel im Blut ist heute durch die übliche Ernährung weit verbreitet. Letztlich ist es für die Gesundheit ein Segen, kein Cholesterin aus der Nahrung aufzunehmen, da der Organismus alles notwendige Cholesterin selbst erzeugen kann und der Überfluss daran im Blut ein Indikator für schwere Gefahren ist, zum Beispiel im Hinblick auf Herz-Kreislauf-Erkrankungen.

Da zu hohe Cholesterinwerte unter Fleischessern sehr weit verbreitet sind, ist der Markt der cholesterinsenkenden Medikamente (Statine wie Sortis/Lipidor) sehr groß. Dabei zeigt eine Untersuchung, dass bereits ein Apfel pro Tag eine ähnliche Wirkung hat wie die täglich eingenommene Tablette, um den Cholesterinwert und die damit verbundenen Krankheiten zu reduzieren.[16] Frühere Cholesterinsenker wie Clofibrat und Lipobay wurden erst nach Hunderten von Todesfällen vom Markt genommen, gegen die Statine liegen laut US-Neurologe Dr. Perlmutter bereits schwerste Verdachtsmomente vor. Prof. T. Colin Campbell, der »Vater« der *China Study*, beziffert die Notwendigkeit von Cholesterin in der menschlichen Nahrung mit genau 0.

Wäre es also nicht besser, statt immer gleich Statine zu verschreiben, es erst mit einer cholesterinfreien, (rein) pflanzlichen Ernährung zu versuchen? Insbesondere wenn man bedenkt, dass man damit keine der teilweise schweren Nebenwirkungen der Statine in Kauf nimmt, die bis zu Beschädigungen des Gehirns gehen?

Die Cholesterinsenker haben aber nicht nur Nebenwirkungen, auch ihre Wirkung ist umstritten: Sie senken zwar nachweislich den Cholsterinspiegel im Blut, dies bedeutet aber nicht, dass damit auch die Lebenslänge und -qualität der Patienten erhöht wird.[17] Manche Studien lassen sogar vermuten, dass die Cholesterinaufnahme über die Ernährung unabhängig vom Cholesterinspiegel im Blut schädlich ist.

Vitamin B12

Dieses Vitamin wird ausschließlich von Mikroorganismen (Bakterien) hergestellt. Es ist ein solch komplexes Molekül, dass selbst die chemische Industrie es bisher nicht selbst herstellen kann: Sie züchtet Bakterien, die es für sie produzieren.

In tierischen Nahrungsmitteln kommt es noch in genügender Menge vor. Doch auch bei den Nutztieren gibt es Probleme durch sterile Futtermittel. Deshalb wird auch dort das Vitamin teilweise schon direkt ins Futter gemischt. Hinzu kommt, dass durch die

Gifte, die in der heutigen konventionellen Landwirtschaft eingesetzt werden, im Boden lebende Bakterien auch häufig mit vergiftet werden.

Wir haben also hochreine Nahrungsmittel und immer »reiner« werdende Böden. Dadurch verschwinden auch immer mehr der nützlichen und überlebenswichtigen Bakterien, die uns seit Jahrmillionen begleiten. Unser Körper konnte sich dieser Veränderung der letzten rund hundert Jahre nicht anpassen. Deshalb erwartet er nach wie vor und täglich eine minimale Menge an Bakterien und Vitamin B_{12} aus der Nahrung. Diese werden ihm jedoch in den Industrienationen vorenthalten.

In ländlichen Gegenden Indiens ist ein B_{12}-Mangel praktisch unbekannt, selbst bei jahrelanger rein veganer Ernährung. Sobald jedoch die Nahrungsmittel nicht mehr vom Bauernmarkt oder aus eigenen Gärten kommen, sondern vom Supermarkt oder aus industrieller Landwirtschaft, kann das Mangelerscheinungen fördern.

So wie Inder das innerhalb weniger Jahre feststellten, als sie nach England auswanderten, ohne ihre Ernährungsgewohnheiten zu ändern, kann uns dieses Schicksal über Jahrzehnte allmählich ereilen, und B_{12}-Mangel kann zum Problem werden, wenn der Nachschub kontinuierlich nachlässt.

Heute geht man deshalb davon aus, dass durch eine rein pflanzliche Ernährungsweise, wie sie bei Veganern in unseren modernen Gesellschaften üblich ist, kaum Vitamin B_{12} aufgenommen wird. Dies ist somit der einzige wirkliche, aber leicht zu behebende Nachteil gesunder veganer Ernährung gegenüber einer Ernährung mit tierischen Produkten.

Veganer stehen hier noch vor einem weiteren Problem: Bei Fleischessern kann ein Vitamin-B_{12}-Mangel zwar auch vorkommen, aber fast immer kombiniert mit einem Folsäuremangel. Folsäure gibt es jedoch in der gesunden veganen Ernährung genügend. Deshalb unterscheiden sich die Symptome eines leichten B_{12}-Mangels bei Fleischessern und Veganern. Die Folge: Bei einer üblichen medizinischen Kontrolle kann ein B_{12}-Mangel von einem Mediziner schnell übersehen werden, wenn er nicht weiß, dass Veganer reichlich Folsäure zu sich nehmen, die Symptome eines B_{12}-Mangels überdecken kann. Bei ihnen ist also speziell auf das Vitamin B_{12} zu achten.

Da das Vitamin B_{12} wichtig für die Nervenbildung (inklusive Synapsen im Gehirn) ist, kann ein lang andauernder Vitamin-B_{12}-Mangel gravierende Schäden in Nervensystem und Gehirn verursachen. Außerdem ist Vitamin B_{12} für die Blutbildung entscheidend, sein Mangel führt zu perniziöser Anämie. Deshalb ist es sehr wichtig, es gar nicht erst so weit kommen zu lassen.

Es gibt heute schon viele mit B_{12} angereicherte Produkte und Vitamintabletten. Hierbei ist jedoch zu beachten, dass nicht wenige Tabletten mit dem Vitamin B_{12} für Fleischesser produziert werden. Das sind dann meist Folsäuretabletten mit etwas Vitamin B_{12}. Auch viele Multivitamintabletten enthalten Vitamin B_{12}. Manchmal werden solche Tabletten mit B_{12} sogar in einer Gelatinehülle verkauft und sind somit noch nicht einmal vegetarisch.

Ein weiteres Problem kommt hinzu, da es zwei Arten von Vitamin B_{12} gibt, das üblicherweise verschriebene Cyanocobalmin und Methylcobalmin. Ersteres kann nur mithilfe des sogenannten Intrinsic Factors aus dem Magen im Dünndarm aufgenommen werden, da der für den Organismus giftige Cyananteil abgespalten werden muss. Dieser Faktor schwächelt aber oft bei Magenpatienten und häufig auch mit fortschreitendem Alter. So kann es trotz Einnahme von Cyanocobalamin zu Mangelerscheinungen kommen.

Die zweite Variante, Methylcobalmin, ist deshalb vorzuziehen, denn in dieser Form wird das Vitamin B_{12} direkt resorbiert. Für die meisten dürfte es am sichersten sein, die geringe tägliche Menge in einer veganen Kapsel einzunehmen.[18]

Ein weiteres Problem sind analoge Vitamin-B_{12}-Formen. Beispielsweise soll schon ein wenig Spirulina die mehrfache Menge des täglichen Bedarfs enthalten, aber eben in einer analogen Form, die die Aufnahme des richtigen Vitamins B_{12} sogar noch behindert.

Richtig ist auch, dass unser Organismus tatsächlich selbst B_{12} herstellen kann, aber offenbar so weit unten im Dickdarm, dass es nicht mehr aufgenommen wird, was nach heutigem Wissensstand nur im Dünndarm geschieht.

Auch wenn es belegt ist, dass etwa die vegan lebenden Mönche eines Klosters im japanischen Kyoto kein Vitamin B_{12} einnehmen und keinen Mangel haben, empfiehlt sich in unseren Verhältnissen doch die Einnahme.

Idealerweise nimmt man wie gesagt reine, pflanzliche Vitamin-B_{12}-Kapseln oder Tabletten, da bei der veganen Ernährung – im Gegensatz zur Ernährung, die auf Fleisch und Milch basiert – nur dieses Vitamin benötigt wird. Vitamin B_{12} ist wasserlöslich. Das heißt, wenn man zu viel davon einnimmt, schadet dies höchstens finanziell, da das überflüssige Vitamin B_{12} mit dem Urin wieder ausgeschieden wird.

Unser Körper benötigt nur extrem wenig Vitamin B_{12} (die erforderliche Menge liegt im Mikrogrammbereich). Deshalb ist er auch nicht darauf ausgelegt, sehr viel auf einmal aufzunehmen. Es ist deshalb besser, öfter kleine Mengen davon zu sich zu nehmen als viel auf einmal.

Das Vitamin lässt sich auch direkt über die Schleimhäute im Mund aufnehmen. Dazu gibt es eine flüssige Form. Die Aufnahmerate ist hier jedoch klein (circa 1 bis 2 Prozent der aufgenommenen Dosis), deshalb sollte dabei auf eine hohe Dosierung geachtet werden.

Seit einiger Zeit gibt es auch eine Zahnpasta, die mit Vitamin B_{12} angereichert wurde und nachweislich zur Vitamin-B_{12}-Versorgung beiträgt.[19] So kann man das »Problem« auch auf elegante Weise lösen, muss dann aber verlässlich mit einer ausreichenden Menge und immer lange genug putzen, was sehr oft nicht gewährleistet ist.

Nur wenn auf die Vitamin-B_{12}-Versorgung geachtet wird, lässt sich der volle gesundheitliche Nutzen aus veganer Ernährung ziehen! Wo das Thema ignoriert wird, kann es sogar richtig gefährlich werden.

Jod

Ganz Mitteleuropa gilt als Jodmangelgebiet. Die Böden enthalten kaum noch Jod. Deshalb können auch die darauf produzierten Nahrungsmittel nicht genügend Jod enthalten. Da dies ein Problem ist, das sowohl Omnivoren als auch Veganer betrifft, reichert man sowohl Futter- als auch Lebensmittel mit Jod an. Am bekanntesten ist jodiertes Speisesalz. Wie hoch der Jodgehalt in tierischen Produkten ist, bleibt für deren Konsumenten jedoch kaum abschätzbar, da dieser sehr stark von der Jodbeigabe im Futter abhängt.

1 Liter Milch könnte zum Beispiel mehr als 1000 Mikrogramm Jod enthalten, wenn die Grenzwerte der EU voll ausgeschöpft werden. Bei einer Untersuchung deutscher Milch fand die Stiftung Warentest Werte zwischen 30 und 180 Mikrogramm pro Liter.[20] Ein späterer Test ergab 6 bis 21 Mikrogramm pro Liter.[21] Bei tierischen Produkten ist der Jodgehalt heute also fast schon Zufall (und wird nicht deklariert). Doch gerade bei Jod wäre eine Deklaration wichtig, da eine Überdosierung gefährlich werden kann.

Interessanterweise argumentiert man beim Vitamin B_{12} damit, dass es unnatürlich sei, dieses Vitamin in Nahrungsmitteln anzureichern oder als Nahrungsergänzung einzunehmen. Dasselbe macht man jedoch tagtäglich mit Nahrungsmitteln, die mit Jod angereichert wurden (direkt oder über das Tierfutter), obwohl hier eine Überdosierung problematisch ist.

Mangel im Tierischen

Faserstoffe

Faserstoffe regen die gesunde Verdauung an und sind kalorienfrei. Der Mangel davon in tierischen Nahrungsmitteln führt oft zu Verstopfung und anderen Verdauungsproblemen und fördert wissenschaftlich nachweislich durch den Ballaststoffmangel die zweithäufigste Krebstodesursache, den Dickdarm- beziehungsweise Enddarmkrebs.

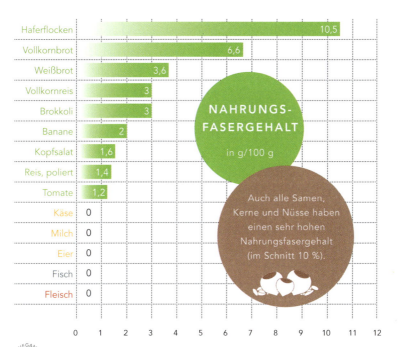

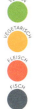

Die Deutsche Gesellschaft für Ernährung empfiehlt mindestens 30 Gramm Faserstoffe pro Tag. Dies ist nur mit einem hohen Konsum an vollwertigen pflanzlichen Nahrungsmitteln erreichbar.

Folsäure (Folat)

Auch dieses wichtige Vitamin kommt fast ausschließlich in pflanzlichen Produkten vor. Bekannterweise wird fleischessenden Müttern empfohlen, Folsäure vor und während einer Schwangerschaft einzunehmen, um Missbildungen des Ungeborenen in den ersten Schwangerschaftswochen zu vermeiden.

Weniger bekannt ist, dass Folsäure auch bezüglich der Vermeidung von seniler Demenz, Alzheimer, Depressionen und hohem Blutdruck hilfreich ist.[22] Sogar die Samenqualität bei Männern

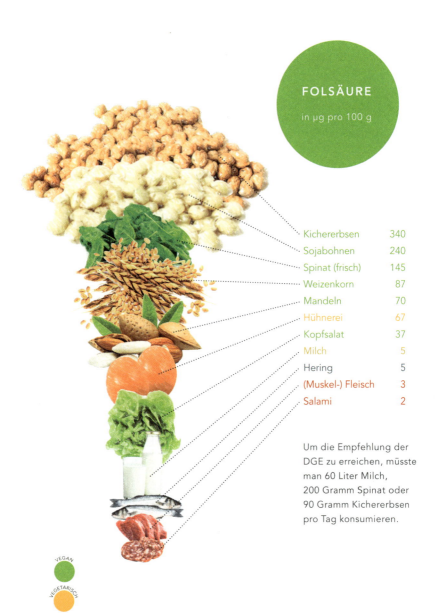

FOLSÄURE

in µg pro 100 g

Kichererbsen	340
Sojabohnen	240
Spinat (frisch)	145
Weizenkorn	87
Mandeln	70
Hühnerei	67
Kopfsalat	37
Milch	5
Hering	5
(Muskel-) Fleisch	3
Salami	2

Um die Empfehlung der DGE zu erreichen, müsste man 60 Liter Milch, 200 Gramm Spinat oder 90 Gramm Kichererbsen pro Tag konsumieren.

- VEGAN
- VEGETARISCH
- FLEISCH
- FISCH

nimmt zu bei genügender Folsäureaufnahme, und auch das Immunsystem profitiert von ausreichend Folat.

Immer mehr Nahrungsmittel werden deshalb heute mit Folsäure angereichert, um diesen Mangel bei Mischkost auszugleichen. Viel zielführender wäre aber eine Ernährung mit reichlich Blattgemüse, bei der erst gar kein Folatmangel aufkommt. Außerdem ist die Aufnahme synthetischer Vitamine mit großer Vorsicht zu betrachten, vielfach schaden sie mehr, als sie nützen, wie etwa für Vitamin E nachgewiesen wurde.

Vitamin C

Nur pflanzliche Produkte enthalten Vitamin C in ausreichender Menge (siehe Grafik Seite 50). Seine Aufnahme ist täglich notwendig. Sein Mangel wird im Bereich der Komplementärmedizin mit vielen Problemen bis hin zur Erhöhung der Krebswahrscheinlichkeit assoziiert. Die Schulmedizin kennt im Wesentlichen Skorbut als Vitamin-C-Mangelerscheinung. Außerdem ist bekannt, dass Vitamin C die Eisenaufnahme aus pflanzlichen Quellen erhöht.

Antioxidanzien – sekundäre Pflanzenstoffe

Pflanzliche Nahrungsmittel sind reich an Antioxidanzien, ein weiterer Faktor, der sie so gesund macht. Daneben gibt es aber noch viel mehr gesundheitlich wertvolle Bestandteile der pflanzlichen Ernährung, die großenteils noch nicht (vollständig) erforscht sind. Diese sogenannten »sekundären Pflanzenstoffe« sind ebenfalls ein wesentlicher Vorteil einer vollwertigen veganen Ernährung.

Doch sie sind keineswegs »sekundär«, sondern alles spricht dafür, dass sie den Organismus über die Wirkung als Antioxidanzien hinaus ständig darin unterstützen, die Entstehung von Krebs zu verhindern, schon vorhandene Krebszellen zu behindern, Tumoren zu sabotieren und so weiter. Hierin liegt einer der Gründe dafür, warum bei Nahrungsmitteln mit einem hohen Anteil solcher Wirkstoffe neuerdings von »Superfoods« gesprochen wird. Letzt-

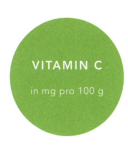

VITAMIN C

in mg pro 100 g

Gemäß der DGE sollen wir täglich rund 100 Milligramm Vitamin C zu uns nehmen. Dies ist nur mit pflanzlichen Produkten möglich.

VEGAN
VEGETARISCH
FLEISCH
FISCH

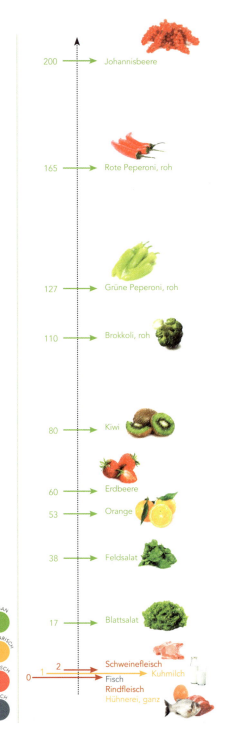

200 → Johannisbeere
165 → Rote Peperoni, roh
127 → Grüne Peperoni, roh
110 → Brokkoli, roh
80 → Kiwi
60 → Erdbeere
53 → Orange
38 → Feldsalat
17 → Blattsalat
2 → Schweinefleisch
1 → Kuhmilch
0 → Fisch
Rindfleisch
Hühnerei, ganz

lich sind aber all unsere Gemüse und Früchte Superfoods, wohingegen Tierprotein sich immer mehr als supergefährlich erweist. Umstritten sind jedoch vor allem die folgenden Nahrungsbestandteile, die in veganer Ernährung nicht in derselben Form vorkommen wie in tierischer.

Eisen

Wussten Sie, dass es praktisch kein natürliches Lebensmittel gibt, welches kein Eisen enthält? Dies widerspricht radikal der Werbung, die behauptet, man müsse unbedingt Fleisch konsumieren, um genügend Eisen aufzunehmen.

Eisen kommt in unterschiedlichen Formen vor: Die im Fleisch, das sogenannte Häm-Eisen, liegt in derselben Form wie im menschlichen Körper vor. Das ist logisch, denn schließlich bestehen wir Menschen ebenfalls aus Fleisch, was zur Annahme führte, diese Form sei für die Gesundheit vorteilhaft, da sie besser aufgenommen werden könne als Eisen aus pflanzlichen Nahrungsmitteln.

Die bessere Aufnahme ist aber relativ und muss kein Vorteil sein. Der menschliche Körper kann die Eisenaufnahme aus Fleisch kaum steuern! Das heißt, dieses Eisen geht ohne Regulierungsmechanismus direkt ins Blut. Zu viel Eisen im Blut hat jedoch Nachteile. Die Aufnahme pflanzlichen Eisens kann vom Körper dagegen reguliert werden, was sich als Vorteil erweist.

Zum Beispiel ist bekannt, dass Personen mit hohen Bluteisenwerten eine erhöhte Anfälligkeit für Infektionskrankheiten haben. Dies ist auch der Grund, weshalb Schwangere weniger Eisen im Blut haben: um das ungeborene Kind zu schützen.

Die offiziellen Eisenaufnahmeempfehlungen werden deshalb immer wieder hinterfragt. Insbesondere für Vegetarier und Veganer scheinen sie nicht angemessen zu sein, wie Claus Leitzmann ganz klar feststellt.

Erst im Jahr 2012 konnte man einen weiteren Aufnahmeweg von Eisen aus pflanzlicher Quelle entdecken.[23] Dieser unterscheidet sich von den beiden bisher bekannten und relativiert die Vorzüge tierischen Eisens weiter. Wird Eisen über diesen Weg aufgenommen, gelangt es unversehrt bis zum Darm und wird dort langsamer und sicherer absorbiert. Das heißt, pflanzliches Eisen wird zwar auch gut vom Körper aufgenommen, aber nicht so schnell wie tierisches. Deshalb müssen die Studien der Vergangenheit über die Eisenaufnahmen (Resorptionsraten) neu überdacht werden.

Die langsame Aufnahme kann vom Körper besser reguliert werden. Es ist vergleichbar dem Unterschied zwischen weißem geschältem und Vollwertreis. Die Kohlenhydrate des geschälten Reis gelangen sehr schnell ins Blut, diejenigen aus dem Vollwertreis jedoch wesentlich langsamer. Dennoch ist man sich einig, dass der geschälte nicht »bessere« Kohlenhydrate enthält. Beim Eisen ist dieses Umdenken nun auch überfällig.

Das Häm-Eisen aus Fleisch hat auch noch einen weiteren Nachteil: Je mehr Häm-Eisen jemand konsumiert, desto höher ist die Gefahr, dass die Person an einem koronaren Herzleiden (zum Beispiel Herzinfarkt) erkrankt.[24]

Eisenmangel ist sehr weit verbreitet. Insbesondere sind davon Frauen im gebärfähigen Alter betroffen, da sie über die Menstruation Blut (inklusive Eisen) verlieren. Rund jede fünfte gebärfähige Frau in Europa hat Eisenmangel. Dies betrifft keinesfalls nur Veganerinnen, ganz im Gegenteil: Sehr viele starke Fleischesserinnen leiden daran. Wie kommt das?

Durch eine hohe Eiweißaufnahme, insbesondere aus tierischen Quellen, kann die Menstruation verstärkt und somit der monatliche Eisenverlust vergrößert werden. Die Regel hat zudem – zumindest nach Hildegard von Bingen und Viktoras Kulvinskas[25] vom Hippocrates Health Institute in Florida – die »Nebenaufgabe«, den Körper zu entgiften. Bei einem ungesunden Lebensstil wird deshalb der Blutverlust ebenfalls größer.

Eine Ernährung, die nicht übermäßig viel Eiweiß enthält, dafür einen hohen Rohkostanteil, reduziert – bei einem auch sonst gesunden Lebensstil – den monatlichen Blutverlust meist stark. Ein Eisenmangel hat also nicht in erster Linie etwas damit zu tun,

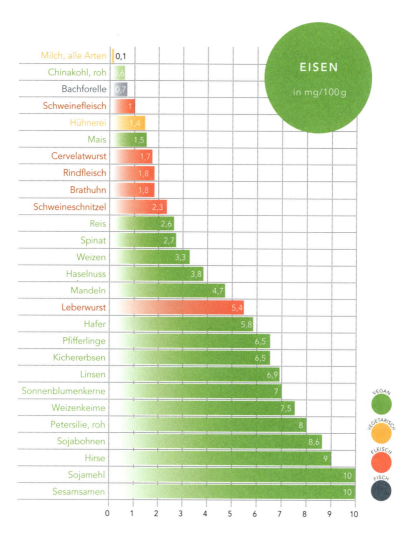

Wie viel Eisen unser Körper von den Nahrungsmitteln tatsächlich aufnehmen kann, hängt von vielen Faktoren ab. Deshalb dient diese Tabelle nur zur groben Orientierung.

wie viel Eisen jemand aufnimmt, sondern hängt eher davon ab, wie viel er abgibt.

Eine gesunde vegane Ernährung enthält hohe Anteile an Gemüse, Salaten und Früchten. Dies trägt gleich mehrfach dazu bei, Eisenmangel vorzubeugen: Vitamin C in pflanzlicher Nahrung fördert die Aufnahme pflanzlichen Eisens. Der moderate Konsum von Eiweiß verhindert meist starke Blutungen, falls keine anderen Ursachen dafür bestehen.

Falls jemand dennoch unter Eisenmangel (Anämie) leiden sollte, wird empfohlen, folgende Produkte zu meiden, da sie die Eisenaufnahme des Körpers hemmen: Rotwein, Schwarztee, Kaffee, Kakao, Knoblauch und Zwiebeln.

Eine Gefahr, die häufig zu Eisenmangel führt, wird bisher weitgehend unterschätzt: Möchte jemand auf Fleisch verzichten und ersetzt dieses durch viele Milchprodukte – um »genügend« Eiweiß zu bekommen –, hat dies mehrere negative Auswirkungen auf die Eisenversorgung. Milch enthält praktisch kein Eisen und bremst obendrein die Eisenaufnahme aus pflanzlichen Quellen. Der hohe Eiweißanteil mancher Milchprodukte kann zudem die Blutverluste während der Menstruation fördern.

Deutlicher wird dies alles, wenn man sich die Eisengehalte verschiedener Nahrungsmittel anschaut (siehe die Darstellung »Eisengehalt in bestimmten Lebensmitteln [mg/100 g]«).

Eisen hat als rotes Metall und seine urprinzipielle Zuordnung zum Aggressions- oder Marsprinzip natürlich auch eine symbolische Bedeutung. Eisenmangel ist oft verbunden mit mangelnder Aussöhnung mit diesem Prinzip.[26]

Die Verlässlichkeit und Genauigkeit von Laborwerten – am Beispiel Eisen

Laborwerte werden auf Kommastellen genau angegeben und suggerieren damit eine Verlässlichkeit, die sie keinesfalls haben. Die Wirklichkeit ist völlig anders, die Methoden sind kaum standardisiert, die Hersteller können sich nicht einigen, und die WHO ist an einer Vereinheitlichung kläglich gescheitert. Bei verschiedenen Ärzten und je nach verwendeter Methode können die Werte enorm schwanken. »Diese unterschiedlichen Resultate bei nicht standardisierten Tests sind ein bekanntes Problem«, sagt der Labormediziner Gert Printzen. »Im Extremfall liegen sie bis zu 70 Prozent auseinander.«[27]

»Ein Wechsel zwischen Labors kann zu Fehleinschätzungen führen«, warnt entsprechend Martin Risch, Präsident der Schweizerischen Kommission für Qualitätssicherung im medizinischen Labor. Er rät Patienten: Wenn sich Laborwerte sprunghaft verändern, sollte man nach dem Grund suchen, bevor man sich beunruhigt. Befunde sind also bestenfalls innerhalb eines Labors vergleichbar, nicht aber von Labor zu Labor. Wer den Arzt wechselt, wechselt meist auch das Labor – ohne das zu wissen. Von objektiv richtigen Werten kann bei dieser Situation also gar keine Rede sein. Gemäß Laborspezialist Claude Rothen aus Basel steckt obendrein hinter jedem Wert eine eigene Philosophie: »Einige Testhersteller ermitteln den durchschnittlichen Ferritinwert der gesunden Bevölkerung. Aber andere legen einen höheren Idealwert fest.« So erhalten beim ersten Schema weniger Patienten die Diagnose »zu niedrig« als beim zweiten. Rothen stellt fest: »Die Ärzte dürfen die Resultate nicht einfach mechanisch aufgrund der Zahlen interpretieren.« Von Eisenmangel könne erst die Rede sein, wenn das Krankheitsbild stimme, wenn der Patient also unter Symptomen leide.

Dieser letzte Satz ist wichtig und kann doch sehr beruhigen, aber er ist keinesfalls auf die Situation bei Vitamin B_{12} zu übertragen.

Kalzium

Die Milchwerbung hat sich jahrzehntelang darum bemüht, Milch als einzige ausreichende Kalziumquelle darzustellen. Gleichzeitig wurde der Zusammenhang von Osteoporose (Knochenschwund) und Milchkonsum immer wieder systematisch thematisiert und völlig falsch dargestellt, sodass es jetzt schwierig ist, gegen das Feld jahrzehntelanger Fehlinformation anzukommen. Das ist ähnlich wie beim Spinat, den ein Kommafehler zur außerordentlichen Eisenquelle hochstilisiert hat, die er nie war. Und deshalb werden noch immer Kinder damit gequält und hassen ihn. So ist es nicht erstaunlich, dass heute in den meisten Köpfen die Gleichung »Milchkonsum gleich gesunde Knochen« verankert ist. Doch das Gegenteil ist der Fall.

Schon auf den ersten Blick ist die Milchwerbung als absurd durchschaubar: Oft wird mit Kühen für den Milchkonsum geworben. Die Kühe leben rein vegan und haben – abgesehen von überzüchteten Hochleistungsrassen – keinerlei Knochenprobleme. Die Kühe haben also starke Knochen, obwohl sie nur im Säuglingsalter die arteigene Milch trinken. Offenbar ist Milch also nicht die einzige Quelle für Kalzium.

Und selbst sich traditionell ernährende afrikanische Frauen, die jedes ihrer vielen Kinder jahrelang stillen und selbst keine Kuhmilch konsumieren, bekommen keine Osteoporose. Tatsächlich schadet Milchkonsum den Knochen eher, als dass er nützt. Mehr zum Thema Osteoporose finden Sie ab Seite 63.

Der Kalziumgehalt einiger Nahrungsmittel

Pflanzliche Nahrungsmittel mit hochwertigem Kalzium

Nahrungsmittel	mg/100 g	Nahrungsmittel	mg/100 g
Braunalgen	1000	Fenchel	100
Sesam	783	Sonnenblumenkerne	100
Amaranth	490	Vollkornbrot	95
Kohl, getrocknet	375	Spinat	85
Leinsamen	260	Aprikosen, getrocknet	80
Mandeln	250	Linsen	75
Haselnüsse	225	Walnüsse	70
Grüne Bohnen, getrocknet	195	Weizenkeime	70
Sojamehl	195	Brokkoli	65
Feigen, getrocknet	190	Haferflocken	65
Zwiebeln, getrocknet	160	Tomaten	60
Petersilie	145	Knäckebrot	55
Schnittlauch	130	Meerrettich	55
Kakao	115	Sauerkraut	50
Grünkohl (Federkohl)	110	Sellerie	50
Weiße Bohnen	105	Aproz Mineralwasser	37

Zum Vergleich tierische Nahrungsmittel

Nahrungsmittel	mg/100 g
Parmesan	1340
Hartkäse	912
Weichkäse	440
Camembert	368
Vollmilchjoghurt	150
Vollmilch	122

Nahrungsmittel	mg/100 g
Doppelrahmfrischkäse	114
Halbrahm	91
Vollrahm	71
Molke	60
Eier	53
Heilbutt	11

Die ganzheitliche Sicht ging verloren

Wer nun glaubt, seine Lebensmittel mit einer Nährstofftabelle einkaufen zu müssen, irrt. Auch wenn wir hier diverse Nährstoffangaben zu einzelnen Lebensmitteln machen, heißt das nicht, diese sollten die Grundlage der eigenen Ernährungszusammenstellung sein. Denn selbst wenn es in der heutigen Ernährungswissenschaft oft ignoriert wird, gilt auch hier: Das Ganze ist mehr als die Summe seiner Teile. Nur weil man von einem wichtigen Nährstoff genügend konsumiert, bedeutet dies nicht einmal zwingend, dass der Körper davon genügend aufnehmen kann.

Beispielsweise nimmt unser Körper das gesunde krebsvorbeugende Curcumin aus Kurkuma (Gelbwurz) nur in kleinen Mengen auf. Wenn es aber zusammen mit Pfeffer konsumiert wird, bewirkt ein Molekül des Pfeffers, dass die Aufnahme des Curcumins um das Tausendfache erhöht wird! Wie soll man solche Zusammenhänge in einer Nährwerttabelle erfassen? Was würde es für einen Sinn machen, den Gehalt an Curcumin in einer Tabelle anzugeben?

Wie bereits gesagt, hängt auch die Eisenaufnahme von diversen Faktoren ab. Und dasselbe gilt für fast jeden Vitalstoff: Unser Körper reguliert die Aufnahme und ist auf bestimmte Kombinationen in der Nahrung angewiesen.

Meist findet man die Kombinationen bereits in naturbelassenen Nahrungsmitteln (im Gegensatz zu Nahrungsergänzungsmitteln), deshalb braucht man sich keine Sorgen zu machen. Und oft sind traditionelle Lebensmittelkombinationen erstaunlich gesund. Zum Beispiel ist Kurkuma bei uns vor allem als Bestandteil des Currys bekannt. Diese Gewürzmischung enthält aber auch Pfeffer. So ist die optimale Aufnahme der Curcumins also bereits gewährleistet.

Bei Eisen weiß man, dass Vitamin C die Aufnahme fördert. Ein Vitamin-C-freies Menü ist jedoch bei einer gesunden veganen Ernährung mit hohem Gemüse- und Früchteanteil kaum möglich.

In diesem Buch haben wir nur wenige dieser gegenseitigen Beeinflussungen von Nährstoffaufnahmen erwähnt. Es gibt noch unzählige weitere. Unsere Nahrung besteht längst nicht nur aus den wenigen Vitaminen, Mineralstoffen, Proteinen, Fetten und Kohlenhydraten, die der Wissenschaft (und der Öffentlichkeit) bekannt sind. Es gibt noch Abertausende weitere Stoffe in unseren Lebensmitteln, die für eine gesunde Ernährung hilfreich sind. Dabei gibt es unzählige Kombinationsmöglichkeiten, die erst ansatzweise – falls überhaupt – erforscht sind.

Für eine gesunde Ernährung mögen Tabellen wie die obigen zwar hilfreich sein, um beruhigt festzustellen, was an Notwendigem in pflanzlichen Lebensmitteln alles enthalten ist. Sie mögen auch bei einem gesundheitlichen Problem (zum Beispiel Eisenmangelsymptomen) sinnvoll sein. Für den veganen Alltag eines gesunden Erwachsenen sind sie jedoch völlig unnötig. In diesem Zusammenhang sei auf das erhellende Buch *InterEssen* von Prof. T. Colin Campbell hingewiesen, das ideal geeignet ist, einem die Augen zu öffnen, und viele Illusionen gegenüber exakten Laborwerten und der Objektivität der Wissenschaft nimmt.

Immer wieder werden wir auch in Zukunft Modetrends in der Ernährungswissenschaft erleben: Sobald ein Wissenschaftler wieder etwas Lebenswichtiges entdeckt hat, wird dieser Stoff so hochstilisiert, dass man ihn bald darauf als Nahrungsergänzungsmittel kaufen kann. Das ist gut fürs Geschäft, jedoch für eine gesunde Ernährung völlig unnötig und kann ihr letztlich sogar abträglich sein.

Einzige Ausnahme: Wer weiß, dass er sich in gewisser Weise unnatürlich ernährt und damit einen Mangel in Kauf nimmt, kann diesen gezielt ausgleichen. Oder natürlich wenn man unter einer Krankheit leidet, die spezielle Ernährungsmaßnahmen erfordert.

Die Milch macht's?

Dass zu viel Fleisch ungesund ist, hat sich mittlerweile herumgesprochen. Bei der Milch ist der Mythos des gesunden Naturprodukts jedoch noch sehr weit verbreitet.

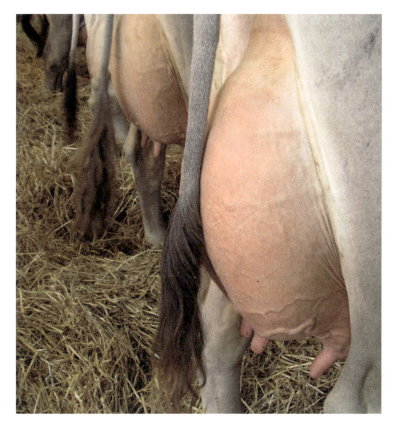

Wenn man bei uns von »Milch« spricht, meint man immer Kuhmilch. Würde man einem erwachsenen Menschen ein Glas Muttermilch einer ihm fremden Frau anbieten, würde die Person kaum erfreut zugreifen wie bei Kuhmilch. Dabei ist Kuhmilch für einen erwachsenen Menschen noch absurder als ein Glas menschliche Muttermilch. Letztere wäre immerhin auf den menschlichen Körper, Kuhmilch ist hingegen auf den eines Kalbes abgestimmt. Beides jedoch ist für Säuglinge gedacht, die ganz andere Bedürfnisse haben als Erwachsene. Oder wollen Sie Ihr Gewicht in der nächsten Zeit verdoppeln? Die Kuhmilch enthält mehr als doppelt so viel Protein wie menschliche Muttermilch, damit das Kalb schnell wächst und mit der Kuhherde mithalten kann. Dafür enthält die menschliche Muttermilch wesentlich mehr Kohlenhydrate, um die Hirnentwicklung zu fördern. Auch sonst unterscheiden sich die Milcharten stark voneinander (siehe Grafik Seite 61).

Darüber hinaus ist nicht nur die Milch jeder Tierart unterschiedlich – sie ändert sich auch je nach Alter des Säuglings, damit die Zusammensetzung immer optimal für das jeweilige Entwicklungsstadium ist. Und selbst während ein und derselben Stillzeit ändert sich die Muttermilch: Zuerst ist sie flüssiger, um den Durst zu stillen, danach nahrhafter.

Weshalb hat dann Milch aus dem Supermarkt exakt den Fettgehalt, der aufgedruckt ist? Weil Industriemilch weit davon entfernt ist, ein Naturprodukt zu sein. Nachdem beim Bauern die Milch vieler Kühe in unterschiedlichsten Laktationsstadien zusammengeschüttet wurde, wird sie in der Molkerei mit Milch von unzähligen anderen Kühen gemischt. (Als »Laktation« wird die Zeit bezeichnet, in der die Kuh Milch gibt. Sie beginnt immer mit dem Gebären eines Kalbs.) Dann wird sie industriell verarbeitet. Das heißt, sie wird in ihre Bestandteile zerlegt und danach wieder genau so zusammengesetzt, wie es der Kunde angeblich möchte. Zudem wird sie erhitzt. Das macht sie zwar haltbarer, beeinträchtigt aber auch einen Großteil der Vitalstoffe. Damit die schon einige Tage alte Milch, wenn sie in den Supermarkt kommt, nicht aufrahmt, wird sie zusätzlich noch homogenisiert. Dabei werden die enthaltenen Fetttropfen in so kleine Tröpfchen zerschlagen, dass sie für lange Zeit in der Milch schweben. Diese praktische Eigenschaft der Industriemilch hat jedoch auch einen großen Nachteil: Die auf diese Weise zerkleinerten Tröpfchen tierischen Fetts sind nun so klein, dass sie die Darmwand ungehindert

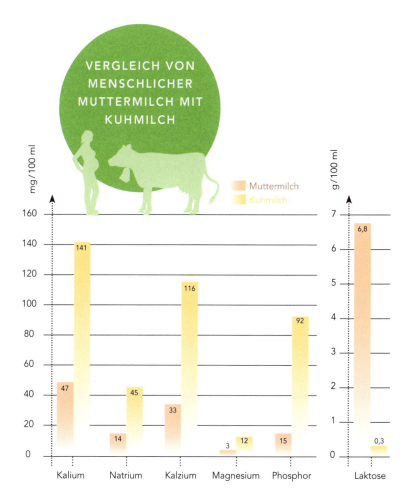

Die Unterschiede in der Zusammensetzung zeigen es: Die Kuhmilch ist optimiert für das Kalb – viel Kalzium für schnelles Wachstum, um gleich mit der Herde mitlaufen zu können. Die menschliche Muttermilch ist optimiert für das Gehirnwachstum, deshalb der hohe Laktosegehalt.

durchdringen können. So gelangt tierisches Fett direkt ins Blut. Dies ist sicher einer der Gründe, weshalb der heutige Kuhmilchkonsum noch ungesünder ist als der vor hundert Jahren, als man die Milch noch direkt vom Kuheuter bekam. Insbesondere für unser Immunsystem ist die heutige industriell hergestellte Milch eine enorme Belastung. Deshalb ist sie bei vielen Allergien und Verdauungsproblemen zumindest mitverantwortlich.

Zu viel oder zu wenig Milch?

Im »Käseland« Schweiz hat der Konsum von Milchprodukten bereits alle anderen Nahrungsmittelgruppen überholt: Milch ist heute ein Schweizer Grundnahrungsmittel geworden. Dennoch fordert die Schweizer Gesellschaft für Ernährung (SGE) und mit ihr fast alle Ernährungsberater, den Milchkonsum noch weiter zu erhöhen.

Wie ist das möglich? Die Ernährungsorganisationen sind längst nicht mehr neutral. Außerdem hat die Milchlobby extrem starken Einfluss auf die Politik, denn kaum ein anderer Wirtschaftsbereich erhält so viele Subventionen. Dadurch wird klar: Eine öffentliche Diskussion mit dem Ziel, den Milchkonsum zu senken, ist nur schwer möglich, da dies Umsätze in Milliardenhöhe gefährden könnte. Selbst das Schulsystem ist in der Hand der Milchlobby: In Schweizer Schulen ist keine Produktwerbung zugelassen – mit einer Ausnahme: Jedes Jahr wird am Pausenmilchtag kostenlos Kuhmilch an die Schüler abgegeben. Da Kuhmilch als Getränk schon lange nicht mehr besonders beliebt ist, handelt es sich hierbei hauptsächlich um *gesüßte aromatisierte* Kuhmilchgetränke. Solange der Hauptanteil des Getränks von der Kuh stammt, wird auch dies nicht kritisiert.

Im Jahr 2013 wurden in der kleinen Schweiz 3,4 Milliarden Kilogramm Milch erzeugt. Kein Wunder, da darf der Konsum nicht zurückgehen. Mit fast 50 Millionen Franken jährlich kann der Schweizer Milchproduzentenverband dafür sorgen, dass weiterhin Unmengen an Milchprodukten verbraucht werden.

Wie beim Fleischkonsum ist es den Konsumenten heute kaum noch bewusst, wo sie überall Kuhmilchprodukte konsumieren. Nur noch 12 Prozent der Kuhmilch wird tatsächlich als solche getrunken, der größte Anteil wird von der Industrie gleich zu diversen Produkten weiterverarbeitet.

Was ist an alledem auszusetzen? Ist es nicht gut, wenn die Bevölkerung durch die »gesunde Milch« vor schweren Krankheiten geschützt wird?

Knochenschwund dank oder trotz Kuhmilch?

Viele glauben noch immer, Milch sei notwendig für gesunde Knochen und beuge somit Osteoporose vor. Im Kapitel »Mangelerscheinungen – Überfluss« wurde bereits dargelegt, weshalb die Kuhmilch für die Kalziumversorgung völlig unnötig ist, und die *China Study* von Prof. Campbell belegt eindrücklich, wie schädlich die Milch(produkte) vielmehr im Hinblick auf Osteoporose sind. Die Wahrscheinlichkeit, dass Japaner Oberschenkelhalsbrüche erleiden, ist beispielsweise im Gegensatz zu Finnen verschwindend gering. Erstere nehmen kaum Milch(produkte) zu sich, nämlich nur gut 40 Liter pro Jahr und Person, Letztere hingegen bringen es auf 240 Liter pro Jahr und Person.

Typischerweise ist Osteoporose gerade in den Nationen am weitesten verbreitet, in denen auch am meisten Milch konsumiert wird. Offenbar stimmt also etwas mit dem Mythos der Milch nicht. Zum Beispiel liegt in der Schweiz die durchschnittliche Wahrscheinlichkeit, einen Knochenbruch wegen Osteoporose zu erleiden, im Alter von fünfzig Jahren bei Frauen bei 51,3 Prozent und bei Männern bei 20,2 Prozent. Jede zweite Frau erleidet also einen (potenziellen) osteoporosebedingten Knochenbruch! Die Milchlobby nutzt diese Tatsache wie gesagt, um der Bevölkerung zu empfehlen, noch mehr Milch zu verbrauchen. Und dies, obwohl es kaum ein Land gibt, in dem bereits so viel Milch konsumiert wird, wie in der Schweiz.

Im Jahr 2012 wurde in der Schweiz 2 052 000 000 Kilogramm Milch gekauft (der größte Teil zu Milchprodukten verarbeitet).

Nicht mitgezählt ist hierbei und im Folgenden Butter. Das macht pro Person und Jahr 252 Kilogramm Milch(produkte)![28]
Dies ist bekanntlich mehr als jede andere Nahrungsmittelgruppe und mehr als Gemüse und Früchte zusammengenommen. Und fast dreimal so viel wie der Konsum aller Getreideprodukte (Brot, Nudeln und so weiter) in einem Jahr.
Und nun empfiehlt man, noch mehr Milch zu konsumieren. Das heißt, eine noch einseitigere Ernährung soll die Knochen schützen? Es ist offensichtlich, dass dieser Weg nicht zu einem gesunden Körper führen kann und wird.
Dennoch sind sich in der Schweiz alle relevanten Stellen einig: Ein höherer Milchkonsum wird nicht nur von der Milchlobby (Swissmilk), sondern auch von den Gesundheitsbehörden (BAG) und der Schweizer Gesellschaft für Ernährung (SGE) gefordert. Ihre Empfehlung: Mindestens dreimal täglich soll Milch konsumiert werden.
Ob dies daran liegt, dass neben dem größten Schweizer Milchverarbeiter, Emmi, auch der Verband der Schweizer Milchproduzenten, Swissmilk, und Nestlé Sponsoren der SGE (Schweizer Gesellschaft für Ernährung) ist und die SGE eng mit dem BAG (Gesundheitsamt) zusammenarbeitet?[29]
Auch in Deutschland ist es nicht besser: Die Milchindustrie ist mit 22 Milliarden Euro Umsatz pro Jahr die größte Branche im Lebensmittelbereich. Und die 90000 milchproduzierenden Betriebe machen intensive Lobbyarbeit. Auch hierzulande gehören Milchprodukte zu den am meisten konsumierten Lebensmitteln.
Kann es sein, dass die Fakten einfach übersehen wurden? Gibt es Studien, welche die Fachleute darauf hinweisen könnten, dass sie falschliegen? Ja, die gibt es in Fülle und schon sehr lange. Um in der Schweiz zu bleiben: Das Zentrum für Alter und Mobilität der Universität Zürich hat eine umfangreiche Untersuchung durchgeführt. Diese Metastudie – das heißt, hier wurden verschiedene Studien zusammengefasst – mit insgesamt über 190000 teilnehmenden Frauen unter der Leitung von Frau Prof. Heike Bischoff-Ferrari ging der Frage nach: »Kann eine Ernährung reich

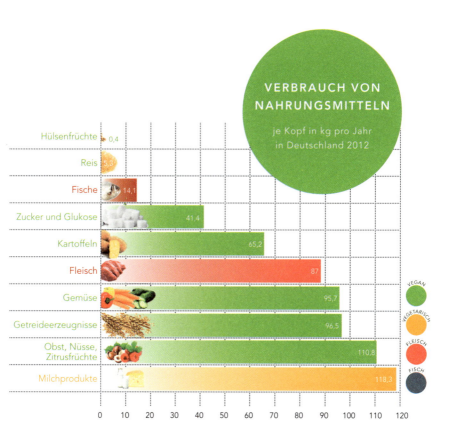

an Milch und Milchprodukten die Gefahr von Knochenbrüchen vor allem bei älteren Frauen vermindern?«

Ergebnis: Ein Zusammenhang von Milchkonsum mit Hüftknochenbrüchen konnte nicht beobachtet werden, gleichgültig wie viel Milch die Frauen täglich zu sich nahmen. Auch andere Studien kamen zum selben Ergebnis: Entweder die Milch hatte gar keinen positiven Effekt auf die Knochen, oder sie schädigte die Knochen sogar.[30] Für die Schädlichkeit der Milch für die Knochen gibt es gute Argumente (mehr dazu siehe unten). Selbst eine erhöhte Todesrate wurde in einer schwedischen Studie bei Vielmilchtrinkern festgestellt.[31] Wissenschaftlich ist die Behauptung, Kuhmilch sei wichtig für gesunde Knochen, also nicht haltbar – Studien belegen eindrucksvoll das Gegenteil.

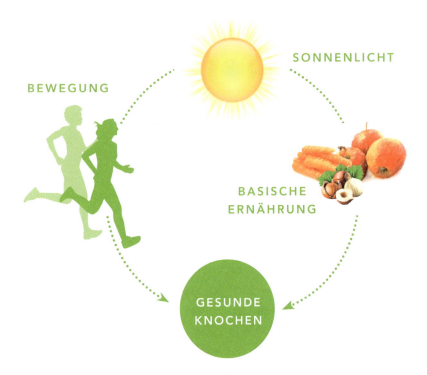

Bei genauer Betrachtung stellt man schnell fest, dass die Knochengesundheit von mehreren Faktoren abhängt. Die wichtigsten bekannten Faktoren sind die folgenden:

- **Das Kalzium-Phosphor-Verhältnis in der Nahrung:** Hier schneidet Kuhmilch nicht besonders gut ab. Der hohe Phosphorgehalt in der Milch bindet einen Teil des Kalziums in der Milch. Pflanzliche Nahrungsmittel mit einem hohen Kalziumgehalt haben hier ein wesentlich besseres Verhältnis vorzuweisen. Es empfiehlt sich deshalb auch, auf phosphorreiche Nahrungsmittel zu verzichten. Beispiele dafür sind Softdrinks wie Cola, viele Fertigprodukte, Schmelzkäse, Würste und so weiter.
- **Der Säure-Basen-Haushalt des Körpers:** Die Übersäuerung des Körpers basiert heute hauptsächlich auf Ernährung (viel tierisches Eiweiß) und Stress. Da der Körper eine Übersäuerung des Blutes nicht zulassen kann, muss er Gegenmaßnahmen ergreifen. Und da Kalzium sehr basisch wirkt, wird es bei säurereicher Ernährung aus den Knochen gelöst, um das Blut im gesunden pH-Bereich zu hal-

ten. Da insbesondere erhitzte Kuhmilch und Käse stark säurebildend sind, kann das darin enthaltene Kalzium das entstandene Übersäuerungsproblem nicht einmal ausgleichen. Die Milch(produkte) nehmen uns also mehr Kalzium, als sie geben. Vollwertige pflanzliche Nahrungsmittel sind praktisch alle basisch. Deshalb sind sie auch wesentlich bessere Kalziumquellen als tierische Produkte, die oft durch ihren hohen Eiweißgehalt säurebildend wirken.
- *Bewegung (Beanspruchung der Knochen):* Die beste Ernährung nützt nicht viel, wenn man dem Körper nicht das Signal gibt, seine Knochen auch wirklich zu benötigen. Dies geschieht am ehesten durch regelmäßige Bewegung, diese muss nicht sportlich sein und schon gar nicht leistungssportlich. Knochen, die nicht benutzt werden, bauen sich schnell ab.
- *Vitamin-D-Versorgung:* Um Kalzium in die Knochen einbauen zu können, muss genügend Vitamin D vorhanden sein. Dieses kann gut durch Sonnenbestrahlung in der Haut gebildet werden. Für die Knochen ist es also ideal, wenn man außer Haus in der Sonne Sport treibt und sich nicht mit Sonnencremes einschmiert, da gerade der UV-Anteil des Lichts, der auch zur Bräunung der Haut beiträgt, die Vitamin-D-Bildung in der Haut bewirkt. Natürlich sollte man es auch hier nicht übertreiben: Sonnenbrand schadet der Haut. Lieber regelmäßig – spätestens alle drei Tage für eine halbe Stunde – mit größeren Hautpartien an die Sonne, damit sich die Haut daran gewöhnen kann. Damit aktives Vitamin D im Körper seine Aufgabe erfüllen kann, sollte jedoch nicht zu viel tierisches Protein aufgenommen werden, denn dieses blockiert die Produktion des Vitamins. Es erstaunt deshalb auch nicht, dass in Ländern mit hohem Konsum tierischer Nahrungsmittel chronischer Vitamin-D-Mangel vorherrscht – wie in Deutschland, wo eine Untersuchung den Schluss erlaubt, 89 Prozent der älteren Bevölkerung sei diesbezüglich unterversorgt.[32]
- *Vitamin C:* Unser Körper kann Kalzium viel besser aufnehmen, wenn wir kalziumreiche Nahrungsmittel zusammen mit Vitamin-C-reichen konsumieren. Glücklicherweise findet man in vielen pflanzlichen Produkten einen hohen Vitamin-C-Gehalt.

Proteinkonsum und Knochengesundheit

Seit Jahrzehnten ist umstritten, ob Protein gut oder schlecht für die Knochendichte ist. Man hat herausgefunden, dass ein zu niedriger Proteinkonsum die Knochen schädigt. Andererseits weiß man aber auch, dass eine säurebildende Ernährung, wie sie mit hohem Konsum tierischer Nahrung stattfindet, die Kalziumausscheidung über den Urin fördert. Offensichtlich sollte man es mit dem Protein nicht übertreiben, aber auch nicht zu wenig zu sich nehmen.

Die optimale Lösung ist hier, sich auf weniger säurebildende Proteine zu konzentrieren. Das heißt Früchte und Gemüse statt Fleisch und Käse. Dies belegen auch Studien, bei denen untersucht wurde, wie der Einfluss von pflanzlichem beziehungsweise tierischem Protein in der Ernährung auf die Knochen aussieht. Zum Beispiel eine im Jahr 2000 veröffentlichte.[35] Darin wurden 33 Länder miteinander verglichen: Je größer das Verhältnis von pflanzlichem zu tierischem Protein in der Ernährung war, desto geringer war im entsprechenden Land die Anzahl der Hüftknochenbrüche, die den besten Hinweis auf Osteoporose liefern.

Der Unterschied war beeindruckend: In Ländern mit dem geringsten Konsum an tierischem Protein gab es pro Jahr rund zwanzig Hüftknochenbrüche pro 100 000 Einwohner, in den Ländern mit dem höchsten Konsum tierischen Proteins 147.

Laktoseintoleranz

Milchzucker (Laktose) kommt ausschließlich in tierischer Milch vor. Nach dem Abstillen konsumiert also kein Tier mehr Milchzucker. Viele Menschen bilden hier jedoch eine Ausnahme und bleiben ihr Leben lang »Säuglinge«, indem sie sich nicht von der Säuglingsnahrung lösen (können). Sie trinken zwar nicht mehr Milch der eigenen Mutter, aber die von Kühen.

Dass dies nicht weniger unnatürlich ist, scheint logisch. Die Folge: Der Körper ist nicht darauf eingestellt und bekommt Verdauungsprobleme. Weltweit vertragen die allermeisten Menschen nach dem Säuglingsalter deshalb keine Säuglingsnahrung mehr. In Europa und in den USA haben wir allerdings eine lange Tradition von Milchkonsum im Erwachsenenalter. Dies führte zu einer genetischen Mutation, sodass heutzutage sogar viele Erwachsene die Laktose aus der Muttermilch das ganze Leben lang verdauen können.

Dennoch gibt es eine große Anzahl von Menschen, die nach wie vor Blähungen, Durchfall und Magenschmerzen bekommen, wenn sie Kuhmilchprodukte konsumieren. Wie groß der Anteil »laktoseintoleranter« Personen in Europa ist, weiß niemand genau. Denn die Milch gilt nach wie vor als ein reines, sehr gesundes Naturprodukt. Wer kommt da auf die Idee, seine gesundheitlichen Probleme auf die Milch zurückzuführen? Selbst die Ärzte brauchen oft sehr lange, um Milch als Ursache einer Erkrankung festzustellen.

In den letzten Jahren konnte man aber interessanterweise immer wieder etwas über die Laktoseintoleranz in den Medien lesen beziehungsweise hören. Hängt dies damit zusammen, dass man nun endlich das Ausmaß der Unverträglichkeit erfasst hat? Nein, es gibt einen ganz einfachen wirtschaftlichen Grund für diese Kehrtwende der Massenmedien: Seit die Milchindustrie künstliche laktosefreie Produkte auf den Markt gebracht hat (und damit in den Medien wirbt), wird auch über die Laktoseintoleranz berichtet.

Für viele Menschen endet mit dieser offenen Kommunikation ein jahrelanger oder gar jahrzehntelanger Leidensweg, da sie endlich die Ursache ihres Leidens entdecken dürfen. Doch wie viele es betrifft, lässt sich nicht genau beziffern, da der Mythos der gesunden Milch immer noch zu stark ist. Deshalb gibt es keine systematische Untersuchungen über von Milch verursachte gesundheitliche Probleme.

In der Schweiz schätzt der Milchproduzentenverband Swissmilk, dass 17 Prozent der Bevölkerung betroffen sind.[34] Die Ärzte-Homepage www.sprechzimmer.ch geht hingegen von 29 Prozent aus.[35] Für Deutschland vermutet man, dass circa 15 bis 25 Prozent der

Bevölkerung laktoseintolerant sind. Was auf jeden Fall offensichtlich ist: Die Dunkelziffer derjenigen, die auch heute noch nicht gemerkt haben, dass ihre Beschwerden von der »gesunden« Milch herrühren, ist nach wie vor groß.

Allergien

Milchprodukte erzeugen so häufig Allergien, dass die EU sie mittlerweile zu den deklarationspflichtigen Allergenen zählt. Heute findet man in den Supermärkten etliche Meter lange Kühlregale voller Milchprodukte, und unzählige weitere Produkte enthalten Milchbestandteile. Doch diese riesige Menge an fettreichen und oft gezuckerten Milchprodukten ist nur ein Faktor, der das Problem mit der Milch verstärkt. Das Hauptproblem ist die Milch selbst. Sie ist zwar auch immer noch weiß, aber ansonsten hat sich sehr viel an ihr geändert. Die wichtigsten Punkte sind hier zusammengefasst:

- Die Milchkühe wurden zu Extremleistungen hochgezüchtet, dies beeinflusste die Zusammensetzung ihrer Milch.
- Heutige Milchkühe können ihre Leistungen nur noch dank Kraftfutter erbringen. Milchkühe, die ausschließlich von Gras und Wiesenkräutern ernährt werden, gibt es kaum noch. Das nicht artgerechte Futter hat Auswirkungen auf den ganzen Verdauungsapparat der Kühe und auf ihre Milch.
- Die Milch im Supermarkt ist eine Mischung der Muttermilch von Tausenden Kühen in unterschiedlichsten Laktations- und Trächtigkeitsphasen. Und somit auch mit vielen verschiedenen Hormonen.
- Milchprodukte werden grundsätzlich immer erhitzt verkauft, um gefährliche Krankheitskeime abzutöten. Damit gehen aber auch viele Vitalstoffe verloren.
- Die Milch wird homogenisiert. Dabei werden die Fetttropfen so klein zerschleudert, dass sie unsere Darmwand direkt durchdringen können.

Was für einen Einfluss haben aber nun all diese Faktoren auf unser Immunsystem? Weshalb reagiert es allergisch auf diese moderne Kuhmilch? Die tierischen Proteine der Kuhmilch sind, wie wir wissen, im Gegensatz zu pflanzlichen ziemlich ähnlich zu unseren eigenen menschlichen Proteinen. Für unser Immunsystem ist dies eine Herausforderung, schließlich ist es seine Aufgabe zu erkennen, welche Stoffe von unserem Körper stammen und welche Fremdkörper sind, die es zu bekämpfen gilt. Solange alle Proteine in ihre einzelnen Bestandteile, die Aminosäuren, aufgespalten werden, ist dies kein Problem. Diese Aminosäuren dienen als Bausteine, um körpereigenes Protein (und andere Stoffe) daraus aufzubauen. Allerdings werden nicht immer alle Proteine in ihre Bestandteile zerlegt. Einige schaffen es unzerlegt in den Darm.

Und hier kommt ein weiterer negativer Effekt der Milchproteine zum Tragen: Kasein (rund 80 Prozent allen Proteins in der Milch) kann unbeschadet den Magen überwinden. Statt sich durch die Magensäure in ihre Bestandteile aufzulösen, verklumpen diese Proteine genau wie bei der Käseherstellung, wo der Milch ebenfalls ein Säuremittel zugeführt wird.

Diese Verklumpung hat einen biologischen Grund: Dadurch können die Proteine als Transportmittel und Speicher für Kalzium und Phosphat beim Neugeborenen dienen. Doch für Erwachsene hat sie einen großen Nachteil: So kommen mehr tierische Proteine unbeschadet durch den Magen. Unser Immunsystem ist zwar sehr flexibel und kann schnell Antikörper gegen artfremdes Protein bilden. Doch mit jedem Schluck Kuhmilch und mit jedem Bissen eines Milchprodukts wird es mit den Proteinen von Tausenden verschiedener Kühen konfrontiert. Ein gesundes, starkes Immunsystem kann damit umgehen, doch weshalb sollten wir es ständig einer solchen Höchstbelastung aussetzen? Die Wahrscheinlichkeit, dass das Immunsystem irgendwann einmal Antikörper gegen einen körpereigenen Stoff bildet (Autoimmunerkrankung) oder man allergisch gegen Kuhmilch wird, ist einfach zu groß.

Nicht zu vernachlässigen ist hierbei, dass Kuhmilcheiweiß, das eine stillende Mutter konsumiert, auch über die Muttermilch an den Säugling weitergegeben wird. In dieser Aufbauphase des jungen Immunsystems ist das artfremde Eiweiß besonders problematisch.

Andere tierische Produkte

Da Milchprodukte und Fleisch heute zu den »Grundnahrungsmitteln« in den Industrienationen gehören, sind diese beiden Nahrungsmittelgruppen im Zentrum des Interesses. Doch es gibt auch andere tierische Produkte, die bei veganer Ernährung wegfallen.

Eier

In Indien gelten Eier nicht als »vegetarisch«, da sie eine Vorstufe des Lebens darstellen. Orthodoxe Juden kontrollieren jedes Ei, bevor sie es verarbeiten, um sicherzugehen, dass kein Blut von einem Küken darin enthalten ist. Bei den heute im Handel erhältlichen Eiern handelt es sich jedoch um unbefruchteten Menstruationsabfall der Hühner, da sie ohne Hahn leben. Unbefruchtet gehen die Eier sehr schnell in Fäulnis über. Kein anderes Nahrungsmittel enthält so viele Fäulnisbakterien wie das Hühnerei. Es ist zudem eines der gefährlichsten Nahrungsmittel in der Küche wegen der häufigen Kontamination mit Salmonellen. Bekannt ist, dass Eier gesättigte tierische Fette enthalten. Insbesondere das berüchtigte Cholesterin. Wie bereits erwähnt wurde, kann unser Körper das benötigte Cholesterin selbst herstellen. Eine Aufnahme über die Nahrung ist deshalb völlig unnötig. Wie schädlich das Cholesterin von Eiern ist, wird nach wie vor diskutiert. Viele Studien weisen jedoch darauf hin, dass Cholesterin an den Ablagerungen unserer Blutgefäße beteiligt ist, die als Arteriosklerose bekannt sind.[36]
Klar ist auch der Zusammenhang zwischen Eierkonsum und Diabetes-Typ-2-Risiko: Eine Metaanalyse, in der sechzehn Studien zu-

sammengefasst sind, bestätigt, dass Personen, die mindestens ein Ei pro Tag konsumieren, ein um 42 Prozent erhöhtes Diabetes-2-Risiko gegenüber denjenigen haben, die keine Eier verzehren.[37]
Auch wenn das Risiko noch recht unterschiedlich eingeschätzt wird: Klar ist, dass regelmäßiger Eierkonsum zu chronischen Erkrankungen führen kann. Neben Diabetes Typ 2 gibt es viele Hinweise darauf, dass Eierkonsum Herz-Kreislauf-Erkrankungen und sogar Hodenkrebs begünstigt.

Fische

Der Fischkonsum wird heute noch immer von vielen empfohlen, weil er angeblich gegen Gefäß- und somit Herz-Kreislauf-Erkrankungen schützen soll. Dafür sollen die Omega-3-Fettsäuren verantwortlich sein, die ansonsten nur in kleinen Mengen in der Industrienahrung und anderen tierischen Produkten vorkommen.
Industriell verarbeitete Nahrungsmittel enthalten heute viel Fett. Omega-3-Fettsäuren sind dennoch nur selten darin anzutreffen. Der Grund ist, dass die Omega-3-Fettsäuren nicht so gut haltbar sind wie andere. Für die Nahrungsmittelindustrie ist die Haltbarkeit einer Zutat jedoch ein wichtiges Kriterium. Deshalb werden Omega-3-Fette nur selten eingesetzt.
Zum ersten Mal wurde die Wissenschaft auf diese Fettsäuren über folgende Annahme aufmerksam: Die Wissenschaftler Hans Olaf Bang und Jorn Dyerberg priesen in den siebziger Jahren die »Eskimo-Ernährung« als besonders gesund.[38] Sie verbreiteten die Vermutung, dass Eskimos (heute »Inuit« genannt) dank ihres sehr hohen Konsums an speziellen tierischen Fetten gesünder seien als die restliche Bevölkerung ihrer Region. Offenbar gefiel diese Vorstellung vielen. Jedenfalls wurde sie jahrzehntelang nie wirklich wissenschaftlich überprüft, sondern einfach verbreitet. Noch heute empfehlen die allermeisten Ernährungsberater den Konsum von Fisch.
Seither gab es unzählige Untersuchungen zu diesem Phänomen. Dabei stellte sich heraus, dass die Inuit keinesfalls weniger

Schlaganfälle und weitere Herz-Kreislauf-Erkrankungen haben als andere Bevölkerungsgruppen.[39] Dennoch hatten die Untersuchungen ein Ernährungsproblem ins Rampenlicht der Öffentlichkeit gebracht: Wir konsumieren viel zu viel Omega-6- und zu wenig Omega-3-Fettsäuren. Da Fische viele Omega-3-Fettsäuren enthalten, hat man dies als Anlass genommen, den vermehrten Fischkonsum zu empfehlen. Die Nachteile des Fischverzehrs (die starke Schwermetallbelastung und die tierischen Fette) ignorierte man dabei völlig. Zugute kamen den Fischkonsumbefürwortern einige Studien, die angeblich belegten, Personen, die sich an ihre Empfehlungen hielten, seien auch tatsächlich gesünder. Doch hierbei machte man einen weiteren Fehler: Genauso wenig wie Kuhmilch »der einzige Kalziumlieferant« ist Fisch der einzige Omega-3-Fettsäuren-Lieferant. Für beides gibt es viel bessere pflanzliche Alternativen wie Leinsamen oder Hanföl, die frei von den Nachteilen der tierischen Produkte sind. Hinzu kommt: Wer sich als Nichtvegetarier oder -veganer abwechslungsreich und auch pflanzlich-vollwertig ernährt, pflegt ohnehin eher einen gesünderen Lebensstil und isst zum Beispiel mehr Gemüse und Früchte als diejenigen, die statt ab und zu Fisch immer nur Schweine-, Rind- und Geflügelfleisch verzehren. Der vermeintliche Vorteil des Fischkonsums könnte also zumindest teilweise auch darauf zurückzuführen sein, dass weniger Fleisch konsumiert wird.

Gelegentlicher Fischkonsum mag weniger schädlich sein als ständiger Schweinefleischverzehr, dies deshalb aber gleich als »gesund« einzustufen wäre zu kurz gedacht. Das ist ein Problem aller wissenschaftlichen Forschungsdesigns. Man könnte sogar erfolgreich »nachweisen«, dass ein extrem zucker- und phosphatreiches säuerndes Getränk gesund sei. Wenn man der Hälfte einer Gruppe von extrem dürstenden und seit Tagen ausgetrockneten Wüstenwanderern zum Beispiel gekühlte Cola anböte, würde das wahrscheinlich einige ihrer Blutwerte und jedenfalls die Stimmung und damit die psychische Situation dramatisch verbessern ...

Um den Mangel an Omega-3-Fettsäuren gefahrlos in der heutigen Ernährung auszugleichen, kann man statt Fisch zum Beispiel besser Lein- und Rapsöl, Chiasamen, Walnüsse, Hanfsamen und Algen empfehlen.

Weshalb kein Honig?

Honig gilt allgemein als gesund. Doch was genau heißt das? Meint es, Honig erhalte gesund oder Honig sei als Süßstoff gesünder als weißer Industriezucker?
Gegenüber Industriezucker enthält Honig tatsächlich noch einige Mineralstoffe und Enzyme, jedoch in so kleinen Mengen, dass sie praktisch vernachlässigbar sind. Zudem werden die Enzyme beim Erhitzen zerstört, weshalb in der Vollwertküche kein Honig zum Kochen oder Backen verwendet wird. Da Honig jedoch einen so positiven Ruf hat, wird dies von der Nahrungsmittelindustrie genutzt, um (erhitzten) Honig weiterhin als gesund anzupreisen. Doch was sind die Hauptbestandteile des Honigs (siehe auch die Grafik)? Er besteht zu rund 80 Prozent aus Zucker und 17 Prozent aus Wasser. Da unsere Nahrungsmittel bei Weitem genügend Zucker und Kohlenhydrate enthalten, ist Honig für eine gesunde Ernährung nicht notwendig. Für Krebspatienten ist er zudem völlig ungeeignet, da der hohe Glukoseanteil den Tumor nährt. Honig ist streng genommen raffiniert, weil geschleudert, und raffinierte Kohlenhydrate sollte man ohnehin besser meiden. Abgesehen vom sehr hohen Zuckergehalt ist ein idealer Honig jedoch für einen gesunden Erwachsenen nicht gefährlich. Der Mythos vom gesunden reinen Naturprodukt hat allerdings auch einen Haken: Honig wird kaum je auf Schadstoffe überprüft. Konsumentenschutzorganisationen entdecken immer wieder viele Giftstoffe im Honig. Da es dafür keine offiziellen Grenzwerte gibt, sind solche »Entdeckungen« meist folgenlos.
Dabei wäre es naheliegend: Wenn Bienen die Blüten von mit Pestiziden besprühten Pflanzen besuchen, sind Pestizidrückstände auch im Honig zu finden. Selbst Antibiotika hat man im Honig

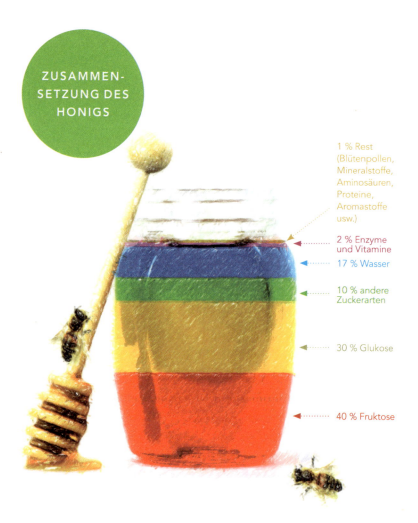

schon entdeckt – als man ihn daraufhin untersucht hatte. Auch gefährliche Bakterien findet man bei Kontrollen ab und zu darin. Diese Kontrollen werden jedoch nicht regelmäßig von den Behörden vorgenommen. Denn wenn kein maximal erlaubter Grenzwert besteht, hat die Kontrolle auch keinen Sinn.

Gelatine

Die Fleischindustrie produziert nicht nur Filetstücke. Wenn ein Tier getötet wird, stirbt immer die ganze Kreatur, auch wenn man nur einen Teil davon essen möchte. Für einen maximalen Profit ist es aber ungünstig, wenn man nicht alles vom Tier verkaufen kann, insbesondere da Schlachtabfälle als Sondermüll aufwändig entsorgt werden müssen. Deshalb versucht man alles in Nahrungsmittel zu verwandeln. Aus Schwarten, Knochen und Köpfen wird zum Beispiel das Eiweiß herausgekocht: So entsteht aus Schlachtabfall Gelatine. Das Protein wird dabei mit chemischen Zusätzen so stark denaturiert, dass eine geschmacksneutrale durchsichtige Masse zurückbleibt. Diese wird in vielen Produkten als billiges Bindemittel verwendet. Man findet sie zum Beispiel in Süßgebäck und als Tortenguss. Aber Gelatine wird auch als Schönungs- und Filtermittel bei Fruchtsaft, Wein und Essig eingesetzt. Dort verbindet sie die Schwebeteilchen, welche die Flüssigkeit trüb erscheinen lassen, und sinkt zu Boden, wo die Teilchen einfach entfernt werden können. Diese »Klebeeigenschaft« wird übrigens auch in der Leimherstellung genutzt. Da kommt Gelatine ebenfalls zum Einsatz.

Da wir eher zu viel Eiweiß zu uns nehmen, sollte Gelatine genauso wie jedes andere tierische Protein gemieden werden. Durch den hohen Denaturierungsgrad ist es sogar eher noch schädlicher als gewöhnliches tierisches Eiweiß.

Gelatine als Zutat in einem Nahrungsmittel muss deklariert werden. Wenn es allerdings nur als Hilfsstoff, wie beim Fruchtsaft, eingesetzt wird, ist eine Deklaration nicht vorgeschrieben. Dies macht es schwer herauszufinden, wo überall Schlachtprodukte verwendet wurden. Deshalb kann man nur sicher sein, vegan zu essen, wenn man bei reinen Naturprodukten wie Karotten bleibt oder wenn ein veganes Label dafür steht.

Krankheiten infolge des Milch- und Fleischkonsums

Die meisten Krankheiten haben mehrere Ursachen. Erstaunlicherweise sind die zugrunde liegenden Ursachen der heute am weitesten verbreiteten schweren Krankheitsbilder noch vielen Schulmedizinern relativ unbekannt. Dies betrifft insbesondere die chronischen Erkrankungen. In ihrer dem Reduktionismus verschriebenen Art finden sie zwar viele einzelne Faktoren, der Überblick und das Große und Ganze bleibt ihnen aber schon lange und erstaunlich konsequent verborgen. So können sie kaum je sagen, was genauer Auslöser und tiefer liegendes Muster chronischer Krankheitsbilder ist. Ein wesentlicher Grund dafür liegt darin, dass sie den Körper noch immer großenteils isoliert von der Psyche betrachten.

Andererseits gibt es aber auch körperliche Ursachen für viele Krankheitsbilder, die zwar nicht mehr ganz ignoriert, aber stark unterschätzt werden: Mangel an Bewegung, frischer Luft, gesunder Ernährung. Auch wenn man nur mit gesunder veganer Ernährung nicht alle Krankheitsbilder heilen kann, so trägt sie bei vielen entscheidend zur Vorbeugung der Erkrankung und Unterstützung der Heilung bei.

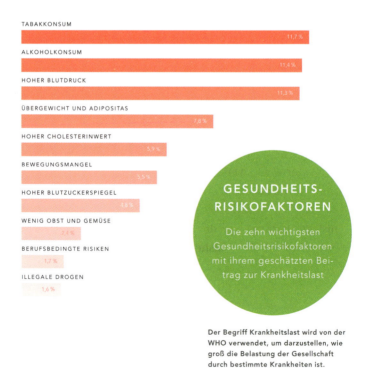

TABAKKONSUM 11,7 %
ALKOHOLKONSUM 11,4 %
HOHER BLUTDRUCK 11,3 %
ÜBERGEWICHT UND ADIPOSITAS 7,8 %
HOHER CHOLESTERINWERT 5,9 %
BEWEGUNGSMANGEL 5,5 %
HOHER BLUTZUCKERSPIEGEL 4,8 %
WENIG OBST UND GEMÜSE 2,4 %
BERUFSBEDINGTE RISIKEN 1,7 %
ILLEGALE DROGEN 1,6 %

GESUNDHEITS-RISIKOFAKTOREN

Die zehn wichtigsten Gesundheitsrisikofaktoren mit ihrem geschätzten Beitrag zur Krankheitslast

Der Begriff Krankheitslast wird von der WHO verwendet, um darzustellen, wie groß die Belastung der Gesellschaft durch bestimmte Krankheiten ist.

Statt auf mehr Eigenverantwortung zu setzen (gesundes Essen, viel Bewegung und so weiter), entmündigt man sich selbst, wenn man glaubt, Krankheit sei »Zufall«. Man könne nichts vorbeugend tun: entweder seien Gene »schuld« oder das Alter, jedenfalls nichts, was man selbst beeinflussen könne. Betrachtet man jedoch die Risikofaktoren für Krankheitsbilder genauer, sieht man, wie auch die offiziellen Zahlen der Europäischen Union das Gegenteil aufzeigen: Von den zehn größten Risiken sind neun von jedem persönlich beeinflussbar. Und selbst die berufsbedingten Krankheiten kann man bis zu einem gewissen Grad durch eine gute Berufswahl beeinflussen.

Der größte Risikofaktor ist offiziell das Rauchen. Das ist ganz sicher persönlich beeinflussbar, und es geht glücklicherweise immer mehr zurück. Neben den legalen (Tabak, Alkohol) und illegalen Drogen findet man in der Risikoliste noch den Bewegungsmangel. Alle anderen Faktoren können in der Regel durch gesunde vegane Ernährung günstig beeinflusst werden: hoher Blutdruck, krankhaftes Übergewicht (Adipositas), hoher Cholesterinspiegel, hoher Blutzuckerspiegel, Mangel an Obst und Gemüse. Und selbst die Bewegungslust wird unter Beibehaltung einer pflanzlich-vollwertigen Kost wissenschaftlich nachweisbar gesteigert.

Es ist also nicht übertrieben zu sagen, dass die meisten und bedrohlichsten Krankheitsbilder ganz persönlich angegessen sind. Gene und Alter sind zwar beliebte Sündenböcke, lenken aber in erster Linie davon ab, wie viel wir selbst für unsere Gesundheit tun können, wenn wir Verantwortung übernehmen. Im Übrigen stellen selbst die Befürworter der genetischen Komponente immer mehr fest, wie stark diese bisher überbewertet wurde. Die relativ neue Wissenschaft der Epigenetik steht ebenfalls dafür und zeigt uns, dass bestimmte krankheitsbestimmende Gene durch Ernährung und unser Verhalten erst an- oder abgeschaltet werden.

Wie sieht nun der Zusammenhang zwischen einer gesunden veganen Ernährung und bestimmten Krankheitsbildern aus? Dies wollen wir im Folgenden untersuchen.

Krankhaftes Übergewicht (Adipositas)

Diese Epidemie ist unübersehbar: Menschen in Industrienationen werden immer dicker. Der wichtigste Grund dafür ist nicht etwa eine Veränderung der Gene, sondern die veränderte Lebensweise in den letzten Jahrzehnten:

- Es wird mehr vitalstoffarmes Fastfood gegessen.
- Der Anteil an tierischen Produkten hat enorm zugenommen.
- Die Bewegung hat stark abgenommen.

Wie gesagt enthalten tierische Produkte kaum Faserstoffe. Diese sind jedoch nicht nur wichtig für eine gesunde Verdauung, sondern sättigen, ohne dem Körper (unnötige) Kalorien zuzuführen.

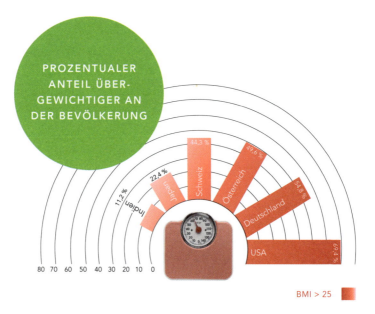

Der Body-Mass-Index (BMI) errechnet sich mit dieser Formel: Gewicht geteilt durch Größe und nochmals geteilt durch Größe. Beispiel: 70 kg : 1,7 m : 1,7 m = 24,2. Bei einem BMI über 25 gilt man als übergewichtig, bei über 30 als krankhaft übergewichtig (adipös). Rund die Hälfte der deutschsprachigen Bevölkerung ist heute als übergewichtig zu bezeichnen.

Eine vollwertige vegane Ernährung enthält am meisten der wichtigen Faserstoffe und trägt somit am besten zu einer gesunden Ernährung bei, die das Körpergewicht nicht in die Höhe treibt. Anders ausgedrückt: Je verdichteter die Nahrung ist, desto rascher führt sie zur Gewichtszunahme, je aufgelockerter und unverdichteter, desto rascher sättigt sie. Pflanzlich-vollwertige Kost ist die am wenigsten verdichtete Nahrung, die deshalb auch am raschesten sättigt. Noch anders ausgedrückt: Die meisten Menschen essen immer, bis der Magen voll ist. Pflanzlich-vollwertige Kost erreicht das mit relativ wenig Kalorien, modernes Industriefutter nur mit einer – verglichen mit früher – enorm gestiegenen Kalorienmenge.

Auch wenn der gesunde Menschenverstand ausreicht, um den Zusammenhang zwischen extrem kaloriendichter Nahrung und der Entstehung von Übergewicht zu erkennen, wurde natürlich auch dies schon oft wissenschaftlich untersucht und belegt: dass Veganer durchschnittlich schlanker sind als Fleischesser. Wie sieht es aber im Vergleich zu anderen Ernährungsweisen aus? Um das herauszufinden, wurden 2014 stark übergewichtige US-Amerikaner zufällig in Ernährungsgruppen eingeteilt.[40] Sie mussten sechs Monate lang die ihnen zugeteilte Ernährungsweise durchführen. Die körperliche Betätigung aller Teilnehmer war vergleichbar. Was war das Resultat? Die Gewichtsreduktion bei unterschiedlichen Ernährungsweisen sah wie folgt aus:

- Veganer (fettarm): 7,5 Kilogramm.
- Vegetarier: 6,3 Kilogramm.
- Pescovegetarier (mit Fischkonsum): 3,2 Kilogramm.
- Semivegetarier (nicht konsequente Vegetarier): 3,2 Kilogramm.
- Fleischesser: 3,1 Kilogramm.

Was ist mit den unzähligen Diäten? Eine Journalistin formulierte es einmal sehr trocken: »Diäten gehen immer und funktionieren nie.« Sie meinte mit dem »Gehen« natürlich, dass ihre Illustrierte sich gut verkaufe, eben weil die Diät zuvor nicht nachhaltig war.

Der Vorteil jeder Diät ist, dass ihre Anwender sich Gedanken machen müssen, bevor sie etwas essen. Sehr viel wird tatsächlich unbewusst konsumiert: Chips vorm Fernseher, das Sandwich zwischendurch, Pausensnacks und so weiter. Wo das alles schon mal wegfällt, weil man bewusster isst, wird bereits eine große Kalorienmenge eingespart. Dies heißt jedoch nicht, dass die gewählte Diät auch tatsächlich gesund und langfristig sinnvoll ist. Einerseits kann sie nur kurzfristig wirken, wenn man danach wieder zur selben Fehlernährung zurückkehrt, die das Übergewicht hervorgebracht hat. Andererseits kann sie auch den gefürchteten Jo-Jo-Effekt fördern. Das bedeutet: Wenn unser Körper eine Zeit lang mit sehr wenig Kalorien auskommen muss, versucht er, daraus zu lernen: Er verwertet alles effizienter. Sobald die übliche Ernährung mit mehr Kalorien wiederaufgenommen wird, beginnt der Körper sofort mit dem Anlegen von Reserven in Form von Fettpolstern, da er nicht weiß, wann ihm die nächste »Kalorienkrise« blüht. Deshalb ist die einzige gesunde Möglichkeit, das Normalgewicht zu erreichen, die langfristige Umstellung auf gesunde Ernährung. Die wissenschaftlich belegbar gesündeste ist pflanzlich-vollwertige Kost.

Wenn man dies mit genügend Bewegung und seelischer Ausgeglichenheit kombiniert, steht dem Idealgewicht nichts im Wege. Die Psyche spielt allerdings eine entscheidende Rolle, da die beste Ernährung nichts bringt, wenn man regelmäßiger »Frustesser« ist und Schokolade, Chips oder anderes in riesigen Mengen verschlingt. Auch Ausdrücke wie »Kummerspeck«, Belohnungs- und Ersatzessen weisen auf diese Spur.[41] Deshalb darf eines auch nie fehlen: die Freude am Essen! Glücklicherweise gibt es heute schon unzählige gute vegane Kochbücher und sogar viele vegane Restaurants, deren Rezepte beziehungsweise Menüs nicht nur dem Körper, sondern auch der Seele guttun.

Wenn jemand trotz pflanzlich-vollwertiger Kost nicht abnimmt, gelingt das gemäß meiner Erfahrung (RD) bisher ausnahmslos, wenn auch noch Gluten weggelassen wird, wie im *Geheimnis der Lebensenergie* begründet.

Herz-Kreislauf-Erkrankungen

In Deutschland sind 40 Prozent aller Todesfälle auf Krankheiten des Blutkreislaufsystems zurückzuführen.[42] Das ist damit die häufigste aller Todesursachen wie in allen anderen Industrienationen auch. Früher dachten viele Schulmediziner, dass es einfach Zufall sei, wer an einem Herzinfarkt oder Schlaganfall stirbt. Und auch bei der häufigen Vorstufe, dem Bluthochdruck, kennt man die Ursache nur in Form des heute ständig beschuldigten Stresses. Die wissenschaftlichen Fakten sehen jedoch völlig anders aus: Nebst der Psyche, die offensichtlich unseren Blutdruck beeinflusst, hat unsere Ernährung enormen Einfluss auf die Gesundheit unseres Herz-Kreislauf-Systems.

Beim Bluthochdruck geht die Medizin heute noch vielfach davon aus, dass es ein »Defekt« unseres Körpers sei, den es zu korrigieren gelte. Der Markt der blutdrucksenkenden Medikamente ist riesig. Dass Hypertonie jedoch statt einer Fehlfunktion des Körpers eher ein Symptom ist, mit dem der Organismus eine Unausgeglichenheit korrigieren muss, wird kaum diskutiert.

Wie kommt es zum Bluthochdruck? Alle Zellen müssen immer mit Blut (und dem darin enthaltenen Sauerstoff) versorgt werden. Das Herz hat die Funktion, dafür zu sorgen, dass Blut über die Blutgefäße überallhin gelangt. Falls es beim Bluttransport zu einem Problem (zu Widerstand) kommt, muss das Herz intensiver pumpen. Ein solcher erhöhter Widerstand entsteht zum Beispiel, indem sich unsere Arterien durch eine psychische Belastung (etwa einen Schreck) zusammenziehen. Dann erhöht das Herz vorübergehend den Blutdruck, um dies auszugleichen, bis sich unsere körperliche Verfassung wieder normalisiert hat. Dieses Phänomen ist in der Regel nicht bedrohlich. Jeder, der schon unter Stress seinen Blutdruck gemessen hat, weiß, wie dieser unter solchen Umständen steigt. Als Stress reicht übrigens oft schon der Arztbesuch aus. Dadurch erhalten viele Menschen mit normalem Blutdruck die Diagnose Bluthochdruck, falls der Arzt die psychischen Umstände nicht mitberücksichtigt.

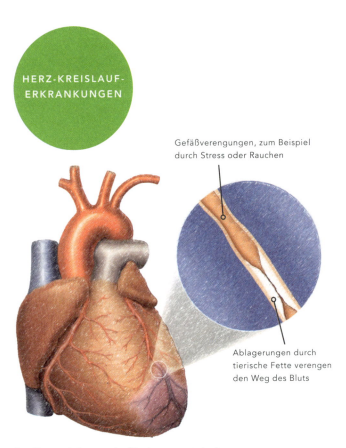

HERZ-KREISLAUF-ERKRANKUNGEN

Gefäßverengungen, zum Beispiel durch Stress oder Rauchen

Ablagerungen durch tierische Fette verengen den Weg des Bluts

Der Herzmuskel pumpt das Blut immer so stark, dass alle Körperzellen mit genügend Sauerstoff versorgt werden. Durch regelmäßige Bewegung und Sport kann dieser Muskel trainiert werden.

Der Herzmuskel muss alle Widerstände in den Blutgefäßen überwinden. Je mehr Widerstand, desto höher der Blutdruck.

Viel häufiger sind heute jedoch chronische Leiden, die zu Bluthochdruck führen: einerseits starkes Übergewicht, andererseits Ablagerungen in den Blutgefäßen.

Sowohl Übergewicht als auch Ablagerungen in Blutgefäßen kann man über eine gesunde Ernährungsweise beeinflussen. Die Gene mögen in Einzelfällen eine Rolle spielen, doch meist ist es die »vererbte« Lebensweise, die bei den Kindern zu denselben Krankheitssymptomen führt wie bei ihren Eltern: fettreiches Essen mit Tierprotein, Bewegungsarmut, psychisches Umfeld.

Am deutlichsten hat dies der US-amerikanische Arzt Dean Ornish belegt: Als die ganze Medizinwelt noch der festen Überzeugung war, Ablagerungen in den Blutgefäßen seien als Schicksal hinzunehmen, und bestenfalls sei ein weiteres Fortschreiten zu verlangsamen, bewies er, wie eine Lebensstilveränderung nicht nur ermöglichte, das Fortschreiten der Erkrankung zu stoppen, sondern sogar die Ablagerungen aufzulösen.

Wie hat er dies geschafft? Als Arzt kannte er viele Patienten, bei denen Bypass-Operationen durchgeführt worden waren. Damit ließen sich zwar akute Schmerzen vorübergehend abstellen, die Arterien waren aber bald wieder verstopft. Das heißt, die »Umleitung« funktionierte in der Regel nur einige Zeit, bis sich die Blutgefäße wieder verschlossen. Es wurde also immer nur ein Symptom bekämpft, ohne den Patienten wirkliche Hilfe zu bieten. Als Arzt wollte er aber seine Patienten heilen und nicht nur Symptome beseitigen.

Nach diesem Entschluss begann er, alles zu kombinieren, was dem Herzen und dem Herz-Kreislauf-System guttut, um ein möglichst optimales Resultat zu erzielen. Was gehörte alles in sein Programm? Eine radikale Ernährungsumstellung auf eine fettarme, praktisch vegane Ernährung. Ein Programm für psychische Ausgeglichenheit. Ein körperliches Fitnessprogramm – und natürlich mussten die Raucher unter den Patienten ihr Laster aufgeben.

Wenn man diese Punkte mit dem typischen US-amerikanischen Lebensstil vergleicht, merkt man sofort, dass Ornish vor einer großen Herausforderung stand. Er konnte das nicht einfach als Arzt verschreiben und in einem Jahr den Erfolg kontrollieren. Alle Teilnehmer der Studie wurden begleitet: Ihnen wurde beigebracht, wie sie selbst vegan und gesund kochen können. In wöchentlichen Gesprächssitzungen konnten sie mit anderen Teilnehmern über ihre gesundheitlichen, aber auch alle anderen Probleme offen sprechen. Ihnen wurden Yogakurse und diverse Fitnessmaßnahmen angeboten.

Die Resultate waren bahnbrechend: Alle Teilnehmer der Studie, die das ganze Programm bis zum Ende mitgemacht hatten, waren schließlich gesund. Das heißt: Ihre Cholesterinwerte waren wieder im normalen Bereich, ihr Bluthochdruck war zurückgegangen, ihr Herzinfarktrisiko gebannt.

Dies war umso erstaunlicher, als die meisten davon schon mindestens einen Herzinfarkt hinter sich hatten und gemäß medizinischer Prognose schon bald der nächste zu erwarten war. Ornish konnte sogar nachweisen, dass die Ablagerungen in den Blutgefäßen sich aufzulösen begannen. Bis dahin galt dies als unmöglich. Selbst mit den offiziellen Ernährungsempfehlungen der US-amerikanischen Herzvereinigung hatte man dies noch nicht geschafft (die Empfehlung ist nicht vegetarisch und enthält wesentlich mehr Fett als die Ernährungsweise nach Ornish).

Dies war wirklich eine *Revolution in der Herztherapie.* So heißt auch der deutsche Titel seines Buchs, in dem er sein Programm ausführlich beschreibt. Es erschien 1990 (in Deutschland 1992). Ornish stellte seine Studienergebnisse auch auf einem Kongress für Herzspezialisten in den USA vor. Leider interessieren sich bis heute nur sehr wenige dafür. Ob dies daran liegt, dass hier ein Milliardengeschäft auf dem Spiel stand? Chirurgen, die sich auf Herzoperationen spezialisieren, können Millionen damit machen. An einer Lebensstiländerung der Patienten ist nicht viel zu verdienen. Deshalb wohl ist das Interesse an Alternativen zur Symptombekämpfung eher »bescheiden«. Ein großes Interesse hingegen müssten eigentlich die 2013 in Deutschland verstorbenen 354 493 Personen gehabt haben, von denen ein Großteil mit der Therapie nach Ornish heute noch leben könnte.

Neben Ornish gibt es noch einen weiteren Mediziner, der Bahnbrechendes in der Vorbeugung der häufigsten Todesursache erreicht hat: Dr. med. Caldwell B. Esselstyn.[43] Als Chirurg war auch er mit der bloßen Symptombekämpfung bei seinen Patienten nicht zufrieden. Deshalb stellte er ein Programm zusammen, das nicht nur die Krankheitszeichen bekämpfen sollte, sondern die Ursachen anging.

Bei ihm war der Kernpunkt die sehr fettarme pflanzlich-vollwertige Ernährung. Da alle seine Patienten sehr hohe Cholesterinwerte und schon viele Probleme wie Herzinfarkte, Schlaganfälle und so weiter hatten, nahmen sie während der Studie weiter geringe Mengen an Cholesterinsenkern ein. Ansonsten setzte Esselstyn jedoch nur auf die Ernährung und gute Betreuung der Patienten. Auch er schaffte, was Schulmediziner bis dahin in der Regel für unmöglich gehalten hatten: Sein pflanzlich-vollwertiges Ernährungsprogramm konnte alle an der Studie Beteiligten heilen. Keiner, der die vorgeschlagene Ernährungsweise einhielt, hatte jemals wieder eine Herz-Kreislauf-Erkrankung. Und mit den modernen bildgebenden Verfahren konnten sie sogar klar sehen, wie verengte Blutgefäße wieder mehr Blut durchließen und schon verschlossene sich wieder öffneten. Der durchschnittliche Cholesterinwert der Studienteilnehmer sank von zu Beginn 246 auf 132 Milligramm pro Deziliter (mg/dl).[44]

Esselstyn fordert nun seit Jahren, dass diese wissenschaftliche Erkenntnis in die offiziellen Ernährungsempfehlungen einfließt. Bisher leider vergebens. Nachdem er über hundert wissenschaftliche Arbeiten veröffentlicht hatte und zum besten Arzt der USA gewählt worden war, hätte man eigentlich annehmen sollen, dass er mehr Gehör fände.

Esselstyn forscht bis heute weiter auf diesem Gebiet. Im Juli 2014 veröffentlichte er eine Studie mit mehr Teilnehmern.[45] Auch hier hatten alle eine Vergangenheit mit vielen Herz-Kreislauf-Problemen. Da seine Behandlungsmethode nun schon bekannter war, fand er 198 freiwillige Teilnehmer, die bereit waren mitzumachen. 177 davon schafften es; während der ganzen Studiendauer zumindest keine Milchprodukte, keinen Fisch, kein Fleisch und kein zusätzliches Öl zu konsumieren. Nur einer (0,6 Prozent) davon hatte während der Studienzeit einen Schlaganfall. Dies ist wesentlich weniger als bei allen anderen Ernährungsstudien, die man davor durchgeführt hatte. Erklärbar ist dieser einzige Fall auch damit, dass hier ausschließlich auf die Ernährung fokussiert wurde. Man hatte also sowohl die Psyche als auch die Bewegung von der The-

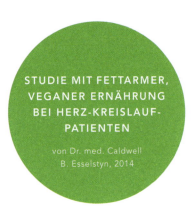

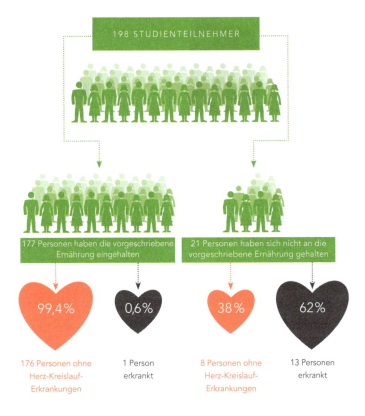

rapie ausgeklammert. Esselstyn wollte beweisen, dass allein die Ernährungsumstellung bereits sehr große Erfolge bringt, was ihm auch eindrücklich gelungen ist. Von den 21 Teilnehmern, welche die Ernährung nicht einhielten, hatten 13 (62 Prozent) eine Herz-Kreislauf-Erkrankung während der Studiendauer.

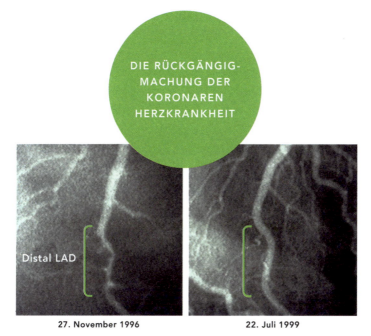

Hier sehen wir die wundervolle Umkehr einer Herzkranzgefäßverengung durch pflanzlich-vollwertige und obendrein fettarme Diät, wie sie Dr. Caldwell Esselstyn seinen Herzpatienten empfiehlt.

Distal LAD bezeichnet einen vom Zentrum entfernt liegenden Gefäßabschnitt, der deutlich zeigt, wie sich die Verengungen wieder geöffnet haben.

Diabetes

Bei dieser Krankheit kann der Organismus den Zuckergehalt im Blut nicht mehr im gesunden Bereich halten. Die Weltgesundheitsorganisation WHO schätzt, dass global etwa 10 Prozent der Bevölkerung an Diabetes leiden.[46] Tendenz stark steigend.
Der Blutzuckerspiegel wird durch Insulin aus der Bauchspeicheldrüse geregelt. Dieses sorgt dafür, dass Glukose, aber auch Aminosäuren in die Körperzellen gelangen. Falls die Bauchspeicheldrüse nicht mehr in der Lage ist, Insulin zu produzieren (Diabetes Typ 1, siehe unten), oder die Zellen trotz genügend Insulin nicht mehr darauf reagieren (Typ 2), gelangt der Zucker nicht mehr in die Zellen, sondern bleibt im Blut und richtet dort auf Dauer viele Schäden an.

Mit »Diabetes mellitus« wird eine Gruppe von Stoffwechselkrankheiten bezeichnet, die man in zwei Haupttypen unterscheidet: Der *Typ-1-Diabetes* ist wesentlich weniger verbreitet und wurde früher auch »Jugendlichendiabetes« genannt, da er meist schon in der Kindheit entsteht. Der *Typ-2-Diabetes* wurde »Altersdiabetes« genannt, da er früher erst mit zunehmendem Alter, jedenfalls nicht vor vierzig auftrat. Heute sind diese beiden Begriffe im Prinzip überholt. Insbesondere da der Typ 2 nun schon oft in sehr jungen Jahren und häufig bereits bei fehlernährten Kindern auftritt. Hauptgrund für diese Veränderung in Bezug auf Typ 2 ist die veränderte Lebensweise, die aber wahrscheinlich auch Typ 1 beeinflusst. Kommen wir dennoch zunächst zu Diabetes mellitus Typ 1, auch *insulin-dependent diabetes mellitus* (IDDM) genannt.

Diabetes mellitus Typ 1

Auch wenn Typ-1-Diabetes weniger verbreitet ist, betrifft er allein in Deutschland doch mehrere hunderttausend Personen. Diese Form tritt sehr bald im Leben eines Menschen ein und bewirkt, dass der Körper kein oder kaum noch Insulin herstellen kann. Aus diesem Grund muss lebenslang künstlich Insulin zugeführt werden.

Es handelt sich um eine Krankheit, bei der das eigene Immunsystem gleichsam verrücktspielt und die Betazellen in der Bauchspeicheldrüse angreift, die für die Insulinproduktion zuständig sind. Dadurch wird die Insulinproduktion geschwächt oder zerstört. Deshalb spricht man bei Diabetes Typ 1 von einer Autoimmunerkrankung.

Da er meist im Kleinkindalter auftritt und dann das ganze Leben anhält (als unheilbar gilt), geht man davon aus, dass die Gene eine große Rolle dabei spielen. Wie bei vielen anderen Krankheitsbildern wird aber wohl auch hier den Genen zu viel Negatives zugeschoben. Wären tatsächlich die Gene »schuld« an dieser Entgleisung des Immunsystems, dann wäre Diabetes bei eineiigen Zwillingen immer bei beiden anzutreffen, was jedoch nicht zutrifft. Einen solchen Zusammenhang konnte man nie nachweisen. Falls die Gene überhaupt einen Einfluss haben, muss dieser untergeordnet sein, oder es braucht zumindest – im Sinne der Epigenetik – einen Auslöser, der die Krankheit erst zum Ausbruch bringt.

Vieles spricht dafür, dass hier die Kuhmilchprodukte eine entscheidende Rolle spielen, denn in Ländern, wo deren Verzehr traditionell kaum vorkam, wie in Japan, war Diabetes 1 praktisch unbekannt. Und erst seit der Milch(produkt)konsum auch dort zunimmt, kommt es auch vermehrt zu Fällen von Diabetes 1. In Finnland, Norwegen und Schweden – Ländern mit sehr hohem Kuhmilchkonsum – ist hingegen das Auftreten von Typ-1-Diabetes auch am höchsten.[47] Wenn man seine Verbreitung mit dem Kuhmilchkonsum eines Landes vergleicht, kann man einen direkten Zusammenhang erkennen. Da das Problem in Finnland besonders groß ist, hat man dort rund zehn Jahre lang Daten von Kindern gesammelt und festgestellt, dass das Diabetesrisiko bei hohem Kuhmilchkonsum um mehr als das Fünffache ansteigt (genauer: bei 537 Prozent liegt).[48]

Zu diesem Thema wurden in den vergangenen Jahrzehnten viele Studien durchgeführt. Den Zusammenhang klar zu belegen ist nicht einfach. Immerhin ist es eine ernste Aussage, dass Kuhmilch den unheilbaren Diabetes Typ 1 auslösen kann. Selbst wenn man die sinnlosen Tierversuche ignoriert (sinnlos, weil sie nicht auf den Menschen übertragbar sind), bleiben die Studien, die lange gestillte Kinder mit solchen verglichen, die schon früh Milchersatznahrung mit Kuhmilcheiweißen erhielten. Diese Studien haben dennoch einen Haken: nämlich dass das Kuhmilcheiweiß dem Säugling auch über die Muttermilch weitergegeben wird, wenn die Mutter Milchprodukte konsumiert. Somit fallen hier die Ergebnisse auch nicht eindeutig aus.

Es gibt jedoch eine Möglichkeit, die all diese Punkte berücksichtigt: Man untersucht Kinder mit und ohne Diabetes Typ 1, um festzustellen, welche Antikörper gegen Kuhmilcheiweiß im Blut haben. Nur wenn ein Kind schon mit solch einem Eiweiß in

Berührung kam, konnte es auch Antikörper dagegen bilden. Eine derartige Untersuchung wurde bereits 1992 von finnischen Forschern durchgeführt.[49] Sie stellten dabei fest, dass von den 142 untersuchten an Diabetes Typ 1 erkrankten Kindern jedes einzelne einen hohen Antikörper gegen das Kuhmilchprotein BSA (bovines Serumalbumin) hatte. Von den 79 untersuchten nicht erkrankten Kindern (und 300 erwachsenen Personen) hatte jedes einzelne einen sehr kleinen Antikörperwert. Spätere Studien bestätigten dieses Ergebnis.

Diabetes mellitus Typ 2

Diabetes mellitus Typ 2, auch *non-insulin-dependent diabetes mellitus* (NIDDM) genannt, ist wesentlich deutlicher vom Lebensstil abhängig. Typ-2-Diabetes ist eine der größten Epidemien in den Industrienationen. Häufig sind Diabetiker auch übergewichtig. In vielen Studien stellte man fest, dass allein eine Umstellung auf vollwertige, fettarme vegane Ernährung und mehr körperliche Bewegung die Krankheit ausheilen konnte. Eindrücklich zeigte dies eine Studie bereits 1982: Dabei konnten von vierzig Teilnehmern nach nur 26 Tagen der Ernährungsumstellung auf eine fettarme vegane Vollwertkost und körperlichem Training bereits 34 Personen all ihre Medikamente absetzen.[50] Dies ist umso bemerkenswerter, da die Krankheit schulmedizinisch als unheilbar gilt.

Obwohl sie auch als Zuckerkrankheit bekannt ist, spielt Fett in der Ernährung eine Hauptrolle. Am besten hat sich beim Diabetes eine Ernährung bewährt, die insbesondere arm an gesättigten Fetten und reich an Faserstoffen und komplexen Kohlenhydraten ist.[51] Dies entspricht auch der Empfehlung einer gesunden veganen Ernährung, die gleichzeitig hilft, das Übergewicht zu überwinden. Deshalb belegen Studien, dass Diabetes 2 am häufigsten bei den Personen vorkommt, die am wenigsten Früchte und Gemüse essen.[52] Auch die WHO geht davon aus, dass gesättigte Fette und Transfettsäuren Diabetes begünstigen und mehrfach ungesättigte Fette aus pflanzlichen Quellen Diabetes vorbeugen können.[53]

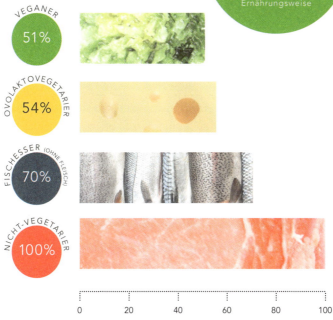

Der Diabetesanteil bei Nicht-Vegetariern wurde auf 100 % festgesetzt. Die vegane Ernährung halbiert das Risiko für Diabetes Typ 2 gegenüber der üblichen nicht-veganen Ernährung. Und eine fettarme, vegane Ernährung würde das Risiko noch weiter senken.

In einer großangelegten europäischen Studie[54] stellte man fest, dass Personen mit dem höchsten Verzehr von tierischen Proteinen eine um 22 Prozent höhere Wahrscheinlichkeit haben, an Diabetes zu erkranken, als diejenigen mit dem kleinsten Konsum an tierischem Protein, wobei dieser »kleinste« Konsum noch immer relativ hoch war. Bei stark übergewichtigen Frauen war das Risiko sogar um 38 Prozent erhöht. Pro 10 Gramm tierisches Protein erhöhte sich das Diabetesrisiko um 5 Prozent. Bei pflanzlichem Protein ließ sich solch ein Zusammenhang nicht feststellen. Eine vegane Ernährung wurde bei dieser Studie nicht berücksichtigt.

Schon seit Jahrzehnten weiß man durch diverse Studien, dass nicht die Kohlenhydrate das Problem sind, sondern das tierische Fett. Dennoch wird dies bis heute großenteils ignoriert. Selbst mit einer Ernährung, die hauptsächlich aus Industriezucker besteht (85 Prozent Kohlenhydrate), konnte man in einer Studie schon nach zehn Tagen Diabetes bessern.[55] Natürlich raten wir keinem Diabetiker zu solch einem Experiment! Es zeigt aber deutlich auf, dass der Fokus der Medizin heute völlig falsch ist. Nicht so sehr Kohlenhydrate, sondern Fett muss beachtet werden.[56] Und hierbei insbesondere tierisches.

Leider wird Diabetes dennoch auch heute oft als »Schicksal« angenommen. Dabei könnte eine Veränderung des Lebensstils etwa 87 Prozent aller Diabetesfälle verhindern.[57]

Man kann zwar heute gut mit Diabetes leben, indem man medikamentös den Blutzuckerspiegel regelt. Doch ein gesunder Lebensstil kann viel mehr: Damit optimiert man den Blutzuckerspiegel, das Körpergewicht, den Blutdruck und den Cholesterinspiegel. Langfristig ist dies sicher besser als jedes Medikament. Der Film »Gabel statt Skalpell«[58] zeigt sehr anschaulich, was bei diesem Krankheitsbild möglich ist.

Das heißt nicht, dass nun ein Diabetiker von einem Tag auf den anderen alle Medikamente absetzen könnte und nie mehr zum Arzt müsste. Doch zusammen mit einem guten Arzt und bei einem verbesserten Lebensstil kann er relativ rasch erreichen, wesentlich weniger Medikamente zu brauchen und langfristig meist ganz von Medikamenten wegzukommen. Nie sollte man aus den Augen verlieren: Medikamente können bei akuten Problemen lebensrettend sein, bei chronischen aber nicht heilen (sonst wäre das Problem ja nicht chronisch).

Erektionsstörungen

Es gibt eine große Fülle von Krankheitsbildern, die gut auf pflanzlich-vollwertige Kost ansprechen und sogar zur Ausheilung kommen. Sie sollen nicht alle hier aufgeführt werden. Erektionsstörungen sind deswegen an prominenter Stelle erwähnt, weil sie auch auf Gefäßprobleme zurückgehen, es verlässliche Studien gibt und weil sie weitgehend tabuisiert werden.

Allein in Deutschland leiden rund sechs Millionen Männer daran, dass ihr Glied ohne chemische Nachhilfe von Stoffen wie Sidenafil (Viagra) nicht mehr richtig steif wird. Der Grund dafür ist eine mangelnde Durchblutung der Schwellkörper.

Es gibt entscheidende psychische Ursachen für Erektionsstörungen, der Schulmedizin zufolge ist das vor allem Stress, nach *Krankheit als Symbol* eine Reihe seelischer Probleme (wie »seinen Mann« auch im übertragenen Sinn »nicht mehr stehen zu können«). Heute ist aber immer mehr die Ernährung der wesentliche Aspekt bei dieser Erkrankung. Die feinen Blutgefäße des Penis müssen mit Blut gefüllt werden, damit es zur Erektion kommt. Dieser Vorgang wird erschwert, wenn die Arterien durch tierische Fette und Proteine verstopft sind und das Blut durch hohen Fettgehalt und die sogenannte Geldrollenbildung der roten Blutkörperchen zu dickflüssig wird. All das lässt nachweislich bei pflanzlich-vollwertiger Ernährung im Sinne von *Peace Food* nach. Dieselben Ursachen, die zu einem Herzinfarkt führen, sind auch für Erektionsstörungen verantwortlich. Deshalb sehen viele Ärzte Erektionsstörungen als erstes Warnsignal für mögliche Herzinfarkte. Denn wenn der Penis nicht mehr richtig durchblutet werden kann, wird diese Durchblutungsstörung auch andere, zentralere Regionen betreffen. Schon deshalb besteht sofortiger Handlungsbedarf. Neben Abklärung weiterer, sehr seltener medizinischer Ursachen sollte auf eine fettarme, vitalstoffreiche, pflanzlich-vollwertige Ernährung umgestellt werden. Zusammen mit regelmäßiger Bewegung lassen sich so sogar bestehende Ablagerungen in den Blutgefäßen rückgängig machen.

Von dieser Methode, die uns auch weitaus weniger teuer »zu stehen« kommt und nebenwirkungsfrei wirkt, hört man kaum etwas in den breiten Medien. Denn jede Werbung braucht Geld, und woher sollte das Geld kommen, wenn man mit der Methode kein Geld einnehmen kann? Schade, denn viele Männer glauben noch immer, dass sie Fleisch benötigen, um ihren Mann »zu stehen«. Nicht nur im Bett ist das Gegenteil der Fall!

Und hier die gute Nachricht: Die Kombination von Ernährungsumstellung und Deutung im Sinne von *Krankheit als Symbol* führt praktisch immer zur Lösung dieses nicht nur für Männer unangenehmen und letztlich (als Zeichen) gefährlichen Symptoms.

Die Spermienqualität

Selbst wenn es mit der Erektion (noch) klappt, was den jeweiligen Mann natürlich in Sicherheit wiegt, heißt dies nicht, dass es keine anderen Probleme mit der Fruchtbarkeit gibt. Unsichtbar, und deshalb oft zu wenig beachtet, hat sich in den letzten Jahrzehnten ein Gesundheitsproblem unter Männern breitgemacht, das Medizinern immer mehr Sorgen bereitet: ein Nachlassen von Qualität und Quantität der Spermien. In den vergangenen fünfzig Jahren hat sich die Konzentration der Spermien praktisch halbiert, und ihre Beweglichkeit ist ebenfalls gesunken.

In Dänemark hat man eine Untersuchung bei Rekruten durchgeführt. Dabei wurde festgestellt, dass bei diesen ansonsten gesunden jungen Männern jeder fünfte eine Spermienanzahl von weniger als zwanzig Millionen pro Milliliter hat.[59] Studien zeigen, dass bereits bei weniger als vierzig Millionen Spermien die Zeugungsfähigkeit beeinträchtigt ist. Statt sich dieses Problems anzunehmen oder es wenigstens anzusprechen, hat die Weltgesundheitsorganisation WHO im Jahr 2010 ihre Definition für die kritische Grenze von zwanzig auf fünfzehn Millionen herabgesetzt. Die Spermienanzahl ist zwar wichtig, aber nicht das einzige Kriterium für die Zeugungsfähigkeit: Die Dänen haben in ihrer Untersuchung ansonsten gesunder junger Männer auch festgestellt, dass nur noch 6,4 Prozent der vorhandenen Spermien vollständig gesund sind.[60]

Nach einer Untersuchung aus dem Jahr 2014 bei Schweizer Rekruten stellte man fest, dass bereits 23 Prozent eine Spermienkonzentration von weniger als zwanzig Millionen pro Milliliter haben.

Und selbst wenn man die neue WHO-Definition verwendet, erreicht jeder sechste »gesunde« Schweizer Rekrut den Minimalwert nicht mehr. Vor dieser Untersuchung gingen »Experten« davon aus, dass dies auf höchstens jeden zwanzigsten Rekruten zutrifft.
Die Gründe für die schlechte Spermienqualität wurden immer wieder diskutiert. Die Schulmedizin geht heute davon aus, dass verschiedene Ursachen wie Rauchen, Bewegungsmangel, Bluthochdruck, Umweltgifte und schlechte Ernährung (im Sinne eines Vitalstoffmangels) eine Rolle spielen. Außer dem Rauchen und dem Bewegungsmangel können alle Faktoren direkt durch pflanzliche Ernährung positiv beeinflusst werden, und selbst die Bewegungslust wird dadurch noch gefördert.
Studien weisen auch klar darauf hin, dass der Konsum von Früchten und Gemüse die Spermienqualität fördert, während der Verzehr von Fleisch und Milch(produkten) sie senkt.[61] Die Daten sind also eindeutig. Dennoch kursieren in den Medien auch Meldungen, die belegen sollen, dass Vegetarier und Veganer eine geringere Spermienanzahl haben als Fleischesser. Wie kommt es dazu? Dazu muss man sich solche Studien genauer ansehen, zum Beispiel die Studie von 2014 an den Adventisten:[62] Interessant dabei ist, dass hier nur gezählt wurde, wie viele Kinder eine Frau hat. Ob eine Frau überhaupt einen Kinderwunsch hat, wurde ignoriert! Zudem wurde hier nicht etwa die Ernährung genauer angesehen, sondern nur die Aufnahme der Isoflavone, die im Soja vorkommen. Eine gesunde Ernährung muss nicht unbedingt Soja enthalten. Was das Resultat auch negativ beeinflussen konnte: Zur Bildung der Spermien ist das Vitamin B_{12} nötig. Wie bereits erwähnt ist die Versorgung mit diesem Vitamin wichtig – nicht nur für Spermien. Leider wurde dies in der Studie auch nicht berücksichtigt. Deshalb könnte der Unterschied nicht nur am Sojakonsum, sondern an einem B_{12}-Mangel liegen. Interessant ist jedenfalls, dass andere Studien[63] zum genau gegenteiligen Resultat kommen: Die Isoflavone fördern die Spermienqualität.
Dies zeigt einmal mehr, dass sich eine gesunde Ernährung nicht auf einen einzigen Inhaltsstoff eines Lebensmittels reduzieren

lässt. Bedenkt man, dass bereits Sport anstelle von TV-Abenden die Spermienanzahl mehr als verdoppeln kann,[64] ist es fragwürdig, anhand eines Stoffes in der Ernährung Rückschlüsse zu ziehen.

Es ist offensichtlich, dass eine gesunde, ausgewogene pflanzliche Ernährung Spermienmenge und -qualität erhöht, solange kein Vitamin-B_{12}-Mangel vorliegt.

Krebs

Ein flächendeckender gesunder Lebensstil würde zwar die Gewinne der Pharmaindustrie und viele Einkünfte der am Gesundheitssystem Verdienenden erheblich schmälern, käme aber letztlich allen Beteiligten zugute. Denn nach vorsichtigen Schätzungen ist Fehlernährung für rund 30 Prozent aller Krebsarten verantwortlich. Das ist gleich viel wie beim Rauchen! Die praktischen Erfahrungen mit der Kombination der pflanzlich-vollwertigen Ernährung von *Peace Food* mit der Psychosomatik von *Krankheit als Symbol* zeugen sogar von noch deutlich besseren Ergebnissen.

Es gibt tatsächlich einen sehr deutlichen Zusammenhang zwischen Tumorwachstum und der Ernährungsweise, am frühesten erkannt, weil am offensichtlichsten, beim Dickdarmkrebs. Dieser hängt am direktesten mit der fleischreichen Ernährung zusammen, was so offensichtlich ist, dass es von keinem Experten mehr bestritten wird.

Schon vor über zwanzig Jahren hat Prof. Leitzmann diesen Zusammenhang wissenschaftlich belegt, kurz darauf das Deutsche Krebsforschungs-Zentrum in Heidelberg. Persönlich weiß ich (RD) von einem Oberarzt, der schon vor einem Vierteljahrhundert sagte, Dickdarmkrebs sei immer mit Ernährung heilbar.

Die Rolle einer an tierischen Produkten reichen Ernährung ist beim Dickdarmkrebs unbestritten und klar. Da es keinen Grund gibt, diese Ernährungsweise beizubehalten, sollte man auf jeden Fall auf die gesündere pflanzlich-vollwertige Kost umstellen. Eine Garantie für ewige Gesundheit gibt diese aber natürlich auch nicht. Doch weshalb sollte man einen anerkannten Risiko-

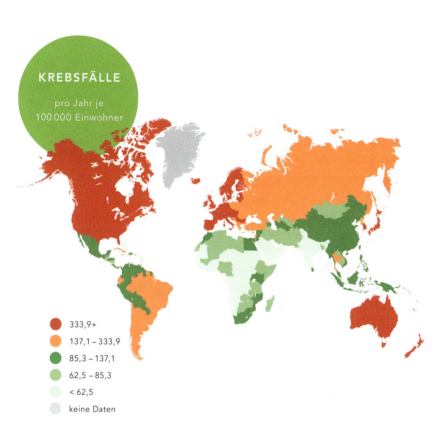

faktor für den Dickdarmkrebs nicht beseitigen, wenn man damit gleichzeitig noch viele weitere gesundheitliche Vorteile erreicht? Und wie sieht es bei den anderen Krebsarten aus? Tatsächlich kann man auch dort einen Zusammenhang zwischen der Ernährungsweise und der Krebsentstehung feststellen. Da die Ernährung jedoch nicht die einzige Ursache von Krebs ist, sondern diesen »nur« begünstigt, ist es nicht einfach, diesen Zusammenhang hieb- und stichfest zu beweisen.

Noch komplizierter wird es, wenn man weiß, wie viele Krebsforschungsgelder für unnütze Tierversuche ausgegeben werden, die keine Aussagen für die Krebsentstehung beim Menschen zulassen. Ganz zu schweigen von möglichen psychischen Ursachen, die dabei völlig ignoriert werden. Der Irrweg über Tierversuche ist mitverantwortlich dafür, dass trotz jahrzehntelanger Forschung und Milliarden an Forschungsgeldern auch heute noch kein Arzt genau sagen kann, wie Krebs entsteht und wie man ihn verhindern kann. Die Ärzte haben bestenfalls Vermutungen und kennen Wahrscheinlichkeiten, wissen aber nicht, weshalb eine Person Krebs bekommt und eine andere nicht.

Wie kann man bei dieser Ausgangslage sicher sein, ob eine bestimmte Ernährungsform vor Krebs schützt oder nicht? Grundsätzlich und gleichsam als Gegenpol zur Ablehnung von Tierversuchen stieß Prof. Campbell über Tierversuche auf die richtige Spur der Krankheitsursache. Solche Versuche können jedoch erst als für den Menschen wertvoll erachtet werden, wenn in weiteren Versuchen bewiesen ist, dass sie auf ihn übertragbar sind (was in vielen Fällen nicht zutrifft, sich in diesem aber bestätigte). Das hier auszubreiten wie schon in *Peace Food* fällt zwei so engagierten Gegnern von Tierversuchen wie uns nicht leicht. Aber es hilft nichts. In diesem einen Fall haben sie zu einer wesentlichen Einsicht und Umkehr geführt und Campbell letztlich erst auf den Weg zur heutigen wissenschaftlichen Galionsfigur pflanzlich-vollwertiger Ernährung gemacht.

Da Campbell seine Forschungen nicht im Auftrag einer bestimmten Industrie durchführte, haben sie schlussendlich – trotz der Tierversuche zu Beginn seiner Untersuchungen – der Menschheit einen großen Dienst erwiesen. Er hatte eine indische Studie wiederholt und bestätigt, nach der die Fütterung von Kasein (Milchprotein) bei Mäusen gleichsam Krebs an- und dessen Absetzen ihn auch wieder abschalten konnte. Viele Wiederholungen ergaben immer dasselbe Ergebnis. Milchprotein-Ernährung förderte die Entstehung von Krebs, ihr Absetzen brachte ihn wieder zum Verschwinden.

Glücklicherweise gibt es jedoch auch immer mehr Wissenschaftler, die den Umweg über das »Tiermodell« überspringen und direkt wichtige Erkenntnisse für den Menschen herausfinden. Eine Möglichkeit sind Untersuchungen mit lebenden menschlichen Zellen: Man isoliert Tumorzellen und beobachtet, wie sie auf bestimmte Substanzen reagieren. Dies haben Prof. Dr. med. Richard Béliveau und Dr. med. Denis Gingras getan. Ihre Resultate haben sie im lesenswerten Buch *Krebszellen mögen keine Himbeeren* zusammengefasst. Sie haben in ihren jahrelangen Forschungen herausgefunden, dass tierische Nahrungsmittel das Krebswachstum fördern und pflanzliche Nahrungsmittel es einschränken und teilweise sogar ganz stoppen können. Bestimmte pflanzliche Nahrungsmittel machen so den besten Krebsmedikamenten Konkurrenz. Insbesondere da man die Lebensmittel dauernd essen kann und da sie keinerlei negative Nebenwirkungen haben, wie sie leider bei den Krebsmedikamenten immer anzutreffen sind. Dies gilt natürlich umso mehr, wenn es darum geht, einer Krebserkrankung vorzubeugen.

Wer nun eine Liste der sekundären Pflanzenstoffe, Vitamine und Mineralstoffe aus den gesunden pflanzlichen Lebensmitteln zur Krebsvorbeugung erwartet, muss enttäuscht werden: Eine solche gibt es nicht. Der Gesundheitswert von Obst und Gemüse liegt nicht an einem bestimmen Inhaltsstoff, sondern an der Summe der vielen verschiedenen Stoffe. Wir kennen heute dreizehn Vitamine und dreizehn Mineralstoffe in unserer Ernährung. Unsere Nahrungsmittel enthalten jedoch zudem rund 10 000 sekundäre Pflanzenstoffe, die wesentlichen Anteil an ihrem gesundheitlichen Wert haben. Deshalb ist es auch völlig sinnlos, nach einem bestimmten Stoff zu suchen, den man in eine Pille verpacken kann, um gesund zu bleiben: Die ganze Pflanze ist und leistet viel mehr als die Summe der vielen Inhaltsstoffe oder gar als die wenigen bisher isolierten Stoffe. Die ideale Ernährung zur Krebsvorbeugung ist einmal mehr eine vollwertige, abwechslungsreiche vegane Ernährung mit hohem Anteil an Obst und Gemüse.

Die beiden französischen Forscher heben bei ihrer Ernährungsempfehlung folgende Produkte besonders hervor:

- grünen Tee,
- Kurkuma (Gelbwurz),
- Sojabohnen,
- Kreuzblütler (Kohlgemüse),
- Knoblauch und Zwiebeln,
- Trauben und Beeren,
- Zitrusfrüchte,
- Tomaten,
- Omega-3-Fettsäuren und
- schwarze Schokolade.

Aber bei praktisch allen untersuchten Früchte- und Gemüsesorten wurde ein positiver Effekt für die Krebsprävention festgestellt. Interessant ist der letzte Punkt in obiger Liste: die Schokolade. Hier ist wichtig zu wissen, dass nur eine Schokolade ohne Milch und mit hohem Kakaoanteil von mindestens 70 Prozent diese Wirkung aufweist. Bei der weit verbreiteten Milchschokolade werden die positiven Gesundheitseigenschaften des Kakaos durch die Milchbestandteile blockiert. Das Gesamtergebnis ist schlecht und diese Schokolade ungesund.[65]

Prof. Hans Christoph Scharpf, ein Chemiker, führt in seinem Buch *Gemüse ist mehr als ein Nahrungsmittel*[66] eine Fülle von wissenschaftlichen Studien an, die die Wirksamkeit von Gemüsepflanzen gegen alle möglichen Krankheitsbilder und speziell Krebs belegen. Bei der schädlichen Wirkung tierischer Nahrungsmittel setzt sich die Erkenntnis auch immer mehr durch, dass eine gute Krebsvorbeugung eine rein pflanzliche Ernährungsweise ist. Derzeit laufen viele Untersuchungen, die den Zusammenhang zwischen dem Konsum von Milchprodukten, insbesondere des Milchproteins Kasein, mit dem Prostatakrebs aufdecken.[67] Meine (RD) eigenen ärztlichen Erfahrungen bestätigen seit Jahren, dass sich mittels *Peace Food* hohe PSA-Werte, der Tumormarker für Prostatakrebs, wieder normalisieren lassen.

Eine Metastudie, die im Januar 2015 im *American Journal of Clinical Nutrition* veröffentlicht wurde, fasste 32 Einzelstudienergebnisse zusammen.[68] Die Schlussfolgerungen daraus: Prostatakrebs wird von Vollmilch, fettarmer Milch, Käse und Kalzium aus der Milch gefördert. Interessanterweise jedoch nicht durch Kalzium aus anderen (pflanzlichen) Quellen. Je mehr Milchprodukte jemand konsumiert, desto höher ist sein Prostatakrebsrisiko. Und auch der umgekehrte Fall wurde bereits ausgiebig untersucht: Je mehr pflanzliche Produkte ein Mann konsumiert, desto geringer ist sein Prostatakrebsrisiko.[69]

All diese Erkenntnisse sind jedoch nicht neu. Sieht man sich die Aussagen früherer Studien an, kommen alle zum selben Schluss: Tierische Nahrung fördert Krebs, pflanzliche Nahrung reduziert die Krebswahrscheinlichkeit. Hier gleichsam stellvertretend einige wenige Schlussfolgerungen:

> »Unsere Analyse zeigt eine konsistente, statistisch signifikante, positive Beziehung zwischen Brustkrebsrisiko und Aufnahme von gesättigten Fetten bei Frauen nach der Menopause. Ein schützender Effekt wurde für eine Vielzahl von Früchten und Gemüsen aufgezeigt; insbesondere Vitamin C zeigte den größten Schutzeffekt.«[70]

Die Schlussfolgerung aus einer Studie, die rund 200 Studien zu diesem Thema vergleicht:

> »Wenn Sie über die vorliegenden Daten [zum Dickdarmkrebs] in Ruhe nachdenken, müssten Sie folgern, dass die optimale Menge, die Sie von rotem Fleisch essen sollten, gleich null wäre.«[71]

Desweiteren:

> »Starke Fleischesser zeigen eine stärkere Tendenz zur Erkrankung an Darm-, Lungen- und Brustkrebs. Das Risiko wird noch viel größer, wenn Sie dazu Raucher sind und nicht jeden Tag regelmäßig grüne und gelbe Gemüse essen.«[72]

Egal welchen Krebs man sich genauer ansieht – überall ergibt sich dasselbe Resultat: Eine vegane vollwertige Ernährung ist nie schädlich und hilft in den meisten Fällen. Vermehrt pflanzliche Nahrungsmittel zu konsumieren wird deshalb von allen unabhängigen Krebsgesellschaften empfohlen.[73]

Wie ist dies zu erklären? Beim Dickdarmkrebs hat man schnell bemerkt, dass das völlige Fehlen der Faserstoffe in tierischer Nahrung Krebs begünstigt. Doch worin besteht bei den anderen Krebsarten der Zusammenhang zwischen tierischer Nahrung und Krebswachstum?

Krebs definiert sich als unkontrolliertes Wachsen bestimmter Zellgewebe. Je nachdem, welcher Körperteil betroffen ist, erhält der Krebs den Namen dieses Organs (»Brustkrebs«, »Dickdarmkrebs« und so weiter). In den oben beschriebenen Zellversuchen konnte man klar feststellen, dass Gemüse und Früchte das Wachstum von Tumorzellen hemmen. Doch woher kommt das Tumorwachstum bei tierischen Nahrungsmitteln?

Hier kommt das IGF I (*insulin-like growth-factor* = insulinähnlicher Wachstumsfaktor) ins Spiel. Das IGF I ist das stärkste in der Natur vorkommende Wachstumshormon. Unglücklicherweise ist dieses Molekül bei Rindern und Menschen identisch. Als Wachstumshormon regt es in beiden Organismen die Zellteilung an. Solange man im starken Wachstumsalter ist (während der Säuglingszeit), ist dieses Hormon sehr hilfreich. Doch wenn man diese Wachstumszeit hinter sich hat, sollte es im Körper kaum noch vorkommen. Seinen letzten größeren Einsatz hat es in der Pubertät der Mädchen, wo das Brustgewebe stark wächst. Zu diesem Zweck bildet unser Körper dieses Hormon selbst.

In der Säuglingszeit erhalten wir es hauptsächlich über die Muttermilch. Wie jede Milch enthält auch die Kuhmilch das IGF I. Wenn wir also Kuhmilch verzehren, nehmen wir auch Wachstumshormone zu uns. Beim üblichen Pasteurisieren wird es nicht zerstört. Auch durch den Magen gelangt dieses Hormon.[74] Dabei übernehmen Fette und Kaseine (der Haupt-Proteinanteil in der Kuhmilch) den Transport, indem sie im Magen gerinnen und das Hormon an sich binden.

Was aber macht unser Körper mit überschüssigem Wachstumshormon, das ins Blut gelangt und nicht vom körpereigenen unterscheidbar ist? Es erfüllt seine Aufgabe und regt Zellen zur stärkeren Teilung an. Falls dies an einem bestimmten Ort stark auftritt, spricht man von einem Tumor.

Wie viel des IGF I über die Kuhmilch aufgenommen wird und bis ins Blut gelangt und wie stark der Kuhmilchkonsum die körpereigene Produktion dieses Hormons anregt, ist noch nicht völlig klar, da es sich ja um ein identisches Hormon handelt. Klar ist jedoch, dass Personen, die keine tierische Nahrung zu sich nehmen, gegenüber Ovolaktovegetariern und Fleischessern einen wesentlich niedrigeren IGF-I-Wert im Blut haben.[75]

Der erhöhte Wert an IGF I im Blut wurde in vielen Studien mit Krebsentstehung in Verbindung gebracht. Zum Beispiel zeigte eine Übersichtsstudie[76] von 2004, in der 21 Einzelstudien analysiert wurden, dass die Höhe des IGF-I-Wertes in Beziehung zu Prostata- und Brustkrebs steht. Dies deckt sich auch mit den Daten zur Verbreitung von Prostata- und Brustkrebs: Beide Krebsarten sind in den Ländern mit häufigem Milchkonsum am höchsten und in den Ländern praktisch ohne Milchkonsum am niedrigsten. Der Zusammenhang muss sehr ernst genommen werden, da es hier nicht um wenige Prozente geht: Ein hoher IGF-I-Wert erhöht die Wahrscheinlichkeit für einen fortgeschrittenen Prostatakrebs um mehr als das Vierfache[77] (410 Prozent)!

Darüber hinaus gibt es inzwischen einige Forschung, vor allem von den Franzosen Béliveau und Gingras,[78] die aufzeigt, wie Pflanzenstoffe viele Aspekte der Krebsentstehung hindern. Wenn wir davon ausgehen, dass ständig Krebszellen entstehen, könnte es gut sein, dass allein das Fehlen entsprechender sekundärer Pflanzenstoffe in der Mischkost die Ausbreitung von Krebs begünstigt. Die oben genannten Forscher sind es, die davon ausgehen, dass nur durch eine gesündere Ernährung rund ein Drittel aller Krebserkrankungen verhindert werden könnte.

Allergien

Die enorme Verbreitung der Allergien hat verschiedene Ursachen. Gemeinsam ist jedoch allen, dass das Immunsystem verrücktspielt. Was das Immunsystem schwächt, fördert auch Allergien. Und alles, was das Immunsystem stärkt, beugt wiederum Allergien vor.

Unser Immunsystem ist ein hochkomplexes Netzwerk, das den Organismus ständig aktiv gesund erhält: Es wehrt Angriffe von außen ab, seien dies Viren, Giftstoffe oder andere Substanzen, die unserem Körper schaden könnten. Aber es muss auch gegen im eigenen Körper entstandene Probleme kämpfen.

Ein gesundes Immunsystem kann sich nur entwickeln, wenn es nicht über- oder unterfordert ist. Dies ist auch der Grund dafür, weshalb gut behütete Kinder, die kaum je mit »Schmutz« in Berührung kommen, ein so schlecht entwickeltes Immunsystem und später nur wenig Abwehrkräfte haben.

Viel häufiger ist heute jedoch der Fall, dass wir unser Immunsystem überfordern. Und damit sind nicht etwa nur die Umweltgifte gemeint, die das Immunsystem immer wieder herausfordern, sondern auch die Stoffe, die wir uns über unsere Ernährung mutwillig oder unbewusst zuführen, wie etwa die schon erwähnten durch Homogenisierung entstandenen winzigen Fetttröpfchen der Milch, die sich problemlos durch die Darmwände schmuggeln und für viele Allergien und das Leaky-Gut-Syndrom (den löchrigen Darm) verantwortlich sind.

Deutlich konnte man den Einfluss des Lebensstils kurz nach der »Wende« erkennen: Vor der Wiedervereinigung gab es in Ostdeutschland wesentlich weniger Allergien als im Westen. Danach glichen sich Lebensstil und insbesondere Ernährung einander an, und die »Ossis« schlossen auch bei den Allergien zu den »Wessis« auf.[79]

Heute leidet in Deutschland – sehr konservativ geschätzt – jeder vierte bis fünfte Einwohner an einer Allergie. Und über 40 Prozent hatten schon einmal eine Allergie. Vor allem bei Kindern und Jugendlichen nehmen allergische Erkrankungen stark zu.

Unsere Abwehr hat sich über viele Generationen und letztlich durch die Evolution, also sehr langsam, zu dem Immunsystem entwickelt, das uns heute gesund erhalten soll. Die Ernährung hat sich jedoch innerhalb weniger Jahrzehnte so rasant verändert und die Immunabwehr mit völlig neuen Herausforderungen vielfach überfordert. Eine dieser Herausforderungen ist der stark erhöhte Konsum tierischer Produkte von Industrie»qualität«. Am Beispiel der Milch kann man dies sehr gut nachvollziehen, nicht umsonst gehört sie heute zu den deklarationspflichtigen Allergenen. Wie kam es dazu? War die Milch früher besser, oder liegt es einfach an den riesigen Mengen von Milchprodukten, die wir heute konsumieren? Wie schon beschrieben ist »Milch« eigentlich ein Sammelbegriff für das Drüsensekret aus dem Kuheuter, praktisch unabhängig von der individuellen Zusammensetzung. Früher gaben Kühe noch viel weniger Milch. Sie waren noch nicht auf solche Höchstleistungen gezüchtet, dass sie regelmäßig unnatürliches Kraftfutter benötigen. Außerdem ging man damals noch direkt zum Bauern, um Milch zu kaufen. Heute landet eine Milchmischung von Tausenden Kühen im Einkaufswagen. Unser Immunsystem konnte sich deshalb früher noch auf die ganz spezifischen Milcheiweiße der wenigen Kühe eines Bauern einstellen und wurde mit diesem artfremden Eiweiß noch einigermaßen fertig. Heute ist jeder Schluck Milch eine völlig neue Herausforderung für das Immunsystem, da so immer wieder ganz andere Kuhmilcheiweiße aufgenommen werden.

Doch damit nicht genug: Die großen Eiweißmoleküle verändern ihre natürliche Struktur durch das Erhitzen der Milch (Pasteurisation, Ultrahocherhitzung). Damit hat man noch mehr Variation bei den Eiweißmolekülen. Da artfremdes Eiweiß schon grundsätzlich eine Herausforderung darstellt, kann dies bei einer solchen Konstellation irgendwann unser Immunsystem überfordern: Es reagiert allergisch.

Früher wurde dagegen eingewendet, all das sei gar kein Problem, da die Eiweißmoleküle im Magen sowieso in ihre einzelnen Bestandteile (Aminosäuren) zerlegt würden und es deshalb überhaupt keine Rolle spiele, was für Eiweißmoleküle man zu sich nähme. Diese Vorstellung ist jedoch längst überholt.

Nimmt eine stillende Mutter tierisches Eiweiß zu sich, lassen sich einzelne dieser Eiweiße noch intakt in ihrer Muttermilch nachweisen. Und dies ist besonders problematisch, da der Säugling noch kein stabiles Immunsystem hat und so viel zu früh mit artfremden Eiweißen in Kontakt kommt. Deshalb ist es besonders wichtig für stillende Mütter, auf Milch(produkte) von Kühen oder anderen Tieren zu verzichten.

Leider ist diese Tatsache zu wenig bekannt und wird selbst von vielen Ärzten noch übersehen. Nicht wenige Säuglinge leiden deshalb an einer Neurodermitis, die problemlos verschwände, würde die Mutter das Kind nicht weiter über ihre Muttermilch mit artfremdem tierischem Eiweiß versorgen. Hat das Kind bereits eine Allergie entwickelt, reicht bereits ein einziger Löffel Joghurt vor dem Stillen, um die Neurodermitis des Säuglings in Gang zu setzen.

Statt den Verzehr der angeblich so »gesunden Milch« zu hinterfragen, erklärt man heute lieber die meisten Allergien für »unheilbar«, was allen Erfahrungen der ärztlichen Praxis widerspricht, sofern dieses Wissen vorhanden ist und umgesetzt wird. Unheilbar ist Neurodermitis nur genau so lange, wie tierisches Eiweiß nicht aus der Ernährung entfernt wird. Allein das konsequente Meiden aller Milch(produkte) hat in meiner früheren Praxis (RD) vor allem vielen Kindern, aber auch zahlreichen Erwachsenen Erleichterung gebracht.

Statt auf diesen unter Komplementärmedizinern bekannten Zusammenhang zwischen Ernährung und Allergien einzugehen, wird dieser Bereich in der Schulmedizin praktisch vollständig ignoriert. Die Forschungsgelder fließen in die Genforschung und die absurde Fragestellung, welches Gen für welche Allergie verantwortlich ist, und in bessere »Tiermodelle«. Am liebsten hätte man eine »Allergie-Impfung«. Dabei wäre die Lösung so einfach: pflanzlich-vollwertige Ernährung. *Peace Food* stiftet tatsächlich Frieden, auch mit dem Immunsystem.

Wo aber ist der Haken an Allergievorbeugung und -behandlung durch rein pflanzliche Ernährung? Wie gesagt: Weder die Pharma- noch die Nahrungsmittelindustrie können daran verdienen und auch sonst kein Konzern einer anderen Branche. Deshalb hat auch niemand Interesse daran, solche Forschung zu finanzieren. Das wiederum führt dann zur Ignoranz und der Behauptung, Ernährungsempfehlungen seien »unwissenschaftlich«. So vieles gilt nach diesem Schema heute als »unwissenschaftlich«, was sich in der Praxis bestens bewährt hat, einfach weil die Schulmedizin es ignoriert, weil es Pharma- und Geräteindustrie nicht nützt und auch der Nahrungsindustrie nur Konkurrenz bringt.

Es gibt glücklicherweise schon unzählige Beispiele von Menschen, die ihre Allergie losgeworden sind, indem sie auf tierisches Eiweiß in ihrer Ernährung verzichtet haben. Leider werden diese nicht häufig zu »Werbeträgern«, weil gesundete Patienten selten über ihre ehemaligen Probleme sprechen.

Da pflanzlich-vollwertige Ernährung keinerlei negative Nebenwirkungen hat – eine ausreichende Vitamin-B_{12}-Supplementierung vorausgesetzt –, sollte dies bereits Grund genug für jeden Allergiker sein, es mit einer Ernährungsumstellung zu versuchen. Doch Achtung: Bei Allergien muss diese Umstellung wirklich konsequent geschehen. Schon wenige und winzige Ausnahmen verhindern manchmal den Erfolg.

Allergiker haben heute insofern die Wahl: weiter darauf zu hoffen, die Forschung fände irgendwann ein Heilmittel, um ihre Lebensweise nicht umstellen zu müssen, oder die Verantwortung für ihre Gesundheit selbst in die Hand zu nehmen und pflanzlich-vollwertig zu gesunden. Da die Schulmedizin von sich sagt, die Ursachen der Allergien nicht erklären zu können, könnte es noch einige Zeit brauchen, bis ein »Medikament« gegen Allergien auf den Markt kommt, abgesehen von den Unterdrückungsmitteln der Antihistaminika und des Kortisons, deren langfristige Nebenwirkungen schlimmer als die Allergien sind. Und was immer die Pharmaindustrie findet, wird garantiert mehr Nebenwirkungen haben als eine vegane Ernährung.

Probleme aus mitverzehrten Hormonen

Das tierische Eiweiß ist zwar das Hauptproblem tierischer Produkte für unser Immunsystem. Dabei sollte man jedoch nicht vergessen, dass weder Milch noch Fleisch nur die Stoffe enthalten, die sich in den Nährwerttabellen finden. Da die Milch für das Kalb entstand und das Fleisch ein Teil eines lebendigen Tieres war, enthalten sie auch all die Stoffe, die zum Überleben wichtig waren, aber ebenso all die Giftstoffe, die im jeweiligen Körper abgelagert wurden.

Eine Kuh, die gemolken wird, gibt über ihre Milch auch die Hormone ab, die sie im Körper braucht, um Milch produzieren zu können. Da Kühe schon kurz nach der Geburt ihres Kalbes wieder künstlich befruchtet werden, enthält die Milch meist nicht nur »Stillhormone«, sondern auch »Schwangerschaftshormone«. Es ist also ein regelrechter Hormoncocktail. Hinzu kommen viele weitere Hormone, die den psychischen Zustand der Tiere während des Melkens oder – im Fall des Fleischkonsums – beim Töten widerspiegeln. Die starken Angst- und Stresshormone (beim Schlachten) werden normalerweise im Fleisch wieder abgebaut. Da die Todesangst jedoch »berechtigt« war und der Tod unmittelbar darauf erfolgte, bleiben all diese Hormone im Fleisch zurück und werden vom Fleischkonsumenten mitgegessen.

Die gesundheitlichen Auswirkungen dieser vielen Hormone in den tierischen Produkten sind noch nicht genügend erforscht. Wer sollte dafür auch Geld ausgeben wollen? Es besteht jedoch die Vermutung, dass Hormone aus der Milch einer Kuh, deren Kalb unmittelbar nach der Geburt weggenommen wurde und die ständig im Stall angebunden vor sich hin vegetierte, auch den menschlichen Körper negativ beeinflussen. Ihre Angst- und Stresshormone sind biochemisch völlig identisch mit denen des Menschen. Könnte dies einer der Gründe sein für die vielen psychischen Erkrankungen in der heutigen Zeit?

Darmbakterien, die Darmflora, das Mikrobiom

In unserem Darm leben hundert Billionen Mikroorganismen, das sind zehnmal so viel, wie wir insgesamt Zellen haben. Das hieße, wir bestünden folglich zu 90 Prozent aus Darmbakterien und nur zu 10 Prozent aus menschlichen Zellen. Auch wenn diese Schlussfolgerung natürlich etwas übertrieben wäre, mag sie doch zeigen, wie wichtig das Mikrobiom, wie Mediziner die Darmflora inzwischen gern nennen, ist und wie weitgehend es bisher unterschätzt wurde. Tausend Arten von Darmbakterien sind mittlerweile bekannt. Diese Darmflora, wie sie bisher hieß, entsteht nach neuesten Erkenntnissen schon in der Schwangerschaft und wird durch die Geburt, wenn sie auf normalem Weg erfolgt, mit geprägt durch den Kontakt mit mütterlichen Darmbakterien und dann auch entscheidend in der Stillzeit. Kaiserschnittkinder, die nicht gestillt wurden, haben von daher echte Langzeitnachteile.

Laut Prof. Peter Holzer von der Universität Graz unterscheidet sich das Mikrobiom von Junkfood-Essern signifikant von dem von Essern gesunder Frischkost. Ersteres fördert seelische Probleme wie Stressanfälligkeit, Ängste, Suchtentwicklung und so weiter. Letzteres hilft, diese zu verhindern.

Die Darmflora ist auch in entscheidendem Maße zuständig für die Immunmodulation, und nicht nur das Leaky-Gut-Syndrom (der löchrige Darm), sondern auch viele Allergien und Autoaggressionskrankheiten dürften hier ihre körperliche Basis haben. Das Mikrobiom beeinflusst die Hormonproduktion, und aus ihm entstehen sogar verschiedenste eigene Hormone. Außerdem ist es besonders wichtig für die Versorgung mit den sogenannten Glückshormonen Dopamin und Serotonin.

Im Hinblick auf den Hormonhaushalt haben wir hier einen weiteren Grund, warum die pflanzlich-vollwertige Ernährung während der Schwangerschaft so wichtig ist; und wir wissen, dass Stillen die Ansiedelung der richtigen gesunden Bakterien im Darm des Neugeborenen fördert, was durch künstliche Milch nie annähernd so gut erreichbar ist. Die pflanzlich-vollwertige Ernährung stillender Mütter, die nicht nur weniger Gifte in den wachsenden Organismus bringt, schafft so auch die richtige Verdauungsgrundlage fürs Leben.

In diesem riesigen Biotop im Darm liegt auch der Grund, warum *Anti*biotikabehandlungen (*gegen* das Leben der Mikroorganismen) so problematisch sind, denn sie töten Milliarden wichtiger Bakterien ab. Wenn es absolut nicht anders geht und man Antibiotika nehmen muss, sollte dieses Mikrobiom, diese Welt der Kleinstlebewesen, anschließend wieder bewusst aufgebaut werden.

Und inzwischen wissen wir, dass durch den Konsum tierischer Nahrungsmittel Fäulnisbakterien im Darm gefördert werden, durch pflanzliche Nahrung aber deutlich gesündere Gärungsbakterien. Deshalb verändert die tierische Nahrung unsere Darmflora in negativer Richtung. Das ist wahrscheinlich auch der Hauptgrund dafür, warum es gerade anfangs so viel leichter ist für Einsteiger ins vegane Leben, wenn sie vier Monate ganz konsequent sind. So lange brauchen die Darmbakterien, sich umzustellen, und mit dem neuen Mikrobiom verschwinden auch die Gelüste nach dem alten Essen. Es scheint tatsächlich so, dass unsere Darmbakterien unseren Appetit mitbestimmen. Wir werden von dieser besonderen Welt im Darm in Zukunft wohl noch häufig als neuentdecktem Auslöser medizinischer Probleme von der schulmedizinischen Forschung zu hören bekommen.

Die einfachste und beste, weil wirksamste Entlastung und Umstellung geschieht mit einer initialen Fastenzeit von mindestens einer Woche und anschließendem veganem Aufbau und pflanzlich-vollwertiger Kost für den dann allerdings längeren »Rest« des Lebens.

Primär seelische Krankheitsbilder

Verschiedene weitere Krankheitsbilder wie etwa Rheuma sind einer reinen Ernährungstherapie gut zugänglich, und ich (RD) konnte mit der Kombination von Krankheitsdeutung, Fasten und *Peace Food* schon viele Rheumatiker erleben, die sich endgültig von ihrem Krankheitsbild verabschiedeten, mit dem sie Jahre und Jahrzehnte vorher gekämpft hatten. Und es gibt eine Fülle anderer Krankheitsbilder wie in *Geheimnis der Lebensenergie*, *Peace Food*, *Krankheit als Chance* und der *China Study* dargestellt, die bestens auf Ernährungsumstellung ansprechen, wobei sich die Kombination mit der Psychosomatik von *Krankheit als Symbol* immer bewährt hat (siehe auch die Literaturliste am Ende des Buches).

Tatsächlich gewinnen primär seelische Krankheitsbilder heute beständig an Bedeutung und haben diesbezüglich schon die rein körperlichen Krankheitsbilder überrundet. Die Zahl der Angstsyndrome und vor allem der Seeleninfarkte, worunter Burn- und »Bore-out«, aber auch Depressionen zu verstehen sind, wächst dramatisch. Gerade bei diesen Krankheitsbildern, die heute immer mehr Leben behindern und (zer)stören, ist der Zusammenhang zur Ernährung unübersehbar und lassen sich beeindruckende Erfolge mit *Peace Food* erreichen.

Wird das Fleisch von Tieren gegessen, die in Todesangst und -panik auf ihren Tod warten mussten, ist wie gesagt nichts anderes zu erwarten, als dass dieses Fleisch randvoll von deren Angst- und Stresshormonen ist, die mit denen von Menschen identisch sind. Tatsächlich kennen wir Panikattacken überhaupt erst, seit die Hygieneauflagen die Hofschlachtung und die Schlachtung in kleinen Fleischereien fast unmöglich gemacht haben. Das einzeln geschlachtete Tier, das nicht lange vorher zuschauen musste, wie Artgenossen ums Leben gebracht wurden – so im Großschlachthof üblich –, ersparte seinen Essern dieses Problem. Tatsächlich traten Panikattacken nach meinen Beobachtungen in Österreich später auf als in Deutschland, und zwar genau um die Zeit des späteren EU-Beitritts. Mischköstler essen heute also die Angst der Schlachttiere geradezu mit. Und natürlich ist Angst primär ein seelisches Problem, wie im Buch *Angstfrei leben* beschrieben wird (siehe Literaturliste am Ende des Buches). Ängste und Phobien lassen sich aber auch deutlich bessern, wenn keine Angst mehr mit dem Fleisch mitgegessen wird. Bedenken wir, dass knapp 99 Prozent der circa sechzig Millionen Schweine, die jährlich in Deutschland geschlachtet werden, aus Massentierzucht-Häusern stammen und im Großschlachthof enden, sind die zunehmenden Ängste der Bevölkerung auch auf dieser rein physischen Ebene leicht erklärbar.

Diese bedauernswerten modernen armen Schweine, die nur fünf Monate alt werden und meist weder die Sonne noch den Wind je auf ihrer Haut gespürt haben, sind vergleichsweise eher intelligenter als etwa Katzen und mit so feinen Sinnesorganen ausgestattet, dass sie sogar Trüffeln unter der Erde riechen können. Von Natur aus sind sie reinlicher als Hunde und Katzen und sorgen in Freiheit für mindestens fünf Meter Abstand zwischen Schlafnest und Kotplatz.

Zwingt man diese reinlichen, sensiblen und intelligenten Wesen nun in den Massentierzucht-Häusern, in ihrem eigenen Kot und Urin zu vegetieren, werden 20 Prozent oder ein Fünftel von ihnen regelrecht wahnsinnig, die übrigen 80 Prozent oder vier Fünftel apathisch und lethargisch. Wer ihr Fleisch isst, wird – nach Auffassung aller uns bekannten spirituellen Lehrer des Ostens und Westens – diese Schwingungen (oder materieller ausgedrückt: deren hormonellen Zustand) in sich aufnehmen.

Und dann sollte uns doch auffallen, dass mindestens ein Drittel der Bevölkerung der deutschsprachigen Länder einmal im Leben ernsthafte psychische Probleme hat. In Deutschland sind andererseits elf Millionen mit Burn-out geschlagen, vier Millionen mit einer Depression und Ungezählte mit einem »Bore-out-Syndrom«. All diese Seeleninfarkte zeichnen sich durch einen Endzustand von Apathie und Lethargie aus. Da sollte uns ein möglicher Zusammenhang zumindest auffallen. Und wir haben hier als eine der möglichen Ursachen dafür nur das Elend der Schweine betrachtet, es ist aber bei anderen Nutztierarten nicht viel besser.

Eine große Zahl anderer seelischer Krankheitsbilder hat keinen so direkt erkennbaren Zusammenhang mit der Ernährung, aber nach meinen ärztlichen Erfahrung (RD) tut es jeder geplagten Seele gut, sich bezüglich des mit dem Tierprotein aufgenommen Elends zu entlasten.

Inzwischen gibt es tatsächlich Studien, die den Zusammenhang zwischen geistig-seelischer Gesundheit *(mental health)* und Ernährung offenlegen. So fand eine Untersuchung aus dem Jahr 2013 heraus, dass geistige Gesundheit durchgängig durch mediterrane Kost und eine Diät mit hohem Gemüse- und Olivenölanteil gefördert, während sie durch eine an Eiern und Süßigkeiten reiche Kost geschwächt wird.[80]

Eine noch aktuellere Studie aus dem Jahr 2014 bestätigt den positiven Zusammenhang von geistig-seelischem Wohlgefühl *(mental well-being)* und dem hohen Verzehr von Früchten und Gemüsen. Hier ergab sich eine lineare Beziehung; das heißt, je mehr Früchte und Gemüse konsumiert wurden, desto höher war das geistig-seelische Wohlgefühl. Der umgekehrte Zusammenhang wurde im Hinblick auf Übergewicht, Rauchen und erheblichen Alkoholkonsum belegt.[81]

Insofern, als Ernährung körperliche und seelische Gesundheit betrifft, sind natürlich alle Krankheitsbilder durch sie beeinflussbar und alle psychosomatischen Symptomatiken, die beide betreffen, Körper und Seele. Nach meiner Einschätzung sind das aber wiederum alle Krankheitsbilder, da die Trennung von Körper und Seele ein Konstrukt ist, an dem sich die reduktionistische Schulmedizin orientiert. Diese Trennung ist in Wirklichkeit gar nicht möglich.

Insofern ist für mich der Ansatz von beiden Seiten in praktisch allen Fällen der Königsweg: mit *Krankheit als Symbol* die seelische Bedeutung und dem Krankheitsbild innewohnende Lernaufgabe angehen und mit *Peace Food* die Ernährung sanieren. Der Schritt zum *Geheimnis der Lebensenergie* ist eine zusätzliche Chance, die Lebensqualität spürbar zu erhöhen (siehe die Literaturliste am Ende des Buches).

»Aber viele Studien widersprechen dem allem« oder *Die Grenzen der heutigen Wissenschaft*

Dass die heutige Ernährung in Industrienationen, die hauptsächlich aus tierischen Produkten besteht, ungesund ist, wird also durch viele Studien bewiesen. Dennoch machen immer wieder auch Forschungsergebnisse Schlagzeilen, die das Gegenteil behaupten: Milch ist gesund, gibt starke Knochen, Fleisch braucht man, um gesund zu bleiben, die Ernährung hat keinerlei Einfluss auf die Krebsentstehung und so weiter. Was stimmt denn nun? Ist die Ernährungswissenschaft einfach Glaubenssache? Die einen glauben den einen Studien, und die anderen glauben den anderen? Ist die Ernährung zu komplex, um sie wissenschaftlich zu erfassen? Weshalb sind die oben beschriebenen Erkenntnisse nicht Allgemeinwissen? All diese Fragen wird jeder früher oder später haben, der sich mit den gesundheitlichen Auswirkungen der Ernährung auseinandersetzt.

Wissenschaftler und Patienten sind auch nur Menschen

Ich (RP) habe einmal einen Vortrag beim Bundesamt für Gesundheit in Bern vor Ernährungsexperten aus verschiedensten Gebieten gehalten. Da ich wusste, dass jeder einzelne von ihnen nach außen die Meinung vertritt, Kuhmilch schütze vor Osteoporose und eine Ernährung ohne tierische Produkte sei so gefährlich, dass man sie niemandem empfehlen könne, habe ich im Vortrag vor allem die Fakten zur Kuhmilch in den Vordergrund gestellt. Ich war auf eine hitzige anschließende Diskussion gefasst, bei der man mir zig Argumente für den Milchkonsum entgegenbringen würde.

Doch erstaunlicherweise verlief die Diskussion ganz anders als erwartet: Niemand hat die präsentierten (gut belegten) Fakten angezweifelt. Keiner ließ sich auf eine inhaltliche Diskussion dazu ein. Stattdessen wurde mir auf die Frage, weshalb man denn dies nicht bei der Arbeit mit den Patienten berücksichtige, gesagt, dass man eine solch extreme Ernährungsweise (gemeint war die vegane) niemandem empfehlen könne. Selbst wenn sie viel gesünder sei und vielen Patienten helfe, die Patienten würden einen solchen Rat sowieso nicht befolgen (können).

Es geht also nicht darum, was wissenschaftlich gesehen die gesündeste Ernährungsweise ist, sondern darum, welche Ernährung man einem Patienten (und möglicherweise der Industrie, die einen »unterstützt«) zumuten kann.

Sollten die Ernährungsexperten diese Entscheidung nicht besser den Patienten überlassen und sich an die wissenschaftlichen Fakten halten? Mag sein, dass die Schweizer Situation speziell ist, da hier die Milchlobby besonders stark ist und viele der anwesenden

Experten Angestellte von Firmen waren, die selbst am Milchkonsum verdienen. Doch auch andere haben dasselbe erlebt. Prof. Campbell beschreibt die Reaktion eines Wissenschaftlers (Prof. Walter Willett): »Sie mögen vielleicht recht haben, Colin, aber die Menschen wollen diesen Weg nicht gehen.«

Es ist naheliegend, dass Patienten einen Weg nicht gehen wollen, den die Wissenschaftler selbst nicht bereit sind zu gehen. Wenn ein Arzt und Kettenraucher sagt, rauchen sei nicht gesund, kommt das nicht besonders glaubwürdig beim Patienten an.

Doch von Wissenschaftlern erwartet man Neutralität. Selbst wenn es gerade beim Thema »Ernährung« sehr schwer ist, da dies niemand »von außen« betrachten kann. Jeder Wissenschaftler ist ganz persönlich von diesem Thema betroffen, und die meisten essen mehrmals täglich. Dabei müssen sie also auch ganz persönlich Entscheidungen für oder gegen bestimmte Nahrungsmittel fällen. Selbst tagtäglich Fleisch und Milchprodukte zu konsumieren und dann den Patienten zu empfehlen, dies nicht zu tun, ist ein Spagat.

Reduktionismus: Die Suche nach dem Baum im Wald

Auch wenn jeder Wissenschaftler sich in der Regel dreimal täglich mit Ernährung befasst, braucht er wissenschaftliche Grundlagen für seine Aussagen. Im heutigen Medizinsystem kommt er um die in Fachmagazinen publizierten Studien nicht herum.

Doch was ist zu tun, wenn sich Studienergebnisse widersprechen? Sehen wir uns mal eine Studie an, die alle heutigen Anforderungen an eine seriös durchgeführte Untersuchung gemäß modernsten Standards erfüllt: Die Studie European Prospective Investigation into Cancer and Nutrition (EPIC) ist Grundlage vieler Berichte, die den Weg in die Fachmagazine der Wissenschaftler gefunden haben. Sie läuft seit den neunziger Jahren. Dabei wurde beobachtet, wie die Teilnehmer leben und welche davon Krebs bekommen haben. Bei immerhin rund 150 000 teilnehmenden Personen kann man davon ausgehen, dass man zuverlässige Resultate erhält. Doch die Aussagen über die Ernährungsweise und das Auftreten von Krebs sind nicht gerade eindeutig. Egal ob es sich um den Alkohol-, den Fleischkonsum oder andere Ernährungsfaktoren handelt. Einige Auswertungen zeigen bestimmte Zusammenhänge mit Krankheiten, andere eher nicht.[82] Wie ist es möglich, dass sogar bei einer so groß angelegten Langzeitstudie die Ergebnisse bezüglich gesunder Ernährung nicht eindeutiger sind?

Dies liegt daran, dass heute nach einzelnen Molekülen gesucht wird, die für Gesundheit oder Krankheit zuständig sind: Welches Vitamin, welcher Mineralstoff und so weiter fördert Krebs, welches schützt davor?

Man kann die Ernährung dieser 150000 Personen danach untersuchen, ob sie eher viel oder eher wenig Eier konsumieren, und vergleicht dies mit der Krebshäufigkeit. Dasselbe kann man mit dem Konsum tierischer Fette, mit dem Fleischkonsum, mit dem Verbrauch von Früchten und so weiter tun. Jeder dieser Aspekte allein hat tatsächlich nur in wenigen Fällen einen starken Einfluss auf eine bestimmte Krankheit: Eine Person, die wenig tierische Fette zu sich nimmt, kann dennoch viel mageres Fleisch konsumieren, eine Person, die wenige Eier verzehrt, kann dafür umso mehr Milchprodukte verbrauchen.

Die meisten Menschen leben so ungesund, dass die Umstellung des Konsums von nur einem einzigen Nahrungsmittel daraus keine gesunde Ernährung machen kann. Und die meisten Krankheiten haben mehrere Auslöser. Deshalb wird die Suche nach *dem* Krankheitsauslöser nur in den seltensten Fällen erfolgreich sein. Natürlich kann man bei solch vielen Teilnehmern auch untersuchen, wie sich die Ernährungsweise von Veganern, Vegetariern und Fleischessern auf eine bestimmte Krankheitshäufigkeit auswirkt. Dabei wird nicht nur eine einzelne Substanz angesehen, und man erhält zuverlässigere Resultate wie zum Beispiel, dass Veganer viel seltener an der Augenkrankheit grauer Star erkranken als Vegetarier und diese wiederum seltener als Fleischesser.[83] Solche Aussagen sind dann bereits viel zuverlässiger als die Analyse nur eines einzigen Nahrungsmittels. In den Mainstream-

Medien wird dieser Unterschied aber in der Regel nicht beachtet, und reduktionistische, also auf Einzelaspekte zielende, Aussagen werden sogar ganzheitlichen, also das Ganze ins Auge fassenden, vorgezogen, und so wird die Öffentlichkeit verwirrt.

Doch selbst bei Analysen wie der letztgenannten können Fehler entstehen: Eine vegane Ernährung ist nicht in jedem Fall gesund – auch Alkohol, Zucker und Weißbrot sind vegan. Ob jemand gesund oder krank ist, hängt von seiner ganzen Lebens- und Ernährungsweise ab. Je mehr man davon berücksichtigt, desto eher ergeben sich verlässliche Aussagen. Die Aufteilung »Veganer – Fleischesser« ist zwar geeignet, ignoriert jedoch alle anderen Ernährungsempfehlungen, welche die Gesundheit auch beeinflussen (und dies noch ganz abgesehen von der Psyche).

Fehler und Wirtschaftsinteressen

Wie gesagt wird oft unterschätzt, dass Wissenschaftler auch »nur Menschen« sind. Und Menschen machen Fehler. Die meisten wohl eher unbewusst: Aus Voreingenommenheit ist der eigene Blickwinkel auf ein bestimmtes Resultat gerichtet. Manchmal können aber auch gute Karriereaussichten bei einem bestimmten Studienresultat eine Rolle spielen und manchmal die Aussichten auf noch mehr Geld von einem Geldgeber einer Studie, wenn das Resultat zu seinen Gunsten ausfällt.

Die größte Gefahr ist aber heute, dass selbst die Universitäten kaum noch wirtschaftsunabhängig forschen können. Gute Studien benötigen viel Geld. Dieses wird aber immer weniger von den Staaten zur Verfügung gestellt. Deshalb müssen sich die Universitäten und ihre Professoren immer häufiger um Geldgeber aus der Wirtschaft kümmern.

Woher sollte man also zum Beispiel das Geld bekommen für eine Studie über die Auswirkungen veganer Ernährung auf ein bestimmtes Krankheitsbild? Da ist es sehr viel einfacher und lukrativer, eine Studie anzulegen, die bestätigt, dass irgendein Bestandteil der Milch gesund ist. Denn von solch einem Studienresultat profitiert ein riesiger Wirtschaftszweig.

Sie glauben, das geht nicht? Man kann nicht mit einer Studie bestätigen, dass etwas, was eigentlich ungesund ist, gesund sei? Doch, dies geht sehr gut. Beispielsweise kann man eine Studie zur Knochendichtemessung in Auftrag geben (ohne die Ernährung dabei in irgendeiner Form zu analysieren). In der Zusammenfassung der Studie (nur die wird meist von den Journalisten gelesen) schreibt man dann: Für eine höhere Knochendichte ist es wichtig, dass man kalziumreiche Milch konsumiert. Die Studie selbst hat zwar überhaupt nichts mit dieser Aussage zu tun, aber der Auftraggeber ist damit glücklich.

Eine weitere Möglichkeit ist, so lange Tierversuche zu machen, bis man eine Tierart findet, die auf eine Substanz positiv reagiert. Diesen Tierversuch veröffentlicht man dann, alle anderen mit negativem Ergebnis werden ignoriert oder unterschlagen.

Aber auch die Studienplanung kann ausgesprochen manipulativ sein. Wer den gesundheitlichen Nutzen von Cola belegen will, steht vor einer fast unmöglichen Aufgabe, aber sie ist – wie wir gesehen haben – nicht unlösbar.

Eine Variante, seiner Karriere einen Schub zu verpassen, ist das Veröffentlichen von möglichst vielen Studien. Deshalb wird bei größeren Studien nicht nur das Endresultat veröffentlicht, sondern schon jeder Hinweis auf irgendein Zwischenresultat. Die meisten Untersuchungen verlaufen zwar anschließend im Sande, werden zuvor aber in den Medien groß vermarktet.[84] Experten bauen ihr Wissen auf Studien auf, die in renommierten Fachzeitschriften veröffentlicht wurden. Was dort vielfach abläuft, beschreibt Prof. Campbell in seinem bereits erwähnten Buch *InterEssen* als Insider. Der Druck auf die Wissenschaftler, immer mehr zu publizieren, um weitere Sponsorengelder zu erhalten, wächst ständig. Seit 1975 hat sich die Anzahl veröffentlichter »falscher« Studien verzehnfacht! Nur bei rund der Hälfte davon ging es um einen eigentlichen Fehler in der Studie, bei über 40 Prozent war die Studie absichtlich gefälscht, und bei 24 Prozent handelte es sich um Erkenntnisse, die bereits zuvor publiziert wurden, oder gar um ein Plagiat.[85]

Ein weiteres Problem ist das Quasimonopol des Elsevier-Verlags: Er veröffentlicht fast alle international renommierten medizinischen Fachzeitschriften, derzeit rund 1800 Journale. Im Jahr 2013 machte der Verlag einen Gewinn von über zwei Milliarden US-Dollar. Dies, obwohl er 2009 vor Gericht eingestehen musste, dass er sechs Publikationen für die Pharmaindustrie publiziert und diese als wissenschaftliche Fachmagazine getarnt hatte. Die profitorientierte Firma besitzt größtenteils die Rechte an den Studien, die in einem ihrer Magazine veröffentlicht wurden, und kann so verhindern, dass diese vollständig der Öffentlichkeit zugänglich werden.[86]

Falls Sie nun meinen, dass diese Beispiele extreme Ausnahmen seien, müssen wir Sie enttäuschen. Unser ganzes »Gesundheitswesen« ist so aufgebaut, dass es sich umso mehr rentiert, je mehr Menschen krank sind. Würden die Beteiligten am Gesundheitswesen tatsächlich die Menschen gesund machen (statt nur die Symptome der chronischen Leiden zu verringern), würde es in sich zusammenbrechen. Auch die »Mitarbeiter am Gesundheitswesen« agieren in der kapitalistischen Marktwirtschaft, in der jede Firma verpflichtet ist, ihre Gewinne zu maximieren. Eine Verpflichtung gegenüber der Gesundheit der Menschen gibt es in diesem System nicht. Deshalb ist es in den letzten Jahren so ausgeartet, dass die Pharmaindustrie regelmäßig Milliardenbußen für ihre Verbrechen bezahlen muss und ihr Verhalten dennoch nicht ändert, da die Gewinne jede dieser Bußen bei Weitem übersteigen.

Der Leiter des Nordic Cochrane Center in Kopenhagen und ehemalige Mitarbeiter eines Arzneimittelherstellers Dr. med. Peter C. Gøtzsche hat einige Beispiele von Bußen der Pharmaindustrie der letzten Jahre zusammengestellt:[87]

- Pfizer: 2,3 Milliarden Dollar.
- Abbott: 1,5 Milliarden Dollar.
- Eli Lilly: 1,4 Milliarden Dollar.
- Johnson & Johnson: 1,1 Milliarden Dollar.

Dabei ging es um Betrug, Irreführung, Bestechung oder Vermarktung nicht zugelassener Arzneimittel.[88] Kaum ein Pharmakonzern kommt heute noch ohne illegale Machenschaften aus, beziehungsweise die Politik ist bereits so vereinnahmt, dass die Gesetze den Wünschen der Pharmaindustrie angepasst werden. Ein Beispiel dazu: Die Firma Roche hat Milliardengewinne mit dem kaum wirksamen »Medikament« Tamiflu erwirtschaftet, indem sie Studienresultate über die geringe Wirksamkeit zurückgehalten hat, bis die Staaten, welche das Medikament kauften, bezahlt hatten. Damit sie keine rechtlichen Probleme bekommen, haben sie die Verträge mit den Staaten als »Firmengeheimnis« deklariert und mussten keiner öffentlichen Kontrolle standhalten. So musste der Steuerzahler für den Milliardengewinn von Roche aufkommen, ohne dass dies seiner Gesundheit etwas nutzte.[89]
Die US-Zulassungsbehörde soll Tamiflu ursprünglich gar nicht zugelassen haben mit dem Hinweis, es handle sich um ein Placebo mit gefährlichen Nebenwirkungen. Darauf wurde der verantwortliche Untersucher ausgetauscht und das »Medikament« genehmigt. Dass die entsprechenden Grippeepidemien extra dazu »erfunden« wurden, ist eine mit vielen Fakten belegbare Vermutung, aber dass die WHO dazu passend ihre Pandemie-Bestimmungen verändert, eine gut belegte Tatsache.
Wer diesen offen gelegten Sumpf betrachtet, fragt sich unweigerlich: Was geschieht noch alles hinter verschlossenen Türen, was die Konsumenten nie erfahren? Jedenfalls ist es beängstigend, wenn ein Arzt wie Peter C. Gøtzsche schätzt, dass allein in den USA jedes Jahr rund 100 000 Menschen an Medikamenten sterben, die sie gemäß ärztlicher Verschreibung korrekt eingenommen haben. Fakt ist auch, dass die Schulmedizin mit ihren Kunstfehlern und den Nebenwirkungen ihrer Pharmaka in allen Industrienationen zur dritthäufigsten Todesursache nach Herzerkrankungen und Krebs aufgestiegen ist.
Doch auf welcher Grundlage verschreiben Ärzte, wenn sie sich nicht einmal auf die medizinischen Fachzeitschriften verlassen können? Einem langjährigen Chefredakteur mehrerer medizini-

scher Fachzeitschriften zufolge sind diese oft nur der verlängerte Arm der Werbeabteilungen der Pharmabranche.[90]
Das soll an dieser Stelle genügen. Wenn Sie sich weiter über all diese Dinge informieren möchten, finden Sie die wohl beste ausführliche Auseinandersetzung mit den Themen in dem bereits erwähnten Buch *InterEssen* von Prof. Campbell.

Antibiotikaresistente Bakterien

Die Entdeckung des Antibiotikums Penicillin durch den schottischen Bakteriologen Alexander Fleming im Jahr 1928 ist eine der größten Errungenschaften der modernen Medizin. Damit konnte man Lungenentzündungen, Blutinfektionen und andere durch Bakterien verursachte Krankheiten endlich direkt und effektiv unterdrücken und so viele Menschenleben retten. Doch die große Zeit von Penicillin & Co. scheint sich dem Ende zuzuneigen. Seit 1985 wurde kein weiterer relevanter Antibiotikastamm mehr entdeckt. Immer häufiger kommt es vor, dass Mediziner machtlos vor Infektionskrankheiten stehen und hilflos zusehen müssen, wie ihre Patienten dahinscheiden. In Europa sterben jährlich bereits rund 25 000 Patienten, weil sie nicht mehr auf die verfügbaren Antibiotika ansprechen.[91]
Weshalb wirken die Antibiotika heute immer weniger? Wie kam es dazu, dass Bakterien sich von ihnen nicht mehr beeindrucken lassen? Je häufiger Antibiotika eingesetzt werden, desto mehr bekommen Bakterien Gelegenheit, sich an sie anzupassen. Im Erbgut von Bakterien gibt es immer wieder sogenannte Mutationen. Manche dieser Veränderungen machen die Bakterien widerstandsfähiger gegenüber Antibiotikabehandlungen. Diese helfen dann diesen sogenannten Mutanten, indem sie bei jedem Einsatz alle anderen Bakterien aus dem Feld schlagen und der mutierten Form sozusagen das ganze Feld überlassen. Deshalb muss jede Antibiotikabehandlung gemäß ärztlicher Verordnung bis zum Schluss durchgeführt werden – nicht nur bis die Symptome verschwunden sind. Sonst könnten besonders widerstandsfähige Bakterien eher

überleben und sich anschließend, wenn alle harmloseren Bakterien getötet sind, stark vermehren. Je häufiger dies geschieht, umso größer wird die Wahrscheinlichkeit, bestimmte Bakterien ganz gegen ein bestimmtes Antibiotikum zu immunisieren.

Solange die Antibiotika nur bei einzelnen kranken Menschen eingesetzt wurden, war dies alles kein großes Problem: Falls es doch mal einen Bakterienstamm gab, der gegen ein Antibiotikum resistent war, nahm man einfach ein sogenanntes Reserveantibiotikum, das nur für solche Zwecke eingesetzt wurde. Heute gibt es aber leider immer mehr Bakterien, die sowohl gegen die üblichen als auch gegen die Reserveantibiotika resistent sind. Die Weltgesundheitsorganisation WHO spricht deshalb in ihrem Bericht vom April 2014 von einer globalen Gesundheitsgefahr.[92] Und da hat sie durchaus recht.

Ein wesentlicher Grund ist der viel zu häufige Einsatz von Antibiotika, insbesondere in der Tiermast. Hier gleichsam herausgezüchtete resistente Bakterien führen immer häufiger zu schweren Infektionen (siehe auch das folgende Kapitel über die sogenannten Zoonosen).

Die heutige Massentierhaltung kommt ohne Antibiotika gar nicht mehr aus. In der gesamten EU und in der Schweiz wurde zwar schon vor Jahren verboten, Antibiotika zur Leistungsförderung (bei gesunden Tieren) einzusetzen. Der Antibiotikaverbrauch in der Agrarindustrie konnte durch diese Verordnung jedoch kaum eingeschränkt werden: »Etwa die Hälfte der weltweiten Antibiotikaproduktion geht als Leistungsförderer und Tierarzneimittel in die Landwirtschaft.«[93]

Diese Praktiken, bei denen nur geringe Mengen Antibiotika ins Futter der Tiere gemischt wurden, waren ideal für die »Züchtung« von resistenten Bakterien. Die Tierhaltungssysteme sind heute so unnatürlich ausschließlich auf Profit ausgerichtet, dass viele Tiere ohne Antibiotika bis zum geplanten Schlachttag gar nicht mehr leben würden.

Die Folge des Verbots für gesunde Tiere war deshalb, dass entsprechend mehr Antibiotika von den Tierärzten verordnet wur-

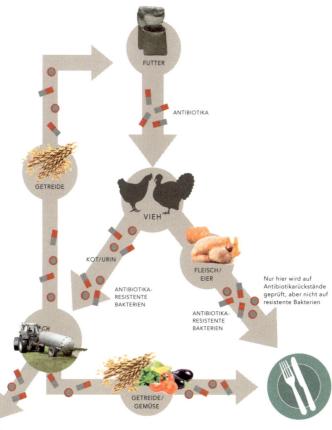

den. In einem Stall mit Tausenden Hühnern ist es unmöglich, einzelne kranke Tiere zu finden und medikamentös zu behandeln. Deshalb wird gleich allen Antibiotika ins Futter gemischt. Das ist eigentlich verboten, wird aber routinemäßig ignoriert.

Nun könnte man meinen, dass dies alles nicht so schlimm sei, schließlich dürfen die Tiere, die mit Antibiotika behandelt wurden, erst geschlachtet werden, wenn die Antibiotikarückstände im Fleisch nicht mehr nachweisbar sind.

Abgesehen davon, dass dies für die Tiere keine Erleichterung bedeutet, ist es jedoch auch keine Lösung des eigentlichen Problems: Falls die Gesetze überhaupt eingehalten werden, würde dies nur bedeuten, dass die Konsumenten keine Antibiotika über Fleisch und Milch aufnehmen. Die antibiotikaresistenten Bakterien befinden sich aber nach wie vor in den tierischen Produkten, da diese so eben gerade die Antibiotikabehandlung überlebt haben. Geflügel ist fast routinemäßig mit gefährlichen Keimen verseucht, wie Stichproben immer wieder bestätigen.

Ein weiterer erst seit Kurzem erforschter Aspekt ist, dass die Antibiotika von den Tieren nicht einfach nur abgebaut, sondern auch über Fäkalien ausgeschieden werden. Die Exkremente von Tieren, die Antibiotika erhalten haben, dürfen ohne Einschränkung als Düngemittel in der Landwirtschaft entsorgt werden. So kommen nicht nur antibiotikaresistente Bakterien, sondern auch Antibiotika selbst direkt in die Umwelt und geraten oft in pflanzliche Nahrungsmittel. Ganz abgesehen von den Schäden, die sie unter den Bodenbakterien auslösen.

Allein in Deutschland fallen jährlich rund dreißig Millionen Tonnen tierische Exkremente an,[94] also regelrechte Gülleseen und Kotgebirge. Diese werden unkontrolliert auf die Felder geschüttet und verseuchen nicht nur das Trinkwasser mit Nitrat und anderem Schlimmen, sondern ruinieren auch die Böden nachhaltig. Diese sind dann ihrerseits nicht mehr in der Lage, mit anderen Verseuchungen klarzukommen.

Diese Probleme wurden erst sehr spät erkannt. Erst in den letzten Jahren gibt es Zeichen des Erwachens in der Politik. Es existieren nun erste Berichte von staatlichen Stellen. In Deutschland zum Beispiel vom Bundesamt für Verbraucherschutz und Lebensmittelsicherheit und vom Bundesministerium für Gesundheit. Sie erstellten etwa eine »Deutsche Antibiotika-Resistenzstrategie – DART«. Doch alle Länder stoßen dabei auf dieselben Probleme, die auch schon die EU in ihrem Bericht hervorgehoben hat: Es ist sehr schwierig, überhaupt einen Überblick zu erhalten, wo wie viele Antibiotika eingesetzt werden. Bis jetzt wurde dies in keiner zentralen Datenbank erfasst. Die staatlichen Strategien erschöpfen sich bisher deshalb meist darin herauszufinden, wie groß das Problem ist und wo man dagegen ansetzen kann. Das eigentliche Problem selbst – die industrielle Massentierhaltung – wird nicht angetastet, sondern nicht nur in Deutschland weiterhin massiv gefördert.

Doch die bereits bekannten Fakten sind erdrückend: Bei einer staatlichen Kontrolle in der Schweiz stellte man fest, dass 90 Prozent des in den Verkauf gelangten Hühnerfleischs antibiotikaresistente Bakterien enthält.[95] Rund die Hälfte der Probleme stammen von Importprodukten. Diese wiesen dieselbe Kontamination auf. Es handelt sich also nachweislich um ein internationales Problem. Mangels Kontrollen wird das ganze Ausmaß auch heute noch unterschätzt. Selbst der Schweizer Kantonschemiker konnte nach seinem überraschenden Ergebnis nichts tun, da kein Gesetz solche resistenten Keime in Nahrungsmitteln verbietet. Wer also weiterhin tierische Produkte konsumiert, muss häufiger damit rechnen, sich der Gefahr einer nicht mehr beherrschbaren bakteriellen Infektion auszusetzen.

Zoonosen

Das Wort »Zoonosen« ist weithin unbekannt, obwohl jedes Jahr rund zweieinhalb Milliarden Menschen auf der Welt daran erkranken und fast drei Millionen Todesfälle auf ihr Konto gehen.[96] Unter dem Begriff versteht man zwischen Menschen und Tieren übertragbare Krankheitsbilder. Verschiedene Erreger kommen dafür infrage – von Bakterien wie bei der Vogelgrippe über Pilzsporen und Viren bis zu Eiweißkörpern wie Prionen bei BSE, dem sogenannten Rinderwahnsinn. Historisch am bekanntesten ist die Übertragung des Bakteriums Yersinia (Pasteurella) pestis durch Rattenflöhe auf Menschen, wodurch die entsetzlichen Pestepidemien und Pandemien ausgelöst wurden.

Bei uns sind vor allem die Salmonellen bekannt, die bei Hühnern sehr häufig vorkommen, ohne dass das Huhn daran erkrankt, beim Menschen aber die Salmonellose auslösen. Dagegen sind Krankheiten, die von Wildtieren auf Menschen übertragen werden (zum Beispiel Tollwut), sehr selten. Weit verbreitet sind auch Erkrankungen durch Escherichia-coli-Bakterien (E. coli und EHEC). Diese findet man im Darm und im Kot. Dadurch gibt es auch Ansteckungsfälle über Gemüse, wenn dieses mit tierischen Fäkalien gedüngt wurde.

Im Jahr 2013 gab es in Deutschland rund 19 000 Salmonellenerkrankungen, die einen Arztbesuch erforderten, und circa 8000 E.-coli-Enteritis-Fälle.[97] Die in letzter Zeit Furore machenden, sogar zu Pandemien hochstilisierten Zoonosen wie Vogel- und Schweinegrippe waren allerdings gar keine und auch nicht annähernd so gefährlich wie behauptet. Hier ging es um durchschaubare Panikmache, offenbar um (wahrscheinlich wirkungslose) Pharmaka und (nicht hinreichend getestete) Impfstoffe loszuwerden. Echte Hinweise für eine Übertragung von Tier auf Mensch gab es gar nicht. Auch die immer wieder behauptete Übertragung des sowieso fraglichen Aids erregenden HI-Virus von Affen auf Menschen ließ sich nicht belegen, tatsächlich nicht einmal, dass es sich bei dem angeschuldigten Retrovirus um den alleinigen Auslöser handelt. Sein Entdecker, nicht der des wissenschaftlichen Betrugs inzwischen überführte US-Amerikaner Robert Gallo, sondern der Franzose Luc Montagnier, der ihn wirklich entdeckte, glaubt heute jedenfalls selbst offenbar nicht mehr daran.[98] Eine wirklich gefährliche Zoonose wäre etwa das Übergreifen eines durch ausufernde Antibiotikagaben herausgezüchteten Bakteriums von Schweinen auf Menschen. Solche Fälle werden unter

(Schweine)bauern immer häufiger und führen zu scheußlichen und schwer beherrschbaren Infektionen.

Der einzige wirklich Ausweg wäre das Verbot von Massen-Tier-Zucht-Häusern. Die nächste schon nicht mehr sehr aussichtsreiche Chance läge in der Beachtung der geltenden Gesetze, was wiederum nur durch massive Kontrollen möglich wäre und Strafen, die so hoch sind, dass sie nicht aus der Portokasse bezahlt werden können, sondern zum Abstellen der Missstände führen. Doch dadurch wären Massentierzucht-Häuser nicht mehr aufrechtzuerhalten, weil die Tiere mehrheitlich vor der Schlachtreife an unerträglichen Bedingungen zugrunde gingen.

Insofern wäre ein Verbot dieser Symbole der Unkultur und Rücksichtslosigkeit gegenüber dem Leben – vor allem auch dem der eigenen Bevölkerung – die einfachere und günstigere Alternative. Aber in Gesellschaften, wo Geld und Profit unangefochten regieren, ist das im Augenblick noch Utopie. Insofern leben wir mit unseren lern-, aber keineswegs bestechungsresistenten Politikern und Journalisten in den Mainstream-Parteien und -Medien in der gleichen Situation wie bezüglich der Atomkraft. Erst wenn massive, nicht mehr vertuschbare Katastrophen eingetreten sind und viele Menschenleben gefordert haben, wird es ein Umdenken in der Bevölkerung geben, das dann notorisch an ihren Posten hängende Politiker zwingt, nicht menschen-, sondern industriefreundliche Ausstiegsszenarien zu entwerfen. Diese werden aber sofort wieder aufgegeben, wenn die Wachsamkeit der Bevölkerung nachlässt, wie in Japan, wo nach Fukushima ein kurzer Schreck zum Atomkraftausstieg führte, der nun schon wieder verwässert wurde.

Auch wenn es jetzt für viele noch unvorstellbar erscheint, die gegenwärtige Antibiotikapolitik in Tiermedizin und -zucht arbeitet direkt auf Zoonosen hin, die mit den Atomkatastrophen vergleichbare Ausmaße in ihrer Schrecklichkeit annehmen könnten. Hier haben wir es mit einem bekannten psychologischen Phänomen zu tun, das es schwer macht, dagegen anzukämpfen: Wenn ein Problem langsam und stetig zunimmt, wird es nicht so stark

wahrgenommen, als wenn es abrupt kommt. Ein GAU in einem Atomkraftwerk muss von den Medien sofort aufgegriffen werden. Eine schleichende Zunahme an Toten durch antibiotikaresistente Bakterien gibt jedoch selten eine Schlagzeile und schon gar keinen Volksaufstand her – selbst wenn die Toten jährlich in die Hunderttausende gehen. Das ist das bekannte Phänomen des Frosches, der, in 50 Grad heißes Wasser geworfen, sofort wieder herausspringt. Wird das Wasser, in dem er sich befindet, aber langsam von kalt auf siedend erhitzt, lässt er sich abkochen.
Angstmache ist etwas Schreckliches und Unärztliches, aber die unbeherrschbare katastrophenanfällige Atomwirtschaft ist noch gefährlicher, und das gilt leider auch für die wesentlich weniger ins Bewusstsein der Bevölkerung gedrungene Gefahr aus der Massentierzucht.

Vegane Ernährung von Kindern

Viele Experten sind unabhängig voneinander zu dem Schluss gekommen, dass die vegane Ernährung von Babys und Kindern als sicher gelten kann, ohne dabei die Nährwertversorgung oder das Wachstum zu beeinträchtigen, und dass sie zudem einige bemerkenswerte gesundheitliche Vorteile bringt.[99]
Immer mehr Menschen leben vegan. Viele merken selbst, wie gut ihnen diese Ernährung tut. Doch bei Kleinkindern und Schwangeren sieht dies anders aus: Keine Mutter möchte ihrem Kind schaden. Das ungeborene Kind ist ebenso wie das Neugeborene vollständig auf den Schutz der Mutter angewiesen.
In den Massenmedien werden immer wieder Einzelfälle von mangelernährten Kleinkindern publiziert, die die Mütter verunsichern. Die meisten Kinder beziehungsweise Säuglinge haben Entwicklungsstörungen, manche bleibende Schäden. Dies kann verständlicherweise Angst machen.
Seit über zwanzig Jahren verfolge ich (RP) nun diese lautstark publizierten Fälle. Ausnahmslos alle konnten darauf zurückgeführt

werden, dass die Babys entweder (unabhängig von der veganen Ernährung) völlig fehlernährt wurden und/oder dass ein Vitamin-B_{12}-Mangel vorlag. Da ich mich seit über zwei Jahrzehnten mit dieser Ernährung befasse und selbst auch schon so lange vegan lebe, konnte ich bereits viele vegan lebende Mütter bei ihren Fragen unterstützen. Alle Kinder entwickelten sich völlig gesund und hatten keinerlei Nachteile durch die vegane Ernährungsweise. Ganz im Gegenteil: Die meisten genossen dadurch diverse gesundheitliche Vorteile. Zum Beispiel kommen zahlreiche Krankheiten, die von Kinderärzten, aber auch von anderen »Experten« als »normal« angesehen werden, bedeutend seltener vor. Dazu gehören zum Beispiel Bauchschmerzen, langes Schreien und Allergien.

Natürlich gab und gibt es aber auch sehr gute Kinderärzte beziehungsweise Pädiater, zum Beispiel den bekanntesten aller Zeiten, Dr. Benjamin Spock (1903–1998). Sein Buch *Dr. Spock's Baby and Child Care*[100] ist nicht nur seit Jahrzehnten ein Bestseller, es ist direkt nach der Bibel das meistverkaufte Buch in der US-amerikanischen Geschichte. In einer neueren Auflage dieses Buches empfiehlt er die vegane Ernährung ausdrücklich auch für Kleinkinder. Seine Aussagen zu den tierischen Produkten für Kinder:

- Fleisch und Fisch: »Kinder erhalten genügend Protein und Eisen aus Gemüse, Bohnen und anderer pflanzlicher Nahrung, ohne dass dabei Fett und Cholesterin enthalten sind.«
- Milchprodukte: »Die Proteine in Kuhmilch sind ein Grund für Koliken bei Neugeborenen. Wissenschaftler studieren nun auch die Zusammenhänge zwischen Kuhmilcheiweiß und Kinderdiabetes. Einige Kinder reagieren sensibel auf Kuhmilch, was sich in Ohren-, Atem- oder Hautproblemen zeigt.«
- Eier: »Eier enthalten einen hohen Wert von tierischem Protein im Eiweiß und Cholesterin und Fett im Eigelb und sind für Kinder nicht notwendig.«

Durch die Fixierung auf tierische Nahrungsmittel bei Babys gibt es heute mehr übergewichtige Kleinkinder als je zuvor. Selbst bei

Zweijährigen findet man bereits Cholesterinablagerungen in den Arterien![101] Dennoch hat noch kein grundlegendes Umdenken bei den »Experten« und den Massenmedien stattgefunden. Statt die gesündere vegane Ernährung zu fördern und aufzuzeigen, wie man ein Kleinkind gesund vegan ernährt, lehnen sie diese in der Regel kategorisch ab.

Schauen wir uns im Folgenden an, auf was geachtet werden muss, damit auch der Säugling von der gesunden veganen Ernährung profitieren kann.

Die Schwangerschaft

Eine gesunde pflanzliche Ernährungsweise sollte, wann immer möglich, bereits vor Beginn der Schwangerschaft gewählt werden. Der Körper hat dann genug Zeit, um Giftstoffe loszulassen, ohne das ungeborene Kind damit zu belasten.

Wenn die Schwangerschaft schon besteht, sollte keine zu radikale Ernährungsumstellung vorgenommen werden – eben wegen der dadurch ausgelösten Entgiftung. In dieser Situation empfiehlt es sich, die Ernährung langsam durch allmähliches Weglassen von Giftigem, Gefährlichem und Schädlichem, also von Tierprotein und -fett, zu verbessern. Wie in allen Lebenslagen ist es auch hier wichtig, die allgemein gültigen Ernährungsregeln einzuhalten (siehe dazu das nächste Kapitel »Die gesunde vegane Ernährung«). Bei einer abwechslungsreichen, gesunden Ernährung braucht man sich über die Eiweißversorgung keine Sorgen zu machen.

Auch ein etwas geringerer Eisenwert im Blut ist während der Schwangerschaft nicht nur normal, sondern sogar günstig, denn er schützt das Ungeborene vor Infektionskrankheiten. Deshalb haben auch Säuglinge, die über längere Zeit voll gestillt werden, einen leicht niedrigeren Eisenwert. Natürlich heißt das nicht, ein wirklicher Eisenmangel wäre vernachlässigbar.

Bewegung an der frischen Luft und in der Sonne tut in dieser Phase besonders gut. Dies fördert nicht nur die Vitamin-D-Bildung in der Haut, sondern hält auch den Körper fit. Sich körperlich zu schonen wie bei einer Krankheit ist fehl am Platz: Die Geburt ist ein Kraftakt, bei dem die Mutter nicht zuletzt auch physisch fit sein sollte.

Interessant sind die Erfahrungen von Hebammen, da diese Erkenntnisse nicht durch theoretische Überlegungen verfälscht sind, sondern direkt aus der realen Welt stammen: Eine Schweizer Hebamme, die über 3000 Geburten begleitete, fasst ihre Erkenntnisse zur gesunden Ernährung für eine gute Geburt so zusammen:

> »Damit eine gute Geburt ohne Komplikationen möglich wird, sollte vor allem während der Schwangerschaft auf das Essen geachtet werden, das heißt wenig oder gar kein Fleisch, dafür umso mehr Früchte, Gemüse, Salate sowie Vollkornprodukte (Vollkornbrot) und Vollwertkost. Auch sollte eine salzarme Ernährung eingehalten und vor allem auf Schweinefleisch und Würste verzichtet werden. Bei Einhaltung dieser Regeln habe ich festgestellt, dass die Geburt rascher und besser verläuft.«[102]

Auch das Vorurteil, die Babys kämen zu klein auf die Welt, weil vegane Mütter nicht genügend Nährstoffe aufnähmen, konnte in mehreren Studien widerlegt werden, zum Beispiel in einer im November 2014 veröffentlichten Vergleichsstudie von Veganerinnen, Vegetarierinnen und Fleischesserinnen. Dabei gab es keine größeren Unterschiede beim Geburtsgewicht. Kein einziges der untersuchten veganen Neugeborenen brachte zu wenig auf die Waage.[103]

Eine Metaanalyse von diversen Studien bestätigte im Januar 2015, dass eine vegane Schwangerschaft als sicher gelten kann. Einerseits sollte man dabei wie immer jedoch auf die Vitamin-B_{12}-Versorgung achten, andererseits hat man gegenüber fleischessenden Müttern weniger Probleme mit der Folsäure und Magnesiumversorgung.[104]

Die Säuglingszeit

Die beste Ernährung direkt nach der Geburt ist unbestritten die von der Natur für den Säugling vorgesehene: die Milch der eigenen Mutter. Kein anderes Nahrungsmittel kommt auch nur annähernd an den Wert der Muttermilch heran. Und wie bereits aufgezeigt ist die Muttermilch am gesündesten, wenn die Mutter schon lange vegan lebt. Jede Frau, die vorhat, Kinder zu bekommen, sollte deshalb schon möglichst früh auf belastende tierische Produkte verzichten.

Doch auch wenn die Muttermilch nicht völlig perfekt ist: Sie ist in jedem Fall wesentlich besser als alles andere, was man dem Kind anbieten kann. Nicht umsonst heißen Kleinkinder »Säuglinge«. Sie benötigen die Mutterbrust nicht nur zur physischen Ernährung, sondern auch für ihre seelische Entwicklung: An der Brust hören sie den Herzschlag der Mutter, der sie während der ganzen Schwangerschaft begleitet hat. Sie spüren die Wärme der Mutter und hören ihre Stimme. Stillen ist deshalb mehr als bloße Ernährung des Kindes.

Viele werdende Mütter machen sich Sorgen: Was, wenn ich nicht stillen kann? Diese Sorge ist jedoch in fast allen Fällen unbegründet. In alten Zeiten starben Kinder von Müttern, die nicht stillen konnten. Deshalb hat die natürliche Selektion in der Evolution längst dafür gesorgt, dass alle Mütter (mit ganz wenigen Ausnahmen wie zum Beispiel nach kompletter Brustamputation) stillen können.

Da das Stillen jedoch in den letzten Jahrzehnten nicht mehr als selbstverständlich angesehen wurde, ist einiges an der wichtigen Erfahrung verloren gegangen. Viele Töchter können es nicht mehr von ihren Müttern lernen.[105] Glücklicherweise gibt es jedoch gut ausgebildete Stillberaterinnen. Sehr empfehlenswert sind die Frauen von der La Leche League. Alle von ihnen haben eigene persönliche Erfahrung im Stillen und arbeiten ehrenamtlich. Sie kennen sich mit Stillproblemen aus und helfen kompetent (zum Beispiel bei Schmerzen während des Stillens, Einstiegsproblemen und so weiter). Fast immer ist nach einer solchen Beratung, die schon in der Schwangerschaft beginnen könnte, das Stillen für die Mutter möglich.

Die konservative Welternährungsorganisation WHO empfiehlt, mindestens sechs Monate lang voll und danach wenigstens noch bis zum Ende des ersten Lebensjahres weiter zu stillen. Ein Maximum gibt es nicht. Das durchschnittliche Abstillalter in Ländern außerhalb der Industrienationen liegt bei rund vier Jahren. Was müssen vegane Mütter speziell beachten? Bei einer gesunden veganen Ernährung gibt es nur einen Punkt, dem zusätzliche Aufmerksamkeit gewidmet werden sollte. Im Gegensatz zur Folsäure bei Fleischesserinnen mit geringem Konsum an Gemüse und Salaten ist es bei Veganerinnen das Vitamin B_{12}. Dieses ist für die körperliche und geistige Entwicklung des Säuglings unentbehrlich.

Auch wenn das nun schon oft erwähnt wurde: Während Schwangerschaft und Stillzeit sollte ebenfalls in besonderem Maße auf eine genügende Vitamin-B_{12}-Versorgung geachtet werden. Dies geht ganz einfach über Kapseln, Tabletten, Pulver, Tropfen oder Spritzen. Da ein B_{12}-Mangel auch unter Fleischessern weit verbreitet ist, bekommt man solche B_{12}-Ergänzungsmittel an vielen Orten. Bei Bezugsproblemen kann man sich auch bei den Fachorganisationen wie VEBU (für Deutschland), Swissveg (für die Schweiz) und VGÖ (für Österreich) erkundigen. Üblicherweise wird Cyanocobalamin empfohlen. Besser nimmt der menschliche Körper jedoch Methylcobalamin auf.[106]

Das B_{12}-Problem ist hier nicht zu unterschätzen. Dieses Vitamin ist unentbehrlich für den Aufbau des Nervensystems. Ein Mangel im Säuglingsalter kann deshalb weitreichende Folgen haben. Deshalb ist es buchstäblich not*wendig*, dass stillende Mütter über genügend B_{12} verfügen, das sie über die Muttermilch dem Säugling weitergeben. Ein klärender Test braucht nur ein wenig Blut, das heißt einen Piks in der Vene, und schafft unerlässliche Sicherheit.

Manchmal gibt es gravierende gesundheitliche Probleme bei vegan ernährten Säuglingen, nicht wegen veganer Ernährung an und für sich, sondern weil Eltern auch bei Erkrankungen, die unabhängig von der Ernährung entstehen können, keinen Arzt aufsuchen. Dies ist teilweise verständlich, da viele Ärzte auf vegane Kinder »allergisch« reagieren und die Eltern mit allen Mitteln von der veganen Ernährung abzubringen versuchen (unabhängig vom eigentlichen Problem des Kindes). Deshalb empfiehlt es sich, möglichst vor der Schwangerschaft in aller Ruhe einen vertrauenswürdigen Arzt zu suchen, der auch Verständnis für die gesunde vegane Ernährung aufbringt und nicht veraltetes Wissen hochhält und verbreitet. Die oben genannten Verbände können hierbei behilflich sein. Sie führen Adresslisten von empfehlenswerten Ärzten.

Erste Beikost

Irgendwann kommt bei jedem Kind die Zeit, da es sich für feste Nahrung interessiert. Man muss es also nicht zwingen, neben der Muttermilch andere Lebensmittel zu sich zu nehmen. Lassen Sie das Kind den Zeitpunkt bestimmen.
Ab dem sechsten Monat können Sie ihm jede Woche eine andere Frucht oder ein anderes Gemüse zum Probieren anbieten. Das kann ganz oder püriert sein (je nach der Konsistenz der Frucht beziehungsweise des Gemüses). Damit sehen Sie jeweils, was das Kind möchte und was es verträgt. Außerdem kann sich die Verdauung des Kindes langsam an die einzelnen neuen Nahrungsmittel gewöhnen.
Dies soll weder für Sie selbst noch für das Kind Stress bedeuten. Manche Kinder beginnen erst nach einem Jahr voller Stillzeit mit der ersten festen Nahrung, andere sogar noch später. Das ist kein Grund zur Sorge, solange sich das Kind gesund entwickelt und die Mutter sich gesund ernährt.
Gemäß WHO sollte jedes Kind wie gesagt mindestens sechs Monate voll gestillt und danach noch mindestens bis zum Ende des ersten Lebensjahres weiter gestillt werden. Ein Maximum der Stillzeit gibt es nicht. Aber keine Angst: Auch wenn Sie Ihr Kind

nicht zwingen, feste Nahrung zu sich zu nehmen, wird es mit der Zeit von sich aus immer mehr danach verlangen und nach einer gewissen Zeit ganz auf die Mutterbrust verzichten. Ein zu frühes Abstillen kann körperliche und psychische Probleme zur Folge haben, insbesondere wenn abrupt abgestillt wird. Wenn Mutter und Kind erst spät abstillen möchten, schadet dies jedoch weder dem Kind noch der Mutter. Auch die Vorstellung, Stillen schade der Figur, ist durch zahlreiche Gegenbeispiele längst entkräftet.

Kleinkinderzeit

Glücklicherweise ist Ernährung, die Erwachsene gesund macht und gesund erhält, auch im Kindesalter gut. Abgesehen vom Vitamin B_{12} gibt es hier keine speziell veganen Probleme.
Natürlich muss ein Kleinkind alle Nährstoffe erhalten, die es benötigt – genauso wie jeder Erwachsene. Dies ist jedoch bei der veganen Ernährung sogar noch einfacher zu gewährleisten als bei der (noch) üblichen auf Milchprodukten und Fleisch basierenden. Durch Obst, Gemüse, Hülsenfrüchte und dergleichen erhält jedes Kind genügend von allem, was es benötigt. Auch ein Eiweißmangel ist bei veganen Kleinkindern (die sich gesund satt essen dürfen) unbekannt.

Die gesunde vegane Ernährung

Damit die vegane Ernährung wirklich zur gesündesten wird, sollte man auch die bekannten Ernährungsratschläge mitberücksichtigen: möglichst naturbelassene Nahrungsmittel essen und einen großen Anteil roher Kost. Wird diese abwechslungsreich gewählt, ist eine gesunde Ernährung so gut wie sicher.
In den Industrienationen wird heute vor allem viel zu viel Industriezucker, -salz, Tierfett und -protein verbraucht. Weshalb ist dies so? Bei den ersten drei ist die Menge das Problem. Wir benötigen Zucker (Kohlenhydrate), Salz (Mineralstoff) und Fet-

te – nur eben nicht so viel, wie heute konsumiert werden. In den vergangenen Jahrtausenden gab es nie einen solchen Überfluss dieser wichtigen Nährstoffe in unserer Nahrung. Unser Körper versucht(e) deshalb, möglichst viel davon zu erhalten. Was über Jahrtausende eine wichtige Überlebensstrategie war, wird in der heutigen Überflussgesellschaft zum Problem.

Zucker

Zucker beziehungsweise Kohlenhydrate geben uns Energie. Unser Gehirn funktioniert nicht nur, wie man früher dachte, aber auch mit Zucker als Treibstoff. Reife Früchte erkennen wir daran, wie süß sie schmecken. Schon Muttermilch ist süß (zur Förderung der Gehirnentwicklung des Säuglings durch Kohlenhydrate). Zucker ist also grundsätzlich etwas Positives. Problematisch wird es erst, wenn man den Zucker aus einem Nahrungsmittel isoliert: Würde man das Zuckerrohr essen, hätte man keine gesundheitlichen Probleme. Beim isolierten Zucker allerdings fehlen wichtige Begleitstoffe, die zu seiner optimaler Verdauung nötig sind.

Aus veganer Sicht kommt hinzu: Rohrzucker wird, in seltenen Fällen, mit Tierkohle gebleicht. Dies gilt glücklicherweise nicht für in Europa angebauten Rübenzucker und natürlich auch nicht für unraffinierten braunen Zucker (wobei der gewöhnliche braune Zucker kaum gesünder ist als weißer Industriezucker).

Zucker sollte also möglichst nur in seiner natürlichen »Umgebung« konsumiert werden: in süßen, frischen Früchten. Überall sonst ist er ein reines Genussmittel und schädlich.

Salz

Weshalb konsumieren wir zu viel Salz? Salz ist ein für uns lebenswichtiger Mineralstoff. Unser Geschmackssinn kann Salz sehr gut schmecken. In natürlichen Nahrungsmitteln kommt Salz immer zusammen mit anderen wichtigen Mineralstoffen vor. Deshalb ist es im Prinzip sinnvoll, wenn unser Körper Nahrungsmittel mit salzigem Geschmack mag.

Salz ist glücklicherweise nicht so schädlich, wie man früher dachte. Dennoch sollte man sich bewusst sein, weshalb man Nahrungsmittel mit viel Salz mag, seinen übermäßigen Konsum aber vermeiden. Noch vor rund hundert Jahren waren zu viel Zucker oder Salz in dieser Hinsicht kein großes Problem, da beides sehr teuer war. Heute ist beides billiger Rohstoff der Nahrungsindustrie geworden und wird dadurch in zu großen Mengen verwendet und folglich auch verbraucht.

Weißer Reis

Ähnlich wie beim Vollkornmehl ist es auch beim Vollkornreis: Er enthält alle wichtigen Vitalstoffe und Faserstoffe von Reis. Wie wichtig es ist, Vollkornreis zu wählen, zeigte sich in Indien, als ärmere Bevölkerungsschichten ihren Kindern nur noch den teureren weißen Reis gaben, weil sie für die Kinder nur das Beste wollten. Die Kinder bekamen Vitaminmangel, der bis zur Erblindung führte.

Geschälter weißer Reis hat kaum Vorteile gegenüber braunem, außer dass er länger lagerfähig und schneller zubereitet ist. Beim Vollkornreis empfiehlt es sich also, ihn am Vorabend einzuweichen, damit die Kochzeit nicht zu lange ist. Dafür macht schon eine kleine Menge durch die Faserstoffe satt und versorgt den Körper mit vielen wichtigen Vitalstoffen.

Auszugsmehl (Weißmehl)

Zucker und Salz sind die beiden reinsten Stoffe in der Küche. Doch auch volles Korn findet man immer seltener. Schon vor vielen Jahrzehnten hat man entdeckt, dass Weißmehl etwa doppelt so lange haltbar ist wie Vollkornmehl. Ein weiterer Vorteil für Bäcker ist die geringere Haltbarkeit von Weißbrot gegenüber Vollkornbrot, weshalb es meist täglich frisch gekauft wird.

Diese »entscheidenden« Vorteile für die Produzenten haben bewirkt, dass die Industrie heute hauptsächlich mit Weißmehl arbeitet.

Weshalb ist Weißmehl länger haltbar? Weil vom ganzen Korn der Keimling entfernt wurde und somit auch sämtliche Fette, welche ranzig werden können. Der gesunde Teil des Korns, die Kleie, wird heute übrigens hauptsächlich als Schweinefutter eingesetzt. Doch auch die Faserstoffe (Randschichten des Korns) werden bei Weißmehl entfernt. Es enthält dadurch nur noch ein Drittel der Mineralstoffe des Vollkornmehls. Die Mineral- und Faserstoffe fehlen dadurch natürlich in allen Weißmehlprodukten wie Weißbrot, Teigwaren, Süßgebäck und so weiter.

Die Farbe eines Produkts sagt übrigens nicht unbedingt etwas über seinen Vollkorngehalt aus. Manche Brote werden mit Zuckerkaramell braun eingefärbt, und Roggenmehl ist auch als Auszugsprodukt noch braun. Deshalb kann man sich nur auf die Zutatenliste der Produkte verlassen.

Im Idealfall sollte man das ganze Korn einkaufen und bei Bedarf frisch mahlen und sofort verarbeiten. Damit erhält man die meisten Vitalstoffe. Manche (Bio)bäcker tun dies tagtäglich in ihrer Backstube – fragen Sie danach! In der Regel kaufen herkömmliche Bäckereien jedoch entweder Weißmehl ein oder bekommen sogar sogenannte Teiglinge geliefert, die sie nur noch aufbacken müssen.

Manchmal hört man den Einwand gegen Vollkornprodukte, dass diese Phytin enthalten und dieses Mineralstoffe bindet. Diesbezüglich braucht man sich jedoch keine allzu großen Gedanken zu machen: Erstens ist der Effekt relativ gering, verglichen mit dem Mineralstoffgehalt der Vollkornprodukte, und zweitens wird das Phytin beim Aufgehenlassen des Brotes größtenteils deaktiviert. Beim heutigen industriell hergestellten Brot, bei dem sogenannte Teigführungsmittel zum Einsatz kommen, damit die Brotherstellung beschleunigt werden kann, spielt das Phytin wieder eine etwas größere Rolle. Dennoch ist das Vollkornbrot in jedem Fall dem Weißbrot vorzuziehen.

Gluten (Weizenkleber)

Von einer einseitigen, glutenlastigen Ernährung ist jedoch abzuraten, selbst wenn man sich auf Vollkornmehl beschränkt und auch wenn man Gluten zu vertragen scheint und nicht mit Zöliakiesymptomen seitens des Darms reagiert. Viel spricht heute dafür, dass Gluten und die in den letzten fünfzig Jahren in den Weizen gezüchteten Gene unserem Gehirn und Immunsystem schaden. Meine ärztlichen Erfahrungen (RD) sprechen dafür, dass pflanzlich-vollwertige Ernährung unter Ausschluss von Tierprotein, die im Sinne des *Geheimnisses der Lebensenergie in unserer Nahrung* noch einen Schritt weiter geht und die Glutenproblematik einbezieht, sich enorm bewährt. Das liegt wahrscheinlich daran, dass Gluten entscheidend aufs Gehirn einwirkt.

Was sonst noch wichtig ist

Eine gesunde Ernährung bildet die Basis, die ein gesunder Körper braucht. Doch das ist nicht ausreichend. Zu einem gesunden Lebensstil gehören noch weitere Aspekte, auf die wir in diesem Buch allerdings nicht vertieft eingehen. Dennoch sollen im Folgenden einige besonders wichtige Punkte angesprochen werden.

Psychische Gesundheit

Dieser Aspekt wird oft noch mehr unterschätzt als der Einfluss einer gesunden Ernährung auf den Körper. Aber auch die Schulmediziner wissen längst, dass die Psyche ein wesentlicher Faktor bei der Genesung eines Kranken ist. Deshalb werden heute fast alle Studien doppelblind und randomisiert erstellt. Das heißt, man teilt eine Gruppe von Menschen zufällig *(random)* in zwei Gruppen auf. Die eine erhält die zu testende Behandlung (zum Beispiel ein Vitaminpräparat oder ein Medikament) und die andere ein Placebo (ähnlich aussehendes Präparat, jedoch ohne

Wirkstoff). Während der Studiendurchführung dürfen weder der behandelnde Arzt noch die Patienten wissen, wer zu welcher Gruppe gehört (deswegen ist die Bezeichnung »doppelblind« entstanden). Dadurch sollen psychische Einflüsse wie zum Beispiel die Erwartungshaltung des Arztes, die »Droge Arzt« und vor allem die Selbstheilungskräfte der Patienten ausgeschaltet werden.

Es wird also damit indirekt anerkannt, dass die Psyche der Menschen wesentlichen Einfluss auf die Gesundung hat. Weshalb dies so ist, entzieht sich der Schulmedizin, der Einfluss selbst (der Placeboeffekt) ist jedoch so offensichtlich, dass er immer berücksichtigt werden muss.

Wie groß dieser Placeboeffekt sein kann, ist gar nicht mehr umstritten. Er ist in jedem Fall so erheblich, dass er Studienergebnisse völlig verfälschen würde. Inzwischen hat die Placeboforschung bereits gezeigt, dass der Unterschied zwischen einer vorgetäuschten und einer wirklichen Operation, wie wissenschaftlich am Beispiel von Knieoperationen (Arthroskopien) belegt, gar nicht feststellbar ist. Wenn aber eine Scheinoperation dieselbe Wirkung haben kann wie eine echte Operation,[107] ist natürlich der Effekt der echten Operation gar nicht mehr einschätzbar. Vielleicht sollte man sich auch schon mal Gedanken über die Wirksamkeit von Ritualen machen.

Dass unter diesen Umständen die Psyche in der Schulmedizin noch weit unter ihrer wirklichen Bedeutung eingestuft wird, ist offensichtlich. Hier ist *Krankheit als Symbol* zu empfehlen, das Nachschlagewerk, das die seelische Bedeutung Tausender Symptome entschlüsselt.

Bewegung

Der Mensch ist nicht geschaffen, stundenlang auf einem Bürostuhl zu sitzen und sich tagelang kaum zu bewegen. Gelenke, Muskeln, Sehnen müssen genutzt und der Kreislauf angeregt werden, um uns gesund zu erhalten. Neben der Psyche und der

Ernährung ist die Bewegung der dritte wichtige Aspekt eines gesunden Lebensstils.

Gut wäre, zumindest ein Mal pro Tag etwas außer Atem zu kommen, oder noch besser, im Sauerstoffgleichgewicht, gerade noch genug Atem bekommend, zu laufen, zu schwimmen, zu tanzen oder Rad zu fahren, zu rudern oder zu »walken«. Mindestens 30 Minuten täglich sollte man sich zügig bewegen. Idealerweise in freier Natur, in guter Luft und im Sonnenschein, der auf unbekleidete Haut trifft (wegen des Vitamins D).

Entspannung

Wenigstens ein Mal pro Tag wäre auch eine »Tiefenentspannung« heilsam, so wie die sogenannte REM-Phase[108] der Nacht den weißen Yang-Punkt und -Pol im schwarzen Yin-Feld ausmacht, muss im weißen Yang-Feld ein schwarzer Punkt für Entspannung und Regeneration sorgen. Das kann ein Mittagsschlaf sein, ein »Powernapping« oder eben besser noch eine »Tiefenentspannung« mittels einer geführten Meditation oder auch jede andere Form tiefgehenden Loslassens. Regelmäßiger Mittagsschlaf kann zum Beispiel die Herzinfarktwahrscheinlichkeit bei Männern um gut 50 Prozent verringern.[109]

Sonne/Vitamin D

Sonnenlicht ist für unsere körperliche und psychische Gesundheit sehr wichtig. Grundsätzlich kann man deshalb sagen: Je mehr direkte Sonne unser Körper bekommt, desto besser. Doch mit einer Einschränkung: Es sollte kein Sonnenbrand auf der Haut entstehen.

In Verruf kam das Sonnenlicht wegen der Hautkrebsgefahr. Allerdings ist der wirklich gefährliche schwarze Hautkrebs völlig unabhängig von der Sonne, der sogenannte weiße Hautkrebs ist zwar sonnenabhängig, aber gar kein so gefährlicher Krebs, da er nie metastasiert. Nach meinen (RD) und den Erfahrungen von Kollegen sollte er nach *Krankheit als Symbol* gedeutet werden, kann aber fast immer mit der (verschreibungspflichtigen) Aldara-Creme einfach behandelt und zum Verschwinden gebracht werden. Hautärzte wollen meist operieren, aber das hat sich nach meiner Erfahrung in den letzten Jahren als unnötig erwiesen.

Wenn unser Körper Sonnenlicht nur hinter Glasscheiben oder durch eine dicke Schicht Sonnenschutzmittel erhält, kann er nicht den vollen Nutzen aus der Sonne ziehen, da der UV-Lichtanteil fehlt. Es ist dann für unseren Körper nicht möglich, Vitamin D in der Haut zu bilden. Da dieses also selbst mithilfe der Sonne vom Organismus gebildet werden kann, ist es eigentlich und im Widerspruch zu seinem Namen ein Hormon.

Anstatt sich ständig vor der Sonne zu verstecken, wäre es deshalb besser, das ganze Jahr hindurch immer wieder die Sonne auf die Haut zu lassen. Sonnenbrand gibt es vor allem auf der Haut, welche die Sonne nicht gewohnt ist. Typisch wäre da zum Beispiel, wenn man kaum nach draußen geht und dann zwei Wochen Urlaub am Meer verbringt, um sich zu bräunen. Oder mitten im Winter auf den Bergen die bleiche Haut stundenlang der direkten Sonne aussetzt. Nur für solche Ausnahmefälle kann eine Sonnencreme nützlich sein, aber auch nur nach der ersten Viertelstunde, wenn der Körper seine »Vitamin-D-Chance« hatte. Ansonsten gilt: Je regelmäßiger moderates Sonnenbaden möglich ist, desto gesünder für den ganzen Körper.

Da die Vitamin-D-Versorgung durch das heute übliche Lebensumfeld im Büro statt in der Natur bei den meisten knapp ausfällt, lohnt es sich, darauf zu achten, ganz unabhängig von der Ernährung. 89 Prozent der Deutschen sollen einen Mangel haben; so viele sind aber noch gar nicht vegan, sodass diese Ernährungsweise hier als Ursache ausfällt.

Neben der Sonne liefern auch einige Nahrungsmittel Vitamin D, zum Beispiel ist es in Pilzen und fettreichen tierischen Produkten enthalten. Am ehesten erhält man es aber mit angereicherten Lebensmitteln. Und hier beginnt die Verwirrung. Es gibt nämlich zwei unterschiedliche Arten: die Vitamine D_2 (Ergocalciferol) und D_3 (Cholecalciferol). Häufig wird angenommen, dass die D_3- besser als die D_2-Form sei. Dies konnte aber durch eine Studie aus dem Jahr 2007 widerlegt werden.[110] Dennoch ist nach wie vor umstritten, ob das D_3 nicht doch effektiver ist.

D_3 kommt im Fett von verschiedenen tierischen Produkten vor. Als Vitaminzusatz wird es hauptsächlich aus Wollfett gewonnen. Das D_2 kommt zum Beispiel in Pilzen vor. Insbesondere in solchen, die, wild gewachsen, direkte Sonne erhielten oder in der Sonne getrocknet wurden. Nahrungsergänzungsmittel sind deshalb entweder nicht-vegan (D_3) oder vegan (D_2), doch eventuell nicht so wirkungsvoll. Es gibt aber seit wenigen Jahren auch Nahrungsergänzungsmittel, die veganes D_3 enthalten.[111]

Glücklicherweise kann das Vitamin im Körperfett gespeichert werden. Deshalb kann man auch an Sonnentagen Vitamin für Regentage »tanken«. Nutzen Sie also Sonnentage, um an frischer Luft und an der Sonne etwas für Ihre Gesundheit zu tun!

Glyphosat macht Mensch und Tier krank[112]

Das vom Gentechnikkonzern Monsanto entwickelte Totalherbizid Roundup tötet alle Pflanzen ab – außer von Monsanto gentechnisch veränderte.[113] Jeder Bauer, der gentechnisches Soja anbaut, verwendet deshalb Roundup, da es eine große Arbeitserleichterung darstellt und zusammen mit dem Gentech-Saatgut verkauft wird. Gemäß Monsanto ist das Gift für Mensch und Tier völlig unbedenklich, da es nicht verstoffwechselt, sondern einfach über den Urin wieder ausgeschieden wird. Bis vor Kurzem hat man dieser Aussage Monsantos blind vertraut. Doch seit in den Anbaugebieten der gentechnisch veränderten Monsanto-Pflanzen und in der EU, wo das entsprechende Futtermittel den Tieren verfüttert wird, immer mehr gesundheitliche Probleme bei Tieren und Bauern auftauchten, wurde dieser blinde Glaube erschüttert.

Der Wirkstoff Glyphosat des Totalherbizids ist schon viele Jahre auf dem Markt und wird heute nicht mehr nur in Monsantos »Roundup« eingesetzt, sondern auch in zahlreichen anderen Produkten, die hauptsächlich von Hobbygärtnern verwendet werden. Dennoch wurde erst kürzlich mit konzernunabhängigen Untersuchungen begonnen.

Diese Untersuchungen zeigen bisher ein völlig anderes Bild als die Werbeaussagen des Gentechnikkonzerns: Da man Rückstände des Wirkstoffs Glyphosat nicht nur im Urin fast aller Personen, die man untersuchte (nicht nur Bauern), sondern auch in der Muttermilch von stillenden Frauen fand, ist erwiesen, dass das Gift doch im Körper verstoffwechselt und sogar abgelagert wird.

Auch die Behauptung, das Gift schädige nur Pflanzen, ist nicht mehr haltbar, seit man weiß, dass Fische DNA-Schäden davontragen, wenn sie in durch Glyphosat verunreinigtem Wasser schwimmen müssen.[114] Ebenso ist bekannt, dass Verdauung und Immunsystem von Kühen durch Glyphosat beeinträchtigt werden können.[115]

Und was für gesundheitliche Folgen hat es für den Menschen? Aus Gebieten, in denen das Gift in großen Mengen eingesetzt wird (zum Beispiel Argentinien), ist bekannt, dass die Rate der Missgeburten drastisch zugenommen hat.[116] Auch diverse weitere gesundheitliche Probleme treten dort vermehrt auf. Obwohl in Europa (noch) keine gentechnisch veränderten Sojabohnen großflächig angebaut werden, gibt es auch hier schon gesundheitliche Probleme, denn Europa importiert viel gentechnisch verändertes Futtermittel, das mithilfe von Roundup hergestellt wurde. Auch deutsche Bauern sind davon betroffen: Kühe können krank werden und sterben, weil sie über das importierte Kraftfutter zu viel des Giftes Glyphosat aufgenommen haben, und die Bauern berichten über gesundheitliche Probleme am eigenen Leib und bei ihren Kindern. Landwirte, die nur Biofutter einkaufen, haben damit natürlich kaum Probleme. Doch das ist eine sehr kleine Minderheit: Das Fleisch und die Milch in deutschen Supermärkten stammt fast ausschließlich aus konventionellen

Betrieben, die gentechnisch verändertes, mit Glyphosat stark verunreinigtes Kraftfutter einsetzen.[117]

Ganz vermeiden kann man den Kontakt mit diesem Gift kaum noch. Sogar beim Weizen wird das Totalherbizid eingesetzt. Da die Weizenähre abgestorben ist, wenn das Weizenkorn reif ist, kann man das Herbizid benutzen, um sämtliche Beikräuter zu vernichten, bevor man mit der Erntemaschine das Feld abberntet. Da Glyphosat heute das weltweit am meisten eingesetzte Herbizid ist, kann man es vielerorts sogar in Böden und im Grundwasser nachweisen. In tierischen Organismen, zum Beispiel Fischen, reichert es sich ebenfalls an und gelangt so indirekt wieder in die Nahrungskette des Menschen.

Untersuchungen zeigen, dass mit dem Einsatz des Glyphosats auch die Verbreitung der Zöliakie und der generellen Glutenunverträglichkeit zugenommen haben könnte.[118] Es wird angenommen, dass Glyphosat die gesunden Darmbakterien schädigt, wenn nicht sogar abtötet, und so den anderen, krankmachenden Mikroorganismen dazu verhilft, sich schneller auszubreiten. Dadurch kann es sehr verschiedene Krankheitsbilder geben. Da Getreide, neben Kraftfutter, besonders viel Glyphosat enthalten kann, könnte es durchaus sein, dass die Glutenunverträglichkeit zumindest teilweise auf Glyphosat in den Feldfrüchten zurückzuführen ist.

In Europa wird heute so viel Fleisch konsumiert, dass ein Großteil der Ackerflächen für die Futtermittelproduktion dafür verschwendet wird. Dies hat zur Folge, dass Brotgetreide nicht mehr ausreichend im Inland angebaut werden kann, sondern zu einem Großteil aus Übersee importiert werden muss. Dadurch kommt heute auch vermehrt Getreide in unser Brot, das mit Glyphosat behandelt wurde. Selbst die WHO, die sich bei der Verbreitung der Schweinegrippeangst über die Peinlichkeitsgrenze hinaus als industriefreundlich erwiesen hat, brachte inzwischen Glyphosat in Zusammenhang mit Krebsauslösung. Egal von welcher Seite man es ansieht: Hoher Fleisch- und Milchkonsum fördert die Verbreitung des Giftes, das damit immer mehr in unsere Nahrungskette eindringen kann.

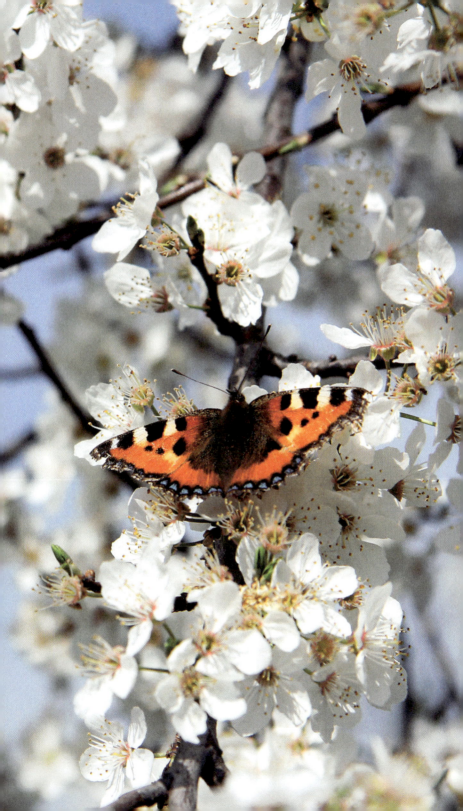

TEIL 2

ÖKOLOGIE

*Die größten ökologischen Probleme
unserer Zeit wurden durch den Massenkonsum
an billigen tierischen Produkten
zumindest mitverursacht.*

IN ZENTRALEUROPA ist der Fleischmarkt seit Jahren sozusagen gesättigt. Der Fleischkonsum hat sich auf hohem Niveau eingependelt. In den letzten Jahren ist hier sogar ein erster Trend zu geringerem Fleischkonsum ersichtlich.

Ganz anders sieht es aus, wenn man sich den Fleischkonsum weltweit anschaut: Er steigt unaufhörlich. Einerseits nimmt die Weltbevölkerung laufend zu, andererseits isst im Durchschnitt jeder Mensch auf der Welt auch mehr Fleisch. Im Jahr 1970 lag der Fleischkonsum bei 27 Kilogramm pro Kopf und Jahr, 2010 bereits bei 42,2 kg – Tendenz weiter steigend. Und der weltweite Fleischkonsum insgesamt geht bereits gegen 300 Millionen Tonnen. Bei diesen Zahlen ist der Fischkonsum noch gar nicht eingerechnet!

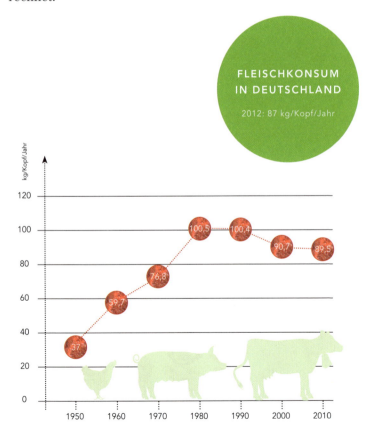

Die Vorbildwirkung der Industrienationen mit einem mehr als doppelt so hohen Fleischkonsum wie im weltweiten Durchschnitt hat gravierende Folgen: Damit wird Wohlstand mit hohem Fleischkonsum in Verbindung gebracht. Die ökologischen Folgen der Fleischproduktion werden deshalb immer gravierender.

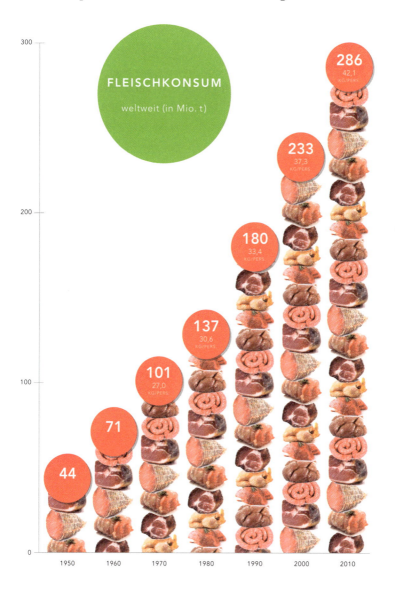

Ökologie

Die Zerstörung des Regenwalds

Der Fleischkonsum in Europa zerstört die Regenwälder. Dieser Zusammenhang ist nicht auf den ersten Blick erkennbar, da alle Urwälder Europas längst gerodet wurden (häufig, um Weideflächen zu erhalten). Deshalb muss man einen genaueren Blick auf die Fleischerzeugung werfen: Der Fleischkonsum Europas ist heute so hoch, dass es unmöglich ist, ausreichend Futter für die sogenannten Schlachttiere hierzulande zu produzieren. Immer mehr Futtermittel müssen importiert werden. Dabei wäre Europa ein fruchtbarer Kontinent: Würden die Europäer die Nahrungskette verkürzen und ihren Fleisch- und Milchkonsum halbieren, könnte Europa sogar Getreide in alle Welt exportieren, statt den Entwicklungsländern Getreide für die europäische Tiermast abzukaufen.[119] Allein für nach Deutschland importierte Futtermittel wird eine Fläche von 4 Millionen Hektar benötigt.[120] Dies zusätzlich zu den 9,1 Millionen Hektar, auf denen im Inland Futtermittel angebaut werden. Zusammengenommen entspricht dies etwa der gesamten Fläche der Schweiz und Österreichs (inklusive aller ihrer Seen und Berge).

Für die pflanzliche Nahrungsmittelproduktion wird in Deutschland nur die Hälfte der Fläche zur Verfügung gestellt, wie sie für Futtermittel im Inland aufgewendet wird. In der Schweiz ist das Verhältnis der pflanzlichen Inlandproduktion noch extremer:

- 32 000 000 Tonnen Tierfutter.
- 3 600 000 Tonnen pflanzliche Nahrungsmittel.

Weshalb dieses Missverhältnis? Die Fleischindustrie in der Schweiz hat schon früh bemerkt, was für einen Imageschaden die Regenwaldabholzung für sie bedeutet. Deshalb hat sie große Anstrengungen unternommen, um möglichst viel Futtermittel im Inland zu produzieren. Das ist ihr gelungen. Doch die Schweiz ist dadurch natürlich nicht größer geworden. Die Fleisch- und Milchindustrie hat die Produktion pflanzlicher Nahrungsmittel

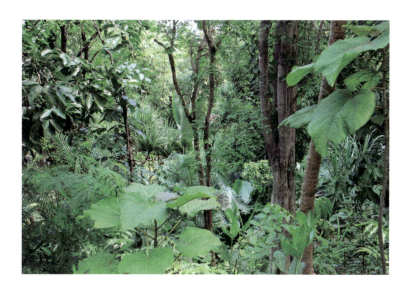

ins Ausland verdrängt. Heute muss deshalb ein Großteil importiert werden. Obwohl immer noch jährlich 1 Million Tonnen Futtermittel in die Schweiz eingeführt werden (ein Teil aus brasilianischen Regenwaldgebieten), muss zusätzlich zum Beispiel das Brotgetreide aus Kanada kommen, da der einheimische Boden für den Futtermittelanbau herhalten muss.

Doch zurück nach Deutschland: Innerhalb von zehn Jahren, von 2000 bis 2010, hat die Menge der Futtermittelimporte nach Deutschland um 56 Prozent zugenommen. Dieser Anstieg ist zu einem Großteil darauf zurückzuführen, dass Deutschland (dank der EU-Politik) immer mehr tierische Nahrungsmittel exportiert, da der Inlandsmarkt längst bedient und glücklicherweise leicht rückläufig ist. Doch auch der Bedarf für die Produktion tierischer Nahrungsmittel für die deutsche Bevölkerung benötigt riesige Flächen: Pro Einwohner Deutschlands sind rund 1500 Quadratmeter nötig, um seine Lust auf tierische Produkte zu befriedigen.[121]

Bei einer fleischzentrierten wird rund zehnmal mehr Fläche benötigt als bei einer rein veganen Ernährung. Da Deutschland aber unabhängig von der Ernährungsweise seiner Einwohner immer über gleich viel Ackerland verfügt, muss bei der heutigen auf tierischen Produkten basierten Ernährungsweise sehr viel zusätzliches Land im Ausland beansprucht werden. Dabei sollte dies natürlich möglichst billig sein, da die tierischen Produkte sonst zu teuer würden. Dies ist der Grund, weshalb für deutsche Fleisch- und Milchprodukte Regenwälder abgeholzt werden, um darauf Futtermittel (zum Beispiel Sojabohnen) anzubauen. Würden die Deutschen auf eine vegane Ernährung umstellen, wäre

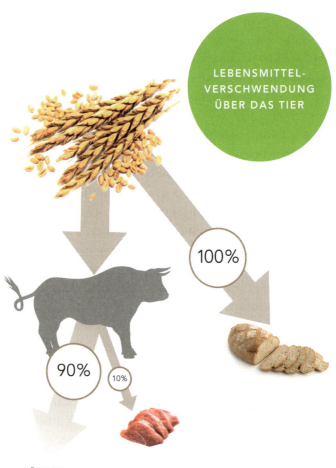

FÄKALIEN, BEWEGUNGS- UND WÄRMEENERGIE

dies unnötig, da dann das eigene Land genügend pflanzliche Lebensmittel hergäbe.

Jährlich werden etwa 35 Millionen Tonnen Sojabohnen und -schrot in die Europäische Union verschifft – rein rechnerisch sind das 65 Kilogramm für jeden EU-Bürger. Der Deutsche Verband Tiernahrung e. V. (DVT) muss eingestehen: »Eine Selbstversorgung in Bezug auf Eiweiß ist in Deutschland und Europa unter den derzeitigen Rahmenbedingungen praktisch und ökonomisch kaum machbar.«[122]

Und auch der Schweizer Bauernverband kapituliert vor dem Problem: »Eine vollständige Produktion des Kraftfutters mit inländischen Komponenten ist absolut unrealistisch.« Solange man den Konsum an tierischen Nahrungsmitteln nicht reduzieren möchte, haben diese Verbände damit völlig recht. Der Schweizer Bauernverband geht jedoch sogar noch einen Schritt weiter und bringt folgenden Lösungsansatz ein: »Der Anreiz zur Ausdehnung von ökologischen Ausgleichsflächen auf ackerfähigem Boden muss in der Tendenz gesenkt werden. Diese Ausgleichsflächen sind eine Konkurrenz zur Nutzung der Flächen für den Kraftfutteranbau.«[123] Mit anderen Worten: Die Ökologie schadet dem Kraftfutteranbau. Deshalb soll künftig weniger auf die Ökologie geachtet werden, damit mehr Platz für Futtermittelanbau frei wird.

Die Verkürzung der Nahrungskette würde es bis zu einer Verzehnfachung des Ertrags bringen – das schafft kein Dünger und keine (Gen)technik.

In der Nahrungsmittelproduktion wird mit verschiedenen Mitteln versucht, den Ertrag zu steigern: bessere Dünger, bessere Anbaumethoden, Gentechnik und so weiter. Bei den meisten dieser Versuche leidet die Natur. Die Böden werden ausgelaugt, die Artenvielfalt wird reduziert. Ein Grund dafür liegt darin, dass das Hauptziel der meisten Versuche nicht ist, die Weltbevölkerung möglichst gut zu ernähren, sondern den Umsatz der eigenen Produkte zu steigern. Für die Welternährung und den Schutz der Regenwälder hat zum Beispiel die Gentechnik keinen Beitrag geleistet, für die Umsätze der Hersteller von gentechnisch erzeugtem

Saatgut jedoch sehr viel. Langfristig kann man mit der Optimierung des konventionellen Landbaus höchstens einige Prozent mehr Ertrag erwirtschaften – auf Kosten der Natur.

Es gibt jedoch einen anderen Weg, der die Produktionsmenge von Lebensmitteln fast verzehnfachen kann: indem man die produzierten pflanzlichen Nahrungsmittel nicht zuerst an Tiere verfüttert, um dann deren Fleisch zu Nahrungsmitteln zu verarbeiten. Die Verkürzung der Nahrungskette ist der effizienteste, kostengünstigste und ökologischste Weg, die steigende Weltbevölkerung auch in Zukunft gesund zu ernähren.

Er hat nur einen Haken: Einige Industriezweige werden daran weniger verdienen als beim heutigen System. Denn wo auf der einen Seite Geld eingespart werden kann, wird auf der anderen Seite weniger eingenommen. Deshalb wird heute zwar sehr viel Geld in die Gentechnik gesteckt (für Forschung, Entwicklung und Marketing/Lobbying), aber kaum in den bio-veganen Landbau. Dies geht sogar so weit, dass viele Landwirte heute kaum noch wissen, wie man Landwirtschaft ohne Fleischproduktion überhaupt betreibt.

Bio-vegane Landwirtschaft

Spricht man heute mit »Experten« über die vegane Landwirtschaft, hört man meist, dass eine solche ökologisch gar nicht möglich sei. Jahrzehntelange Fixierung auf die Fleisch- und Milchproduktion hat es tatsächlich so weit gebracht, dass selbst an Universitäten das Wissen um eine ökologische vegane Lebensmittelproduktion verloren geht.

Zum Glück gibt es aber einzelne Bauern, die sich in die bio-vegane Wirtschaftsweise eingearbeitet haben, wie etwa die Familie Langerhorst aus Österreich, die seit den siebziger Jahren auf ihrem Haupterwerbshof bio-vegan arbeitet. Um dieses Wissen zu verbreiten, bietet sie Führungen an, die auch von Landwirtschaftsstudenten gern genutzt werden. Bio-vegane Landwirtschaft demonstriert so, wie man einerseits mit geschickter Fruchtfolge und andererseits mit Mulch und Kompost den Boden über viele Jahrzehnte gesund und ertragreich halten kann. Pflanzt man zum Beispiel Leguminosen (etwa Erbsen), nutzen diese den Stickstoff aus der Luft und bringen ihn ins Erdreich. Sie kommen mit sehr wenig Nährstoffen im Boden gut aus. Wenn man auf einem Feld also solche Pflanzen abwechselnd mit anderen anbaut, die mehr Nährstoffe benötigen, ist dies nicht nur ideal für den Boden, sondern auch für den Ertrag. Natürlich lässt sich das auch für eine Mischkultur anwenden: Statt zeitlich nacheinander pflanzt man dabei sich vom Nährstoffbedarf ergänzende Nutzpflanzen im Feld gleich nebeneinander.

Solche einfachen Erkenntnisse über den Nährstoffbedarf verschiedener Pflanzen sind auch in der konventionellen Landwirtschaft teilweise noch bekannt: Die Bauern nutzen dies zum Beispiel, indem sie großflächig (Futter)mais anpflanzen, da dieser sehr große Mengen an Fäkalien (Nitrat) verträgt.

Das Düngen mit Mulch (Pflanzenmaterial) ist jedoch in der herkömmlichen Landwirtschaft gänzlich verloren gegangen. Dabei hätte Mulch diverse Vorteile gegenüber Kunstdünger und Gülle: Da das Pflanzenmaterial sich langsam zersetzt, werden die Nährstoffe über einen größeren Zeitraum langsam an den Boden abgegeben. Sie können so nicht einfach versickern oder ausgewaschen werden, wie dies bei den konventionellen Düngemethoden der Fall ist.

Der Kunstdünger entspricht in der Landwirtschaft Nahrungsergänzungsmitteln, der Mulch einer Vollwertkost. Kurzfristig kann der Kunstdünger einen Mangel an Bodennährstoffen ausgleichen, doch langfristig ist er für gesunden Boden ungeeignet.

Weitere Informationen zum bio-veganen Gartenbau sind zum Beispiel in den Büchern der Familie Langerhorst[124] und beim bio-veganen Netzwerk[125] erhältlich.

Ein Pionier der veganen Landwirtschaft ist auch Friedrich Wenz. Er hielt an der Hochschule für Agrar- und Umweltpädagogik in Wien zwei Vorträge, in denen er seine dreißigjährigen Erfahrungen mit der bio-veganen Landwirtschaft, die zudem noch pfluglos ist, einbrachte. Die Vorträge vom 29. und 30.9.2010 kann man sich im Internet vollständig ansehen.[126] Dabei zeigt er auf, wie sich der wichtige Humus wiederaufbauen lässt und nachhaltige Bodenbearbeitung Spitzenerträge erwirtschaften kann.

Wer heute einen eigenen kleinen Garten anlegt (was sehr zu empfehlen ist), wird meist mit Boden zu tun haben, der über Jahre schlecht behandelt wurde. Durch falsche Düngung (Fäkalien, Kunstdünger) und Gifte (Pestizide, Fungizide ...) ist das Bodenleben oft nicht mehr im optimalen Zustand. Deshalb folgen hier ein paar Tipps für den eigenen Garten, um sich an vielen veganen Produkten erfreuen zu können, auch bei nicht optimalen Anfangsbedingungen.

- **Pflanzliches Biokohlepulver:** Für einen gesunden, nährstoffhaltigen Boden sind nicht nur Würmer, sondern auch Kleinstlebewesen sehr wichtig. Kohlepulver hat eine poröse, große Oberfläche, die als Unterschlupf für sehr viele von ihnen dienen kann. Zudem kann das Pulver auch Wasser und Mineralien binden und so verhindern, dass diese wichtigen Stoffe einfach durchsickern. Wenn man etwa 1 Kilogramm pro Quadratmeter in den oberen Bereich des Bodens mischt, wird er zusätzlich noch aufgelockert. Durch diese Eigenschaften kann Kohlepulver helfen, selbst solchen Boden wiederzubeleben, der durch tierische Fäkalien aus Tierfabriken (inklusive deren Antibiotika) abgetötet wurde. Da das Kohlepulver sich nicht zersetzt, ist es eine gute, langjährige Investition in gesünderen Boden.
- **Effektive Mikroorganismen (EM):** Vom Geheimtipp schafften es die EM bereits in viele Bioläden. Sie lassen sich gebrauchsfertig in einer Flasche kaufen oder auch selbst vermehren. Diese nützlichen Mikroorganismen sind vielfältig einsetzbar. Idealerweise nutzt man sie gleich zusammen mit Kohlepulver, um so eine Startkolonie von nützlichen Bakterien anzusiedeln. Die EM bilden sich zwar bei einem bio-veganen Gartenbau von allein, können aber bei der Startphase oder Umstellung des Bodens sehr nützlich sein.

- **Urgesteinsmehl:** Mineralstoffe sind für jeden Boden wichtig. Das Steinmehl liefert diese in natürlicher Form. Es besteht ausschließlich aus zermahlenen Steinen.
- **Brennnesseljauche:** Dieser sehr effektive Dünger lässt sich sehr einfach selbst herstellen: 1 Kilogramm Brennnesseln sammeln und in einen Behälter mit 10 Liter Wasser geben. Mindestens jeden zweiten Tag umrühren. Nach ein bis drei Wochen (je nach Temperatur) haben sich die Blätter aufgelöst, und man kann die Brühe verdünnt (mindestens 1 zu 10) als hochwertigen nährstoffreichen Dünger verwenden. Achtung: Der Gestank dieser Brühe ist so stark, dass manche sie zur Vertreibung von Mäusen aus dem Garten verwenden! Etwas Urgesteinsmehl mildert den Geruch jedoch. Je nach Anwendung kann man auch andere Jauche selbst herstellen, zum Beispiel mit Holunderblättern für Obstbäume. Die Brennnesseljauche eignet sich jedoch gut für den ganzen Garten.

Viele Biogartenbücher bieten weitere Tipps zum eigenen Garten. Es lohnt sich! Selbst wer nur einen Balkon zur Verfügung hat, kann hier in Töpfen schon sehr viel erreichen. Sogar Obstbäume gibt es als Säulenobstbäume zu kaufen, die problemlos auf dem Balkon in einem größeren Topf wachsen und fruchten.

Das Fäkalienproblem

Haben Sie sich schon einmal über den Fäkaliengestank bei einem frisch »gedüngten« Feld geärgert? Zu Recht. Der stechende Geruch von Ammoniak reizt die Augen und Schleimhäute und kann diverse Krankheiten begünstigen, wenn man dieses Gas über längere Zeit einatmet. Auf dem Land ist dieser Gestank schon so selbstverständlich geworden, dass man sich kaum noch Gedanken darüber macht: Es gehört einfach zu den Agrarflächen, dass es nach Fäkalien stinkt.

Dies ist erstaunlich. Menschliche Fäkalien werden selbstverständlich überall durch Kläranlagen gereinigt. Auch Hundekot soll in den Städten aufgenommen und sachgerecht entsorgt werden. Nur bei den Nutztieren ist es so, dass man ihre Hinterlassenschaften vorsätzlich direkt auf die Felder kippt. Und da die Produktion tierischer Nahrungsmittel auch sehr viel fremdes Land benötigt, werden diese Fäkalien in der Regel auf zu wenig Fläche verteilt – denn sie werden ja nicht in die Länder zurückexportiert, aus denen das Futter kam. Insofern läuft die moderne Massentierzucht europäischer Länder auf einen unglaublichen Import von Fäkalien hinaus. Es ist wie gesagt nicht übertrieben, von »Gülleseen« und »Kotgebirgen« zu sprechen.

Unentbehrlicher Dünger?

In kleinen Mengen, zum Beispiel wenn einzelne Tiere auf einer großen Wiese weiden, wirken deren Fäkalien tatsächlich als Dünger für den Boden. In den heute anfallenden Mengen, die zudem konzentriert ausgebracht werden, können die Böden dies jedoch kaum noch aufnehmen. Wer sich dagegen wehren möchte, erhält nicht selten Antworten wie: »Gülle und Mist sind doch natürlich. Sollen wir etwa ganz auf Kunstdünger umstellen?« Wie immer, wenn man vor die Wahl zwischen etwas Schlechtem (Fäkalien) und etwas noch Schlechterem (Kunstdünger) gestellt wird, sollte man besser nichts von beidem wählen und den dritten Weg einschlagen. Den gibt es auch hier: die bio-vegane Landwirtschaft, wie wir sie bereits andeutungsweise beschrieben haben.

Ohne Massentierhaltung fielen nicht mehr die riesigen Mengen an tierischen Fäkalien an, die man auf den Feldern ausbringen zu müssen glaubt. Hinzu kommt, dass eine solche jahrzehntelange einseitige Düngung durch Fäkalien den Boden zwar mit Nitrat versorgt, jedoch nicht vollständig mit allen wichtigen Nährstoffen. Deshalb werden die Felder zusätzlich mit chemischen Mitteln gedüngt.

Über die Düngung mit Fäkalien gelangen auch Antibiotika- und andere Medikamentenrückstände und Krankheitserreger aufs

Feld. Diese schädigen die Bodenlebewesen und können sogar Rückstände in den pflanzlichen Produkten verursachen.

Beim biologischen Landbau mag dies etwas besser sein: Es darf nicht zu viel Mist auf die Felder ausgebracht werden, und Kunstdünger gehört nicht zur Standardrepertoire eines Biobauern. Dennoch haben auch dort die Fäkalien Nachteile, die meist übersehen werden: Fäkalien ziehen Schädlinge an und führen dem Boden so viel Nitrat zu, dass die Pflanzen zwar schnell wachsen, aber ihre Inhaltsstoffe darunter leiden. Es ist fast so, als würde man die Pflanzen dopen.

Ammoniak

Beim Ausbringen der Fäkalien gibt es noch ein weiteres Problem: das bereits erwähnte Ammoniak (NH_3). Es ist für den ätzenden Geruch verantwortlich und verdunstet leicht. In der Luft kann es fortgetragen werden und an anderen Orten mit dem Regen wieder herunterkommen. Dieser Regen ist dann besonders sauer (niedriger pH-Wert), was für die meisten Ökosysteme problematisch ist.

Das Ammoniak kann in der Luft jedoch auch in ein sekundäres Aerosol umgewandelt werden. Dieses ist so fein, dass es zum Feinstaub (Partikel mit einem Durchmesser kleiner als 10 Mikrometer) gezählt wird und auch die menschliche Gesundheit direkt gefährdet.

Ein Mengenproblem

Die Fäkalien entstehen bei jeder Tierhaltung, egal ob bio oder konventionell. Mengenmäßig übersteigen die Fäkalien sogar die eigentlichen tierischen Produkte, die man produzieren möchte. Sie werden deshalb immer mehr zu einem ökologischen Entsorgungsproblem. Fataleweise sieht man bei der Entsorgung aber nicht so genau hin. Zwar gibt es beispielsweise in der Schweiz diverse Auflagen, wo und wann man die Fäkalien aufs Land schütten darf, und bei besonders »umweltfreundlichen Methoden« werden sogar noch Steuergelder an die Bauern ausbezahlt, damit nicht zu viel Ammoniak bei der Ausbringung der Fäkalien verdunstet. Dies ist jedoch nur eine Minimalmaßnahme: Sie mag verhindern, dass der Säuregehalt des Regens noch stärker ansteigt und so auch Böden in entfernten Regionen übersäuert, führt jedoch auch dazu, dass das Ammoniak umso mehr direkt in den Boden einsickert. Das Mengenproblem hat man damit natürlich nicht gelöst.

Der Boden kann die heute anfallenden Mengen an Fäkalien nicht mehr vollständig aufnehmen – auch wenn immer wieder das Gegenteil behauptet wird. Die Nitratwerte vieler Gewässer und auch des Grundwassers steigen an. Dies führt auch zu immer höheren Werten im Trinkwasser.

Selbst in der Schweiz, wo das Ausbringen von Fäkalien in unmittelbarer Nähe von Gewässern verboten ist, gibt es bereits mehrere Seen, die künstlich mit Sauerstoff versorgt werden müssen, weil die Lebewesen darin sonst alle ersticken würden. Die Seen werden also buchstäblich künstlich beatmet. Alle diese Gewässer liegen in der Innerschweiz, wo sich auch die höchste Konzentration von Tierfabriken befindet. In dieser Region leben mehr Schweine als Menschen. Doch Schweine sieht man dort kaum. Sie sind in den Betrieben weggesperrt. Nur den Gestank der Fäkalien, die auf die Felder geschüttet werden, bekommt man auf dem Land immer wieder mit. Würde man mit menschlichen Fäkalien so umgehen, gäbe es umgehend einen Proteststurm aus der Bevölkerung. Bei den tierischen Fäkalien hat man sich an den Gestank leider gewöhnt.

Rund 9 Prozent der in Europa gemästeten Schweine stammen aus den Niederlanden. Da Holland flächenmäßig nicht sehr groß ist, zeigten sich in diesem Land schon früh die ökologischen Folgen des Gülleproblems. Deshalb war dort das Ausmaß der Übersäuerung der Böden bereits 1989 so groß, dass sich ein Ministerium mit diesem Problem befassen musste. Das Resultat des niederländischen Instituts für Gesundheit und Umweltschutz:[127]

> »Das Nitrat aus der Gülle entweicht als Ammoniakgas auch in die Luft; es ist ein Umweltgift, das den sogenannten sauren Regen und andere säurehaltige Ablagerungen hervorruft. In Holland stammt der größte Teil der Niederschläge von den Ammoniakgasen aus den Kuhställen – sie schaden dem Land mehr als alle Automobile und Fabriken.«[128]

Trotz aller Anstrengungen sind in den Niederlanden heute 100 Prozent des Süßwassers mit Nitrat belastet.[129]

Biodiversität

Zu viel Nitrat in der Luft verteilt sich über weite Gebiete und sorgt zum Beispiel in Wäldern und auf Magerwiesen für Überdüngung. Die Folge: Die Artenvielfalt sinkt. Sarah Pearson, Sektionschefin Arten und Lebensräume beim Schweizer Bundesamt für Umwelt (BAFU), warnt: »Die Stickstoffeinträge sind neben der direkten Zerstörung von Lebensräumen zu einer der größten Gefahren für die Biodiversität geworden.«[130]

Heute wird das Land in der Schweiz mit durchschnittlich der vierzigfachen Menge an Stickstoff über die Luft gedüngt wie vor hundert Jahren. Das BAFU schreibt dazu:

> »Analysen haben ergeben, dass 100 % der Hochmoore, 95 % der Wälder, 84 % der Flachmoore und 42 % der besonders artenreichen Wiesen und Weiden viel zu hohen Stickstoffeinträgen aus der Luft ausgesetzt sind. In diesen Flächen verändern sich die Umweltbedingungen so stark, dass Arten mittel- bis langfristig ausgelöscht werden.«

Pflanzen, die sich darauf eingestellt haben, mit wenig Stickstoff auszukommen, werden immer mehr durch diejenigen verdrängt, die viel davon benötigen.

Die Nitratbelastung des Grundwassers

Obwohl Nitrat beziehungsweise Stickstoff[131] – in begrenzten Mengen – für manche Pflanzen nützlich ist, sollten Menschen nicht zu viel davon zu sich nehmen. Besonders bei Kleinkindern kann es zu gesundheitlichen Schäden kommen, da es den Sauerstofftransport im Körper bis zur Erstickung beeinträchtigen kann. Deshalb wird bei höherer Nitratbelastung des Grundwassers die Aufbereitung des Trinkwassers immer teurer.

Nitrat kommt zwar zu einem Großteil aus den Fäkalien auf die Felder und von dort ins Grundwasser, jedoch spielt hier auch der Kunstdünger eine wichtige Rolle. Im Gegensatz zu den Fäkalien kann man den Kunstdüngereinsatz dosieren. Sein Hauptanwendungsgebiet ist wiederum die Futterpflanzenproduktion. Insbesondere Mais verträgt sehr viel Dünger.[132] Somit ist die Tierhaltung also gleich doppelt für die Nitratbelastung des Wassers verantwortlich: direkt durch die bei der Tierhaltung entstehenden Fäkalien und indirekt durch den hohen Kunstdüngereinsatz bei der Futtermittelproduktion.

Es gäbe also viele Gründe, die »Produktion« von Fäkalien zu reduzieren, indem man weniger Tiere hält. Dies geht jedoch nur, wenn der Konsum tierischer Nahrungsmittel stark zurückgeht, da ansonsten die tierischen Produkte einfach aus dem Ausland importiert würden müssen und die ökologischen Folgen dort entstehen.

Das Klima auf dem Teller

An was denken Sie beim Klimaschutz? Ans Autofahren? Oder ans Fliegen? Interessanterweise wird auch hier in der Öffentlichkeit ein stark verzerrtes Bild vermittelt: Selbst gemäß der Welternährungsorganisation FAO, die sich ansonsten sogar für Tierfabriken ausspricht, hat die weltweite Fleischproduktion einen größeren Einfluss auf das Weltklima als der gesamte globale Verkehr.[133]

Das heißt, alle Flugzeuge, Lastwagen, Schiffe und Autos zusammengenommen belasten das Klima weniger als die Fleischproduktion allein.

In ihrem über 400-seitigen Bericht *Livestock's Long Shadow* analysiert die FAO die Klimaauswirkungen der Fleischproduktion und kommt zu erschreckenden Resultaten:

- 70 Prozent der weltweiten Agrarflächen werden für die Viehhaltung verwendet.
- Rund ein Viertel der Erdoberfläche (ohne Wasser und Eis) wird für Weideflächen für die Nutztiere verwendet.
- 70 Prozent des abgeholzten Amazonaswaldes werden für Viehweiden verwendet, und der Futtermittelanbau belegt einen Großteil der restlichen 30 Prozent.

Die FAO stellt in ihrem Bericht zu Recht fest, dass die »Öffentlichkeit ... ein nicht angemessenes Wissen über den Umfang des Problems [hat]. Vermutlich trifft dies sogar auf die Mehrheit der Umweltaktivisten und Entscheidungsträger zu, dass auch sie den wahren enormen Auswirkungen der Viehwirtschaft auf Klima, Biodiversität und Wasser nicht die angemessene Beachtung schenken.«[134]

Doch die FAO, die diesen umfangreichen Bericht immerhin erarbeitet hat, schließt daraus nicht, dass man einfach auf den Fleischkonsum verzichten sollte. Stattdessen schlägt sie diverse technische Möglichkeiten vor, um die Treibhausgasemissionen der Fleischproduktion zu reduzieren. Zum Beispiel sollten Rinder in hermetisch abgeriegelten Ställen gehalten werden, um ihre »Abluft« (siehe unten) durch Filteranlagen führen zu können. Außerdem wird empfohlen, Züchtungsanstrengungen zu unternehmen, damit die Tiere weniger Treibhausgase ausstoßen. Dieser Vorschlag wurde schon von vielen Forschungsinstituten aufgegriffen, die nun die Tiere nicht nur auf Höchstleistung beim Fleischansatz (oder der Milchproduktion) trimmen, sondern nun auch noch deren ganze Verdauung »optimieren«.

Dies sind zwar alles wirtschaftskonforme Lösungsansätze, sie werden jedoch nie die Auswirkungen einer grundlegenden Ernährungsumstellung haben. Besonders erstaunlich ist, dass die FAO denkt, solche Maßnahmen seien hinreichend, obwohl sie selbst prophezeit hatte, dass der Fleisch- und Milchkonsum sich, ausgehend vom Jahr 2000, bis 2050 nochmals verdoppeln würde. Wäre es nicht an der Zeit, die Ursache des Problems anzugehen, statt nur die Symptome reduzieren zu wollen? Eine Verminderung des Konsums tierischer Produkte hätte ausschließlich positive Auswirkungen. Mit einer einzigen Ausnahme: Die Umsätze der Fleisch- und Milchindustrie würden zurückgehen. Doch dieser eine Nachteil – der übrigens nur Betriebe hart treffen würde, die nicht innovativ genug wären, sich an neues Verbraucherverhalten anzupassen – dominiert zur Zeit noch alle anderen Argumente.

Obwohl auch der FAO die ganzen Auswirkungen des Fleischkonsums bekannt sein dürften, wird sie – wie viele längst vermuten – wohl so stark von der Wirtschaft abhängig sein, dass sie keine souveräne, allein auf wissenschaftlichen Fakten basierende Stellungnahme abgibt.

Die FAO steht mit ihren Analyseergebnissen jedoch nicht allein da: Die Umweltorganisation der UNO, UNEP, hat 2010 einen über hundertseitigen Bericht herausgegeben, in dem sie die Auswirkungen von Konsum und Produktion der Menschen auf die Umwelt analysiert hat.[135] Zu den enormen Umweltauswirkungen meint die Studie jedoch:

> »Eine wesentliche Reduzierung dieser Auswirkungen wäre nur möglich mit einer grundlegenden weltweiten Ernährungsumstellung weg von tierischen Produkten.«[136]

Die Studie hatte die Aufgabe herauszufinden, in welchen Bereichen am dringendsten angesetzt werden müsse, um etwas für die Umwelt zu tun. Achim Steiner, Untergeneralsekretär der UNO und UNEP-Exekutivdirektor, fasste es so zusammen:

> »Der Ausschuss hat alle verfügbaren wissenschaftlichen Erkenntnisse überprüft und ist zu dem Schluss gekommen, dass zwei weitgefasste Bereiche derzeit einen unverhältnismäßig hohen Einfluss auf die Menschen und die lebenserhaltenden Systeme des Planeten haben – das sind der Energiebereich in Form fossiler Brennstoffe sowie die Landwirtschaft, insbesondere die Viehzucht für Fleisch und Milchprodukte.«[137]

Bekanntermaßen subventioniert die Europäische Union nach wie vor mit immensen Beträgen die Produktion tierischer Nahrungsmittel in der EU. Haben die Bürokraten die Berichte der UNO nicht gelesen? Nein, daran liegt es nicht. Auch innerhalb der EU sind die Auswirkungen des heutigen Konsums an tierischen Produkten bekannt. Auf der Internetseite der Europäischen Kommission kann man sogar lesen: »Essen Sie mehr Gemüse. Bei der Fleischerzeugung fallen große Mengen an CO_2 und Methan sowie ein hoher Wasserverbrauch an.«[138] Doch die Lobbys der Fleisch- und Milchproduzenten waren bisher immer erfolgreich, wenn es darum ging, die Abschaffung der ökologisch sinnwidrigen Subventionen für die Produktion ihrer tierischen Nahrungsmittel abzuwenden.

Man könnte noch endlos weitere Studien nennen: Alle seriösen Untersuchungen kommen zu dem Schluss, dass kaum etwas, was ein Konsument in der eigenen Hand hat, mehr fürs Klima bewirkt als der Umstieg auf die vegane Ernährung.

Denn auch wenn beim Klima meist nur von Kohlendioxid (CO_2) gesprochen wird, so sind die anderen Treibhausgase sogar wesentlich gefährlicher. Der CO_2-Gehalt hat in der Atmosphäre in den vergangenen zwei Jahrhunderten zwar auch zugenommen (um circa 30 Prozent), doch im Vergleich mit dem Methan nur sehr beschränkt. Die Methangas-(NH_3-)Konzentration in der Atmosphäre hat in diesem Zeitraum um 150 Prozent zugelegt.[139] In vielen Studien werden die Rinder denn auch als die größten »Sün-

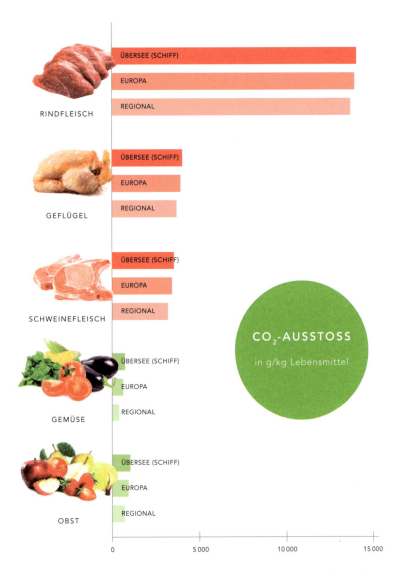

denböcke« in Hinblick auf das Klima hervorgehoben, obwohl es natürlich der Mensch ist, der diese Situation herbeigeführt hat! CO_2 entsteht bei Verbrennung. Da die meisten heutigen Motoren und auch noch viele Kraftwerke ihre Energie aus einer Art von Verbrennung gewinnen, hat man zuerst diesen Stoff genauer angesehen und sich auf Transport und Industrie konzentriert.

Methan hingegen wird zu einem sehr großen Anteil durch Wiederkäuer (zum Beispiel Rinder und Schafe) erzeugt. Eine einzige Milchkuh produziert durch ihre Verdauung pro Jahr 75 Kilogramm Methan. Wenn man nun noch weiß, dass ein Methangasmolekül eine rund 23-mal stärkere Wirkung auf das Klima hat als ein CO_2-Molekül, wird verständlich, wo das Problem bei Rindern besteht. Umgerechnet auf CO_2-Äquivalente ergeben die 75 Kilo Methan immerhin 1,7 Tonnen CO_2. Dies erklärt, weshalb Rindfleisch und Milchprodukte bei den Klimaauswirkungen immer am schlechtesten abschneiden (siehe auch oben das Kapitel »Das Fäkalienproblem«).

In manchen Berichten wird erwähnt, dass auch der Reisanbau größere Mengen an Methan verursacht, da pflanzliches Material unter Wasser zu gären beginnt und dies Methan erzeugt. Dies ist jedoch nur die halbe Wahrheit: Reisfelder sind tatsächlich eine Methangasquelle, jedoch in erster Linie, wenn man sie mit tierischen Fäkalien düngt.

Neben dem Kohlendioxid und dem Methan gibt es ein weiteres Gas, das eng mit dem Treibhausgas in Verbindung gebracht wird: das Lachgas (N_2O). In der Schweiz zum Beispiel entstehen 80 Prozent des Lachgases in der Landwirtschaft. Hier wäre also einmal mehr der Hauptansatzpunkt, wenn man wirklich etwas dagegen unternehmen möchte. Immerhin ist Lachgas 298-mal klimawirksamer als CO_2 und zwölfmal wirksamer als Methan.[140]

Lokal oder pflanzlich: Was hilft der Umwelt mehr?

Die Umweltverbände sind sich einig: Lokal und saisonal soll unsere Ernährung sein, um die Umwelt zu schonen. Dies reduziert die Transportwege und die aufwändige Lagerung der Produkte. Meistens hilft es der Umwelt tatsächlich, wenn man sich an diese beiden Regeln hält. Doch was ist mit regionalem Fleisch? Ist regionales Fleisch ökologisch sinnvoller als importiertes Gemüse oder Früchte? Was beeinflusst die Umweltbelastung mehr: der Transportweg oder die Produktwahl?

Nach der Medienaufmerksamkeit zu urteilen, müsste der Transportweg den größten Einfluss haben, da dies in jedem Artikel über ökologische Ernährung erwähnt wird. Doch die Realität sieht anders aus. Wenn man die CO_2-Belastung von Lebensmitteln für Herstellung und Transport zusammenzählt und dann absteigend sortiert, erhält man die in der Tabelle aufgeführten Werte.

Die CO_2-Belastung von Lebensmitteln für Herstellung und Transport[141]

Obst/Gemüse, regional	530 g/kg
Europa	760 g/kg
Übersee (Schiff)	870 g/kg
Schweinefleisch, regional	3230 g/kg
Europa	3460 g/kg
Übersee (Schiff)	3570 g/kg
Geflügel, regional	3730 g/kg
Europa	3960 g/kg
Übersee (Schiff)	4070 g/kg
Rindfleisch, regional	13730 g/kg
Europa	13960 g/kg
Übersee (Schiff)	14070 g/kg

Weshalb werden hier die CO_2-Ausstöße als Richtwerte genommen? Weil das am zuverlässigsten vergleichbare Daten für die Umweltbelastung ergibt. Jeder Energieaufwand, zum Beispiel Treibstoff für Traktoren oder Lastwagen, aber auch die Produktion von Düngemitteln lässt sich in einen CO_2-Ausstoß umrechnen. So erhält man jeweils eine einzige Zahl, die den kompletten Energieaufwand widerspiegelt. Es handelt sich bei den Zahlen-

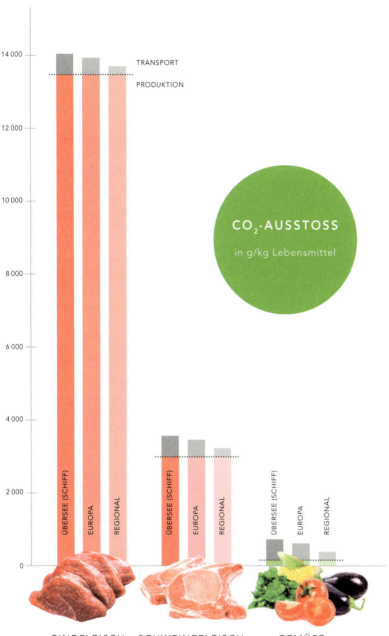

werten also nicht um direkte CO_2-Emissionen, sondern genau genommen um CO_2-Äquivalente.

Anhand der CO_2-Belastung für die Umwelt sieht man klar, dass der Transportweg gegenüber der Produktauswahl einen wesentlich geringeren Einfluss auf die Umwelt hat. Was beim Transport allerdings wirklich ins Gewicht fällt, ist der Luftweg: Den Flugtransport sollte man auf jeden Fall vermeiden. Die Tabelle »Der CO_2-Ausstoß in g/kg Lebensmittel (mit Flugtransport)« zeigt die Umweltbelastungen im Einzelnen.

Der CO_2-Ausstoß in g/kg Lebensmittel (mit Flugtransport)[142]

	Ohne Transport	Regional	Europa	Übersee (Schiff)	Übersee (Flugzeug)
Nur Transport:		230	460	570	11 000
Rindfleisch	13 500	13 730	13 960	14 070	24 500
Geflügel	3500	3730	3960	4070	14 500
Schweinefleisch	3000	3230	3460	3570	14 000
Gemüse	150	380	610	720	11 150
Obst	450	680	910	1020	11 450

Zu Recht wird auch immer wieder erwähnt, dass Frischprodukte die Umwelt weniger belasten als tiefgekühlte Lebensmittel oder Dosen. Was aber auch hierbei verschwiegen wird: Selbst Obst aus der Dose ist weniger umweltschädlich als das Frischfleisch vom Bauern um die Ecke. Egal wie man es also sieht: Die wichtigste Entscheidung für die Umwelt ist, pflanzliche statt tierischer Produkte zu konsumieren. Als Veganer kann man dann seine Umweltbilanz noch weiter optimieren, indem man regional einkauft.

Der CO₂-Ausstoß in g/kg frischer und konservierter Lebensmittel

	Frisch	Tiefgekühlt	Konserve
Gemüse	150	400	500
Obst	450	>450	1200

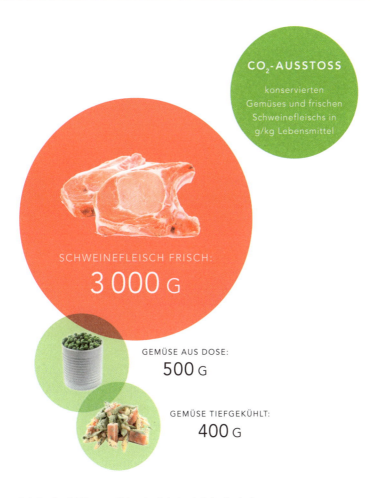

CO₂-AUSSTOSS
konservierten Gemüses und frischen Schweinefleischs in g/kg Lebensmittel

SCHWEINEFLEISCH FRISCH:
3 000 G

GEMÜSE AUS DOSE:
500 G

GEMÜSE TIEFGEKÜHLT:
400 G

Bei der Produktion von Schweinefleisch wird das Sechsfache an Treibhausgasen verursacht wie bei der Herstellung von sterilisierten Gemüsen in einer Stahlblechdose. Beim Rindfleisch wäre es sogar das 25-Fache.

Wenn man sich nicht nur einzelne Nahrungsmittel ansieht, sondern die ganze Ernährungsweise, kann man berechnen, wie groß der Unterschied zwischen einer Person ist, die ein Jahr lang vegan lebt, einer Person, die ein Jahr vegetarisch, und einer, die ein Jahr konventionell lebt. Foodwatch hat dies getan. Im Diagramm vom »Treibhauseffekt verschiedener Ernährungsweisen pro Kopf und Jahr dargestellt in Autokilometern« haben wir die Zahlen von Foodwatch genutzt, um das bildlich darzustellen. Der CO_2-Ausstoß wurde in Fahrkilometer umgewandelt, damit man sich unter den Zahlen etwas vorstellen kann. Daraus erkennt man, dass jemand, der ein Jahr lang vegan lebt und 4000 Kilometer mit dem Auto herumfährt, die Umwelt weniger belastet als jemand, der Fleisch- und Milchprodukte konsumiert und ausschließlich mit dem Fahrrad oder zu Fuß unterwegs ist.[143]

Interessant ist bei diesen Betrachtungen der Aspekt Rindermast: Rindfleisch aus biologischer Haltung ist hierbei sogar schädlicher als aus konventioneller. Dies liegt daran, dass Biomastbullen etwas länger leben und dadurch mehr Treibhausgase erzeugen. Beim Schweinefleisch ist es umgekehrt: Diese stoßen nicht so viele Treibhausgase durch ihre Verdauung aus, deshalb kommt dort der geringere Düngemitteleinsatz in der Produktion des Biofutters stärker zum Tragen: Bioschweinefleisch ist etwas weniger schädlich fürs Klima als konventionell produziertes. Foodwatch fasst zusammen: »Die besten Klimaschützer sind diejenigen, die weder Fleisch noch Milchprodukte verzehren.«

Wieso hört man von all diesen Fakten kaum etwas? Weshalb wird über die Umweltbelastung in den Massenmedien meist völlig anders kommuniziert? Falls dort die Umweltbelastung des Fleischkonsums überhaupt erwähnt wird, wird dies meist als letzter Punkt nach den Kriterien »regional« und »saisonal« noch angehängt. So als wäre dies nicht so wichtig und würde nur einen minimalen Unterschied in der Umweltbelastung ausmachen.

Haben Sie schon mal einen Aufruf gelesen wie »Essen Sie einmal pro Woche regional, der Umwelt zuliebe«? Wohl kaum. Jede Umweltorganisation würde sich schämen, nicht zu schreiben, dass

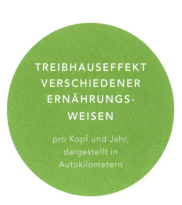

TREIBHAUSEFFEKT VERSCHIEDENER ERNÄHRUNGSWEISEN

pro Kopf und Jahr, dargestellt in Autokilometern

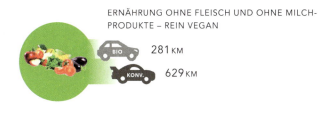

ERNÄHRUNG OHNE FLEISCH UND OHNE MILCHPRODUKTE – REIN VEGAN

BIO 281 KM
KONV. 629 KM

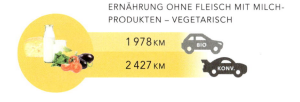

ERNÄHRUNG OHNE FLEISCH MIT MILCHPRODUKTEN – VEGETARISCH

1 978 KM BIO
2 427 KM KONV.

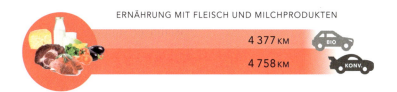

ERNÄHRUNG MIT FLEISCH UND MILCHPRODUKTEN

4 377 KM BIO
4 758 KM KONV.

man grundsätzlich regional und saisonal einkaufen sollte, nicht nur ab und zu. Beim Fleischkonsum, der viel weitreichendere Folgen für die Umwelt hat, erscheint es diesen Verbänden jedoch zu extrem zu verlangen, dass man *grundsätzlich* kein Fleisch (und keine Milch) konsumieren sollte. An den ökologischen Auswirkungen kann dieser Unterschied in ihrer Kommunikation offensichtlich nicht liegen.

Der Grund ist wieder einfach: Es gibt eine starke Lobby, die regionale Produkte fördert – alle regionalen Produzenten, die sich gegenüber Importprodukten aus Billiglohnländern behaupten müssen. Eine Werbekampagne für regionale Ernährung wird deshalb von *allen* Bauern-, Landwirtschaftsverbänden, Fleischverarbeitern und lokalen Regierungsorganisationen unterstützt.

Aber weshalb kommunizieren nicht wenigstens die Umweltverbände vermehrt die ökologischen Vorteile einer nachhaltigen veganen Ernährung?

Umweltverbände möchten einen möglichst großen Einfluss auf die Gesellschaft haben, um möglichst viel für die Umwelt tun zu können. Dies gelingt am besten, wenn man das kommuniziert, was am wenigsten Widerstände weckt. Solange noch weit über 90 Prozent der Bevölkerung regelmäßig und gern Fleisch konsumieren (inklusive der Politiker und Verbandsvertreter), will man diese nicht verärgern, schließlich lebt man von ihnen (über Mitgliederbeiträge oder Subventionen). Da die Fakten jedoch so offensichtlich sind, können sie heute nicht mehr ganz ignoriert werden, ohne dass man völlig unglaubwürdig dasteht.

Wichtig ist in diesem Zusammenhang, die Organisationen zu unterstützen, die sich dafür einsetzen, dass diese not*wendigen* Informationen verbreitet werden. Auch wenn viele sich unter einer »Lobbyorganisation« etwas Negatives vorstellen, so sind solche Interessenvertreter wichtig, sofern es um eine gute Sache geht. Wenn der Fleisch- und der Milchlobby keine starken entsprechenden Interessenvertreter gegenüberstehen, wird auch in Zukunft in den Medien völlig einseitig berichtet. Deshalb ist es wichtig, dass sich Gleichgesinnte zusammenschließen. Glücklicherweise gibt es im deutschen Sprachraum überall bereits gut etablierte Organisationen, die sich für die gute Sache einsetzen (siehe Anhang).

Veganes Leben ist Wasserschutz

Gemäß dem bereits erwähnten Bericht *Livestock's Long Shadow* der FAO verbrauchen die Nutztiere heute bereits achtmal mehr Trinkwasser als die Menschen (Trinkwasser, Duschen, WC, Industrie und so weiter).

Im Diagramm »Wasserverbrauch (in l) für die Produktion von 1 kg Lebensmittel« (siehe Seite 178) wurden die Zahlen des UNESCO-IHE Institute for Water Education grafisch aufbereitet, damit man sieht, welche Nahrungsmittel bei ihrer Produktion am meisten Wasser benötigen. Schon der erste Blick zeigt, dass auch hier die tierischen Produkte sehr schlecht abschneiden. Dies ist leicht nachvollziehbar: Zur Produktion von Futtermittel ist Wasser notwendig. Es braucht dann ein Vielfaches an Futtermitteln, um nur 1 Kilogramm eines tierischen Produkts herzustellen. Dann benötigt das Tier selbst auch noch Wasser …

Egal wie effizient die Fleisch-, Milch- oder Eierproduktion in Zukunft noch werden sollte: Sie wird immer wesentlich mehr kostbares Wasser verschwenden als die Produktion pflanzlicher Lebensmittel. In wasserreichen Ländern wie Deutschland, der Schweiz oder Österreich mag dies nicht so tragisch sein. Allerdings sorgt auch hier der Fleischkonsum für Wassernot – allerdings wird dieser exportiert. Dies hängt mit den bereits mehrfach erwähnten Futtermitteleinfuhren zusammen: In den fernen Anbaugebieten wird sehr viel Wasser aufgewendet, um Futter anzupflanzen. Und das betrifft zum großen Teil Gegenden, die nicht so gesegnet sind mit Trinkwasser. Dasselbe gilt für praktisch alle wasserreichen Länder mit einem ähnlich hohen Fleisch- und Milchkonsum: Sie sind alle auf Futtermittelimporte angewiesen und verlagern so einen wesentlichen Teil des Umweltproblems ins Ausland.

Doch nicht nur die Menge des Wassers ist ein Problem, auch seine Qualität sinkt enorm durch die übermäßige Produktion tierischer Nahrungsmittel, wie wir schon im Kapitel über das Fäkalienproblem aufgezeigt haben.

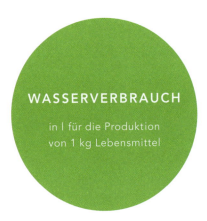

WASSERVERBRAUCH

in l für die Produktion von 1 kg Lebensmittel

Mit dem Wasserverbrauch für 1 Kilogramm Rindfleisch könnte man ein ganzes Jahr lang täglich duschen. Vegetarier brauchen nur rund die Hälfte des Wassers gegenüber gemäßigten Fleischessern.

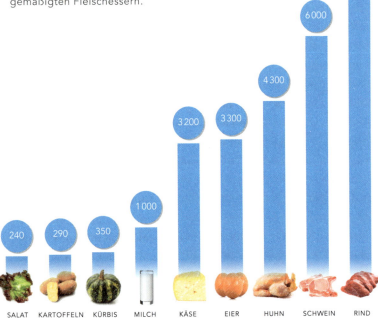

SALAT	KARTOFFELN	KÜRBIS	MILCH	KÄSE	EIER	HUHN	SCHWEIN	RIND
240	290	350	1 000	3 200	3 300	4 300	6 000	15 400

Der Landverbrauch

Es wurde bereits deutlich, wie viel mehr Land die Produktion tierischer Nahrungsmittel verbraucht als der direkte Anbau für die menschliche vegane Ernährung. Swissveg hat anhand von Zahlenmaterial der Zeitschrift Ökologie & Landbau einmal errechnet, wie groß der Landbedarf für die Herstellung der unterschiedlichen Lebensmittel ist (siehe das Diagramm »Landverbrauch zur Herstellung von 1 kg Lebensmittel in m^2« auf Seite 180).

Selbst wenn es offensichtlich ist, dass die vegane Ernährungsweise auch in dieser Hinsicht weit besser abschneidet, so überrascht das Ausmaß dennoch: Auf der Landfläche, die benötigt wird, um 1 Kilogramm Schweinefleisch zu produzieren, könnte man in derselben Zeit über 60 Kilogramm Gemüse anbauen.

Henry Ford sagte vor langer Zeit einmal: »Investiert in das Land, es ist ein Produkt, das nicht mehr hergestellt wird.« Damit machte er auf etwas aufmerksam, was heute aktueller denn je ist: Die Weltbevölkerung wächst, es wird immer mehr überbaut, die Landfläche unseres Planeten nimmt aber nicht zu. Eine Verschwendung des Agrarlands in einem solchen Ausmaß ist deshalb weder ökologisch noch humanitär verantwortbar.

Ein erwachsener Mensch benötigt durchschnittlich etwa 2300 Kilokalorien (9630 Kilojoule) am Tag. Ob er diese aus pflanzlichen Nahrungsmitteln aufnimmt oder aus tierischen, spielt für die Umwelt eine sehr große Rolle. Das Deutsche Bundesamt für Statistik hat errechnet, wie viel Platz benötigt wird, um 1000 Kilokalorien (4187 Kilojoule) über ein bestimmtes Nahrungsmittel zu erzeugen (siehe das Diagramm auf Seite 181).

Spätestens beim Thema »Landverbrauch« kommt in den bergigen Ländern der Einwand: »Aber hier wächst doch nur Gras, das Land kann man gar nicht anders nutzen!« Auf den ersten Blick scheint dies ein plausibler Einwand. Sobald man aber nur ein wenig genauer hinsieht, merkt man, dass dies eher zu den Marketinglegenden der Fleischindustrie zählt. Es ist ja keineswegs so, dass alle Tiere auf grünen Wiesen friedlich grasten. Die heutige

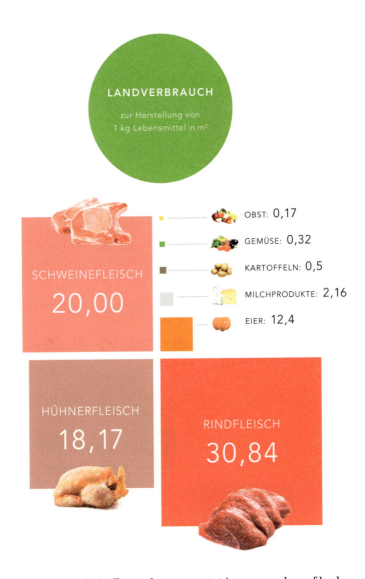

Agrarökonomie in Zentraleuropa setzt immer mehr auf bodenunabhängige Tierfabriken. Die Kühe, die eigentlich weiden sollten, stehen meist in den Ställen.

Die Hochleistungsmilchrassen werden längst nicht mehr nur mit Gras und Heu gefüttert. Ohne Kraftfutter könnten sie gar nicht die erwartete Leistung erbringen. Selbst im »Weideland« Schweiz kommt weniger als die Hälfte des Futters der Kühe von den Weiden.[144]

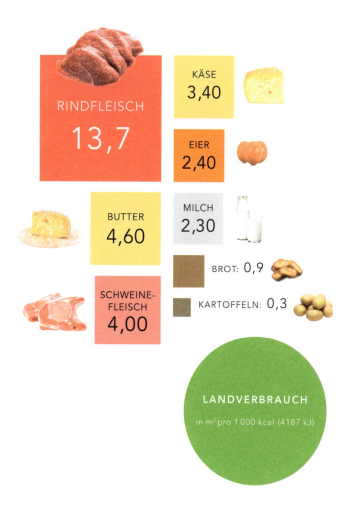

Wer den Fleischkonsum genauer untersucht, stellt zudem fest, dass Weidetiere nur einen geringen Teil der sogenannten Nutztiere ausmachen, die von Fleischessern verzehrt werden. Schweinefleisch steht mit rund der Hälfte des gesamten Fleischverbrauchs weit an der Spitze (siehe Diagramm auf Seite 182).
Und wann haben Sie mal ein Schwein auf einer Weide gesehen? Nicht dass diese nicht auch gern Auslauf hätten, aber sie sind naturgemäß keine Wiederkäuer und deshalb keine typischen Weidetiere. Dasselbe gilt auch für Hühner: Sie werden praktisch

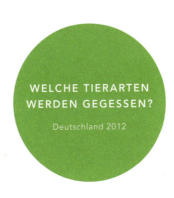

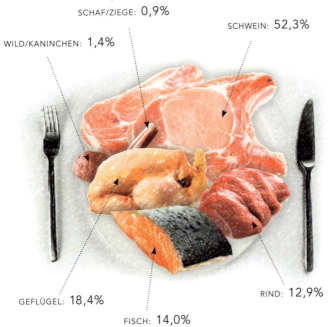

SCHAF/ZIEGE: 0,9%
SCHWEIN: 52,3%
WILD/KANINCHEN: 1,4%
GEFLÜGEL: 18,4%
FISCH: 14,0%
RIND: 12,9%

Fleischkonsum in Deutschland:
Mehr als 80 Prozent sind keine Weidetiere

ausschließlich mit Kraftfutter gefüttert, das auch direkt der menschlichen Ernährung dienen könnte. Auch sie sind keine Weidetiere.

Bei nur 12 Prozent des Fleischkonsums kann deshalb überhaupt die Frage nach den Weideflächen gestellt werden. Und selbst wenn man die Fische nicht dazuzählt, bleiben noch immer über

80 Prozent Fleischanteil, der gänzlich ohne Weidefläche produziert wird. Von diesem kleinen Anteil Weidefläche in der heutigen Fleisch- und Milchproduktion könnte jedoch der größte Teil auch problemlos anders genutzt werden.

Es mag Ausnahmen geben, wie zum Beispiel die Alpen. Auf den Alpweiden wächst generell nur sehr wenig (auch wenig Gras). Deshalb sollte man sich zuerst einmal genauer überlegen, ob Weidewirtschaft in solch hohen Lagen überhaupt sinnvoll ist. Aus ökonomischer Sicht sicher nicht: Bergbauern können noch nicht einmal mit den sehr hohen Subventionen der Talbauern wirtschaftlich überleben. Sie benötigen noch zusätzliche Unterstützung, damit sie wirtschaftlich einigermaßen überlebensfähig sind.

Doch wie sieht es aus ökologischer Sicht aus? In hohen Lagen geht es in der Natur generell viel gemächlicher zu. Alles wächst wesentlich langsamer, und alles erholt sich von Schäden viel schleppender als im Tal. Schwere Rinder hinterlassen auf den Alpweiden sehr schnell teilweise zerstörten Boden, der sich auch nur extrem zögernd erholt.

Natürlich sind in den (naturbelassenen) Alpen auch noch Gämsen und die mächtigen Steinböcke. Doch neben einem Rind sehen diese Tiere sehr klein aus. Neben dem Gewicht der fast zehnmal schwereren Rinder (gegenüber Steinböcken) sind natürlich auch die Fäkalien der Rinder für die Magerwiesen der Alpen ein Problem.

Oft werden die Alpweiden damit gerechtfertigt, dass man diese vor der »Vergandung« bewahren müsse. Was meint man damit? »Vergandung« ist ein interessantes Wort: Man hat ihm ein negatives Image verpasst, um damit Befürchtungen zu wecken. Dabei heißt es nichts anderes als die Rückgabe des Landes an die Natur. Was ist daran so schlecht? Weder wirtschaftlich noch ökologisch ist Rinderwirtschaft in den Alpen sinnvoll. Diese nur aus Nostalgie weiterzubetreiben und dadurch die natürlichen Alpbewohner (Gämsen, Steinböcke und so weiter) zu bedrängen ergibt nüchtern betrachtet keinen Sinn. In diesen Höhenlagen benötigt man

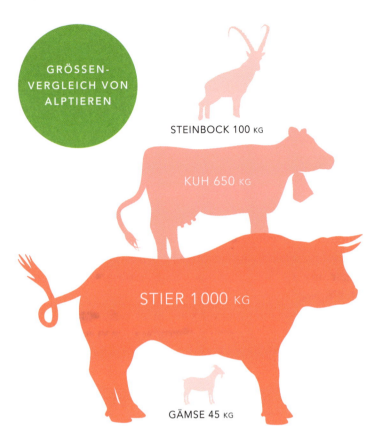

GRÖSSEN-VERGLEICH VON ALPTIEREN

STEINBOCK 100 KG

KUH 650 KG

STIER 1000 KG

GÄMSE 45 KG

noch wesentlich mehr Land pro Kilogramm, um Fleisch zu produzieren, eben weil das Gras sehr langsam wächst.

Es ist an der Zeit, die Natur nicht mehr als Feind zu betrachten, dem man noch das letzte Fleckchen Gras wegnehmen muss, um daraus Profit zu schlagen. Wobei »Profit« in diesem Zusammenhang kaum das richtige Wort ist: Denn alle verlieren an diesem »Geschäft«: Die Bauern erwirtschaften unter Schwerstarbeit ein sehr geringes Einkommen, das dank der Subventionen der Steuerzahler und der Spenden für die Bergbauern knapp zum Überleben reicht. Die Natur leidet darunter, dass ihr selbst in höchsten Lagen ein Rückzugsgebiet vorenthalten wird. Und sämtliche Kosten für den Eingriff in die Natur muss die Allgemeinheit übernehmen. Darunter fallen zum Beispiel auch Lawinenüberbauungen an Stellen, an denen der durch die Weidewirtschaft verdrängte Wald den Hang nicht mehr stabilisieren kann.

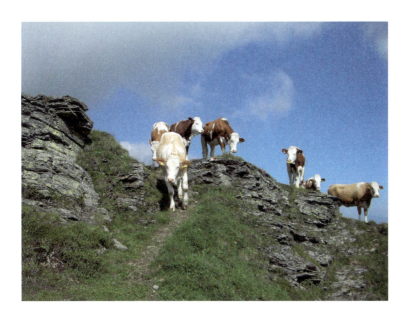

Bei einer veganen Ernährung würde so viel Landwirtschaftsfläche frei werden, dass wir getrost auf die kargen Alpböden zur Nahrungsmittelproduktion verzichten und noch immer mehr als genug Lebensmittel produzieren könnten. Und selbst wenn manche Bergbauern darauf bestehen, weiter in Höhenlagen der Alpen zu leben, könnten sie dies wesentlich besser, indem sie zum Beispiel Safran[145] oder Bergkräuter[146] anbauten.

Fischerei

Wie gezeigt wurde, ist es auch aus ökologischer Sicht das Beste, was man bei der eigenen Ernährung tun kann, auf tierische Produkte zu verzichten. Dies betrifft nicht nur den Fleisch- und Milchkonsum, sondern auch Fisch sowie Garnelen und andere »Meeresfrüchte«.
Das Wort »Meeresfrüchte« mag suggerieren, dass man die See wie einen Apfelbaum abernten könne. Dabei werden jedoch die fundamentalen Unterschiede zwischen der Obstproduktion und

der »Produktion« von »Meeresfrüchten« ignoriert: Ein Obstbaum trägt jedes Jahr viele Früchte, die – aus der »Perspektive« des Baums – dazu dienen, geerntet zu werden. Denn damit möchte er sich möglichst zahlreich fortpflanzen. Man schadet dem Obstbaum mit der Ernte in keiner Weise und mindert dadurch auch nicht die Ernte im Folgejahr.

»Erntet« man jedoch etwas aus dem Meer, greift man in ein komplexes Ökosystem ein, ohne alle Zusammenhänge zu berücksichtigen. Je mehr man in einem Jahr aus dem Meer fischt, desto weniger hat man im Folgejahr. Die Meerestiere haben alle ihre wichtige Funktion in diesem Ökosystem und sorgen in der Nahrungskette für ein stabiles ökologisches Gleichgewicht. Der Apfelbaum stirbt nicht, wenn man seine Früchte erntet. Beim Fischen aus dem Meer wird der Fang jedoch immer getötet und vollständig aus dem Gesamtgefüge entfernt.

Eine Studie hat schon 2006 einen globalen Zusammenbruch der Fischbestände im Jahr 2048 errechnet, wenn der Fischkonsum sich weiter entwickelt wie bisher.[147] Da hilft dann keine Werbestrategie der Fischindustrie oder Ernährungsberater mehr: Wenn es kaum noch Fische gibt, kann man sie nicht mehr in Massen verzehren. Glücklicherweise ist der Fischkonsum aus gesundheitlicher Sicht nicht notwendig. Für die Meere hätte der Wegfall der Fische jedoch gravierende ökologische Folgen.

Fischzuchten

Aber kann man nicht einfach Fische züchten, wenn die Meere leer gefischt sind? Tatsächlich kommen schon heute immer mehr Zuchtfische auf den Markt. 1950 wurden 1 Million Tonnen Fisch gezüchtet. Im Jahr 2006 waren es bereits 51,7 Millionen Tonnen, Tendenz weiter steigend.[148] Damit überstieg die Produktion der Fischzuchten diejenigen der Fischerei im offenen Meer. Dies hat unter anderem damit zu tun, dass es immer schwerer und somit teurer wird, bestimmte Fische im offenen Meer in großen Mengen zu fangen. Aus ökologischer Sicht ist dies aber keine Lösung – im Gegenteil, es schafft noch zusätzliche Probleme: Da die allermeisten Fische keine Veganer sind, benötigen sie selbst auch tierisches Futter. Man füttert sie, indem man »minderwertige« Fische aus dem Meer holt und so auch noch für den letzten Rest an Leben im Meer eine Verwendung hat.

Die Fischzuchten selbst haben heute bereits ein solches Ausmaß angenommen, dass sie mit denselben Problemen zu kämpfen haben wie Tierfabriken zu Lande. Der Einsatz von Chemikalien ist deshalb an der Tagesordnung. An dem beliebtesten Zuchtfisch, dem Lachs, lässt sich das exemplarisch erkennen: Der Lachs ist ein Einzelgänger. In der Zucht mit vielen Artgenossen in engsten Verhältnissen gehalten leidet er unter Stress und wird krankheitsanfällig. Da man in solchen Zuchten unmöglich einzelne Tiere behandeln kann, werden vorsorglich Antibiotika ins Wasser gekippt.

Durch die unnatürliche Haltungsweise wird das Fleisch des Lachses nicht so schön rosa oder orange, wie es Konsumenten gewohnt sind. Deshalb mischt man ins Futter der Lachse noch entsprechenden Farbstoff.

Da viele dieser Zuchtfarmen direkt an der Küste liegen (nur mit Käfigen oder Netzen von der offenen See getrennt), gelangen all diese chemischen Substanzen direkt ins Meer. Zudem besteht das Problem, dass Tiere dieser hochgezüchteten Fischrassen entkommen und das lokale maritime Ökosystem stören …

Garnelen – Shrimps & Co.

In den letzten Jahren wurden in Europa immer mehr Garnelen (im Handel bezeichnet als »Shrimps«, »Crevetten« oder »Prawns«) und Krabben konsumiert. Dies führte zu großen Zuchtbetrieben an Meeresstränden, wo zuvor Mangrovenwälder wuchsen. Mangrovenwälder aber haben eine wichtige ökologische Funktion: Sie dämpfen Flutwellen, bieten vielen Tierarten ideale Fortpflanzungsbedingungen und Futter. Der Tsunami im Jahr 2004 brachte die enorme Verwüstung teilweise auch deshalb, weil dort

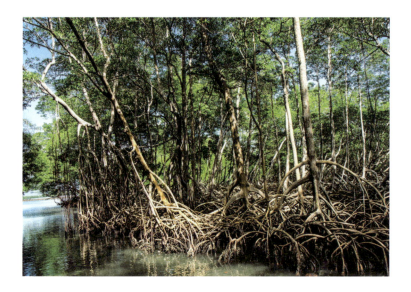

zuvor der Großteil der Mangrovenschutzwälder für Zuchtbetriebe gerodet worden war. Der große Einfluss der Wälder zeigte sich, als man in Sri Lanka zwei benachbarte Dörfer verglich: Im Dorf, das durch intakte Mangrovenwälder geschützt war, gab es zwei Tote. Im Nachbardorf ohne Mangrovenwälder starben 6000 Menschen.[149]

Manche Regierungen stehen nun vor dem Dilemma: Wollen sie ihre Wirtschaft ankurbeln, indem sie noch mehr Fisch- und Garnelenzuchten an Küstengebieten auf Kosten der Mangrovenwälder zulassen, oder wollen sie Menschenleben und das Ökosystem retten?

Das Dilemma ist deshalb so groß, weil der Export nach Europa dank der großen Nachfrage ein gutes Geschäft ist. Würde man künftig keine Mangrovenwälder mehr opfern, bräche dieses Geschäft innerhalb weniger Jahre zusammen. Denn in jenen Zuchtbetrieben kommen so viele Chemikalien zum Einsatz, dass die Züchter nach wenigen Jahren einen neuen Ort für ihre Zuchten suchen müssen. In dem vergifteten Land ist es dann schwer, die früheren Mangrovenwälder wieder aufzuforsten. Deshalb ist eine möglichst baldige radikale Änderung der Ernährungsweise in

Europa so wichtig, um diesem ökologischen Wahnsinn Einhalt zu gebieten. Doch momentan steigt die Nachfrage noch weiter.
Durch die Überfischung der Meere werden auch die Fischtechniken immer radikaler: Riesige Schleppnetze, die über den Meeresgrund gezogen werden, zerstören die Korallenriffe. Neben vielen anderen ökologischen Auswirkungen hat das Fehlen der Korallenriffe zur Folge, dass ihre verlangsamende Wirkung auf anrollende Riesenwellen wegfällt.
Defekte Schleppnetze werden immer mehr zu einem furchtbaren Problem im Meer: Fische verfangen sich darin und sterben elend. Viele Delfine erleiden einen schrecklichen Erstickungstod, da sie nicht mehr auftauchen können, um Luft zu holen. Und aus Unkenntnis oder Ignoranz der ökologischen Zusammenhänge wird an nicht wenigen Orten sogar noch mit Sprengladungen »gefischt«, die ganze Generationen von Fischen auslöschen.[150]

Die Honigbiene – ökologisch wertvoll?

Ohne Insekten gäbe es kaum Obst. Sie sind von unschätzbarem Wert für die Landwirtschaft. In den Medien wird vor allem immer wieder von der bedrohten Honigbiene berichtet. Dabei vergisst man leider, dass die Honigbiene eine auf Leistung gezüchtete, kränkliche Rasse ist und gar nicht alles bestäuben kann. In der Schweiz beispielsweise kommen etwa 640 Wildbienenarten vor, aber nur eine einzige Rasse Honigbiene. Von den 640 Arten sind bereits rund die Hälfte vom Aussterben bedroht.
Was ist das Problem bei der einseitigen Förderung einer einzigen Bienenart? Einerseits natürlich die genetische Verarmung. Wenn die genetische Vielfalt durch die Zucht nur einer einzigen Bienenart verloren geht, können sich sehr schnell Krankheiten unter den Bienenvölkern ausbreiten. Außerdem kann sich diese einseitig auf Leistung überzüchtete Bienenart nicht an die verschiedenen Regionen anpassen. Durch ihre Krankheitsanfälligkeit und einheitliche genetische Basis besteht die Gefahr, dass in

einem Jahr plötzlich ganze Bienenvölker aussterben und eine Lücke im Ökosystem hinterlassen. Diese Lücke kann nicht sofort von Wildbienen oder anderen Insekten geschlossen werden, falls diese zuvor jahrelang von der Honigbiene zurückgedrängt worden sind.

Allein schon deshalb ist es wichtig, die Artenvielfalt zu erhalten. Es gibt jedoch weitere Gründe, die es sinnvoll erscheinen lassen, auch andere Insekten zu fördern. Zwar geben diese keinen Honig, doch sind sie als Bestäuber wesentlich wertvoller als die vielgepriesene Honigbiene. Zum Beispiel kann die Hummel im Frühjahr bereits bestäuben, wenn die Honigbiene sich wegen der Kälte noch nicht aus dem Stock traut. Früh blühende Pflanzen profitieren deshalb kaum von der Honigbiene. Zudem besucht eine Hummel pro Tag doppelt so viele Blüten wie die Honigbiene. In höheren Lagen ist die Honigbiene auch überfordert und überlässt das Bestäuben ihren Kollegen, den Wildbienen, und anderen robusteren Insekten.

Eine neue Studie belegt, dass der Mythos der fleißigen Honigbiene begraben werden muss: Sie sammelt zwar emsig Honig, beim Bestäuben sind die Wildbienen jedoch effektiver. Um einen Hektar Obstbäume zu bestäuben, sind beispielsweise 120 000 Honigbienen nötig. Dazu würden jedoch bereits 600 Mauerbienenweibchen genügen. Für eine gute Ernte ist die Honigbiene zwar nützlich, jedoch sind wildlebende Insekten (falls vorhanden) noch effektiver bei der Bestäubung.[151] Je artenreicher die Bestäuber in der Umgebung der Landwirtschaftsfläche sind, desto besser und zuverlässiger funktioniert die Bestäubung.

Dies heißt natürlich nicht, dass die Honigbiene ökologisch wertlos ist. Sie kann jedoch bestenfalls eine gute Ergänzung zu wildlebenden Bestäubern sein und sollte sie nie vollständig ersetzen. Hingegen könnte die Honigbiene durchaus von wildlebenden Bestäubern »ersetzt« werden, falls dies sein müsste und sofern der Lebensraum der wildlebenden Bestäuber intakt wäre.

Sie können den Letzteren mit einem Wildbienenhaus helfen, da sie in modernen Bauten immer weniger Lebensraum finden – dabei würden waagerechte Löcher in einem Stück Holz bereits genügen.

Aus ökologischen Gründen Honig zu konsumieren ist also kaum sinnvoll. Wenn schon Bienen fördern, dann die Artenvielfalt der wildlebenden Bienen, die weniger krankheitsanfällig sind. Monokulturen sind weder für Felder noch Bestäuber gut. Biodiversität hingegen fördert eine stabile ökologische Umwelt.

Fazit

Das Wichtigste, was jeder Einzelne persönlich und sofort für die Umwelt tun kann, ist, auf den Konsum tierischer Produkte zu verzichten. Auch wenn alle anderen Anstrengungen, die Umwelt zu schonen, begrüßenswert sind, macht sich unglaubwürdig, wer weiter Fleisch- oder Milchprodukte konsumiert und meint, ein umweltbewusstes Leben zu führen.

Eine wissenschaftliche Studie hat alle Umweltaspekte der Ernährung zusammengefasst und kam zu dem Schluss: Die vegetarische Ernährungsweise belastet die Umwelt um ein Drittel weniger als diejenige mit Fleisch. Und die vegane Ernährungsweise verursacht sogar um rund zwei Drittel weniger Umweltbelastungen als diejenige mit Fleisch- und Milchprodukten.[152]

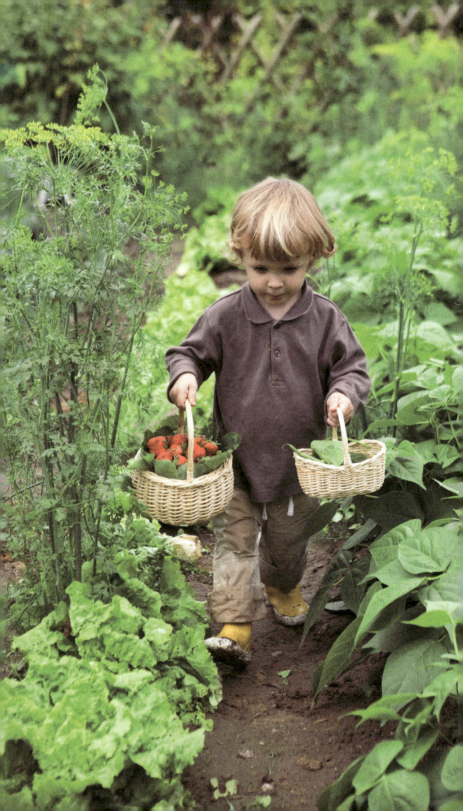

TEIL 3

MENSCHENSCHUTZ

Wir sind durch unsere Intensivlandwirtschaft und diese Massentierhaltung schuld am Hunger in der Dritten Welt, der meiner Ansicht nach innerhalb kürzester Zeit behoben werden könnte, wenn man dort pflanzliche Nahrung anbauen würde. Die Abkürzung der Nahrungskette ist nach meinen ganzen Systemuntersuchungen (...) der direkteste und billigste und auch ökologisch interessanteste Weg, das Hungerproblem auf der Welt zu lösen.

Frederic Vester, Umweltexperte, Biochemiker und Publizist[153]

DIESES ZITAT VON PROF. VESTER sagt eigentlich alles: Wir könnten das größte und furchtbarste globale Problem, dass nämlich – nach Aussagen des ehemaligen UN-Sonderberichterstatters für das Recht auf Nahrung Jean Ziegler – täglich allein zwischen 20 000 und 40 000 Kinder auf dieser Welt verhungern, mit dem ebenso einfachen wie gesunden Schritt zu veganer Ernährung stark vermindern und wahrscheinlich sogar aus der Welt schaffen.[154] Wer Menschenschutz anmahnt und erst recht wer gegenüber Tierschützern argumentiert, die Menschen kämen zuerst und weit vor den Tieren, landet sogleich wieder an diesem Punkt. Der mit großem Abstand wichtigste Menschenschutz beginnt mit Tierschutz, denn nur wenn wir aufhören, Tiere zu essen, können wir Millionen und Abermillionen Menschen vor dem Verhungern bewahren. Dabei ist Menschen- und Tierschutz eines. Und ohne den Verzicht auf Tierfleisch ist in dieser Situation der vorrangigste Menschenschutz nicht möglich.

Weshalb gibt es hungrige Menschen?

Im Jahr 2014 hat man so viel Getreide (inklusive Mais) geerntet wie nie zuvor. Und die Prognosen für die kommenden fünf Jahre gehen von weiterem jährlichem Wachstum aus.[155] Weshalb gibt es bei diesem Überfluss noch immer Menschen, die hungern? Das hat mehrere Gründe. Der wichtigste ist jedoch, dass diejenigen, die hungern, kein Geld haben, um sich ihre Nahrung zu kaufen. Weshalb ist aber die Nahrung für sie heute unerschwinglich geworden? Weil das immense Angebot noch immer die Nachfrage kaum decken kann. Und dies liegt in erster Linie daran, dass immer mehr wertvolles Getreide an sogenannte Schlachttiere verfüttert wird. Dank der Subventionen an die Landwirte lohnt sich die Fleischproduktion auch noch, wenn das Futter relativ teuer ist. Hungernde Menschen erhalten jedoch keine Subventionen. Eine europäische Milchkuh bekommt viel mehr Geld vom Staat als ein hungernder Afrikaner. Deshalb landet das Getreide nicht bei hungernden Menschen, sondern in den Futtertrögen der Masttiere in den Industrienationen.

Hinzu kommt die Kontrolle der Geschäfte mit Futtermitteln durch international tätige Großkonzerne. Diese haben genügend Geld, um Land aufzukaufen, wodurch die einheimische Bevölkerung vertrieben wird. Sie fördern die Monokulturen für den Tierfutteranbau und verdrängen den Anbau lokaler Nahrungsmittel.

Wie stark der Weltmarkt von den Ernährungsgewohnheiten der Menschen abhängt, zeigt gerade China sehr anschaulich: Der Fleischkonsum dort ist in den vergangenen Jahren stark gestiegen. Dies führte dazu, dass China heute circa 35 Millionen Tonnen Soja jährlich importieren muss. Dies ist die Hälfte der weltweiten Produktion! Und dies, obwohl in den letzten dreißig Jahren die Sojabohnenproduktion praktisch verdreifacht wurde – hauptsächlich auf Kosten des Urwalds und lokaler Kleinbauern.

Und der Fleischkonsum dürfte in China weiter zunehmen. Bekanntermaßen wird bei der Verlängerung der Nahrungskette über das Tier ein Großteil der Nahrung vernichtet. Wenn diese Nahrungsvernichtung künftig noch zunimmt, wird schon bald der Punkt erreicht sein, an dem die weltweite Nahrungsmittelproduktion wirklich nicht mehr für alle Menschen ausreicht. Die reicheren Länder werden dies natürlich erst spät bemerken. Sie treiben jedoch immer mehr Menschen durch ihr Konsumverhalten in den Hunger, da sie auch steigende Preise knapper werdender Nahrungsmittel bezahlen können.

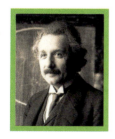

Nichts wird die Chance auf ein Überleben auf der Erde so steigern wie der Schritt zur vegetarischen Ernährung.
Albert Einstein

Umwelt-, Tier- und Gesundheitsschutz ist Menschenschutz

Menschenliebe und Tierliebe haben so viel miteinander zu tun wie persönlicher Frieden und politischer Frieden.
Franz Alt

Es ist bekannt, dass heute viele Tierarten aussterben, weil man ihre Lebensgrundlage zerstört. Durch den Konsum tierischer Produkte sind wir gerade dabei, die Lebensgrundlage der ganzen Menschheit zu zerstören (siehe das Kapitel über die Ökologie). Und durch die gesundheitlichen Auswirkungen der Ernährungsweise mit Tierprotein wird die Gesundheit unzähliger Menschen aufs Spiel gesetzt. Es ist deshalb nicht übertrieben zu behaupten, dass wirklicher »Menschenschutz« die Ernährung einbeziehen muss.

Auch wenn noch immer viele meinen, dass man sich zwischen Tier- und Menschenschutz entscheiden muss: Offensichtlich ist Tier- auch Menschenschutz. Denken wir nur an die vielen Krankheiten, die durch schlecht gehaltene und deshalb mit Medikamenten behandelte Tiere auf uns übergehen können. Wie wir gezeigt haben, ist der immense Einsatz von Antibiotika, den die heutige Massentierhaltung erfordert, der ideale Nährboden für die Zucht antibiotikaresistenter Bakterien, die schon bald zur größten Bedrohung der Menschheit werden können. Weltweit schätzt man die Anzahl der Todesopfer, die jährlich auf antibiotikaresistente Bakterien zurückzuführen sind, auf rund 70 000. Wenn keine Maßnahmen dagegen ergriffen werden, könnte die Anzahl bis ins Jahr 2050 auf zehn Millionen Tote pro Jahr steigen.[156]

Es ist deshalb zu kurz gedacht, Tierschutz gegen Menschenschutz auszuspielen, und noch unüberlegter, die Ernährungsweise als irrelevant für den Schutz der Menschen anzusehen. Alles hängt miteinander zusammen. Nur in einer gesunden Umwelt mit gesunden Tieren können auch Menschen gesund leben.

Religion

*Was erwarten wir von einer Religion,
wenn wir das Leid mit den Tieren ausschließen?*
Richard Wagner

So gut wie jede Religion kennt Beschränkungen des Fleischkonsums. Manche lehnen ihn vollständig ab (alle hinduistisch ausgerichteten), bei einigen gibt es Strömungen, die das Töten von Tieren ablehnen (Buddhisten), manche haben starke Einschränkungen (Judentum, Islam).
Wenn es um Ethik geht, ist das Töten von Tieren, um diese zu essen, ein großes Problem. Dem Alten Testament zufolge war ursprünglich eine rein vegane Ernährungsweise »gottgegeben«:

> »Dann sprach Gott:
> Hiermit übergebe ich euch alle Pflanzen auf der ganzen Erde, die Samen tragen, und alle Bäume mit samenhaltigen Früchten. Euch sollen sie zur Nahrung dienen«
> (Genesis 1, 29).

Erst nach der Sintflut (nachdem sich – Bibel und Thora zufolge – die meisten Menschen von Gott abgewendet hatten) wurde Fleisch als Nahrung unter diversen Einschränkungen erlaubt. Doch heute sind diese Einschränkungen kaum noch durchführbar: Das massenweise Töten der Tiere kann nicht nach all diesen Regeln durchgeführt werden. Deshalb gibt es beispielsweise Rabbiner, die vegan leben, um die religiösen Vorschriften wieder vollständig einhalten zu können. Zum Beispiel Rabbi Dr. Yanklowitz, Gründer und CEO des Instituts Shamayim V'Aretz und Autor von sechs Büchern über jüdische Ethik.[157] Es gibt gerade in Israel sehr viele Veganer, die darin die konsequenteste Einhaltung all ihrer Ernährungsregeln erkennen. Sie sehen sich damit im Einklang mit ihrer Religion: *»Adam war es nicht gestattet, sich von Fleisch zu ernähren«* (Talmud, Sanhedrin 59b).

Doch auch in anderen Religionen findet man klare Weisungen, die vom Fleischkonsum abhalten sollten:

- Islam: »Kein Getier gibt es auf Erden, keinen Vogel, der auf seinen zwei Schwingen dahinfliegt, die nicht Gemeinschaften wären gleich euch. Alle Geschöpfe Allahs sind seine Familie« (Koran, Sure 6, 38).
- Selbstverständlich im Hinduismus, der für seine Tierliebe bekannt ist: »Wer sein eigenes Fleisch dadurch vermehren will, dass er das Fleisch anderer Kreaturen isst, wird im Elend leben, egal in welcher der Arten er wiedergeboren wird« (Mahabharata 115, 47).
- Und im Buddhismus: »Meine Liebe gehört den Kreaturen, die keine Füße haben; auch denen mit zwei Füßen und ebenso denen, die viele Füße haben. Möge alles Geschaffene und Lebendige, mögen alle Wesen, welcher Art auch immer sie seien, nichts erfahren, wodurch ihnen Unheil droht. Möge ihnen niemals Böses widerfahren« (Siddhartha Gautama [circa 563–483 v.Chr.], Begründer des Buddhismus).

Als der Buddhismus mit seiner gewaltfreien Einstellung nach Japan kam, bildete sich dort eine Ernährungsweise heraus, die man heute »vegan« nennt, denn vor dem 20. Jahrhundert war der Eier- und Milchkonsum in Japan praktisch unbekannt. In Japan heißt sie »Shojin-ryori«.

Heute gilt leider für alle Religionen, dass sie verwässert wurden und ursprüngliche Gedanken von Gewaltfreiheit nur noch wenig praktiziert werden. Die Religionskriege sind ebenso ein Zeichen dafür wie der Verzehr und die Ausbeutung unserer Mitgeschöpfe. Dabei könnte man eine Kernbotschaft aller Religionen reduzieren auf die einfache »goldene Regel«: »Tue nichts, von dem du nicht willst, dass man es auch dir antue.« Diesen Leitsatz findet man in dieser oder ähnlicher Form in allen heiligen Schriften. Und nirgends werden die Tiere explizit davon ausgeschlossen. Der Tierrechtsphilosoph Helmut Kaplan hat dies in seinem Buch *Die Ethische Weltformel* klar erläutert. Im Gegensatz zur Physik hat man in der Ethik die Weltformel bereits gefunden. Nur hält sich leider keine der Religionsgemeinschaften daran. Doch wie kann man erwarten, dass sie ihre Religion gegenüber den Tieren ernst nehmen, wenn sie sogar gegenüber ihren Mitmenschen versuchen, ihre eigene Religion so zu verdrehen, dass alles erlaubt ist? Solange Religionsführer Waffen segnen und »heilige Kriege« ausrufen, werden die Tiere kaum je etwas Positives von den Religionsgemeinschaften erwarten können.

Insofern müsste jeder Christ, jeder Jude und Muslim, jeder Buddhist und Hindu, jeder Bahai und letztlich jeder religiöse Mensch und Humanist Menschenschutz auf seine Fahne schreiben, denn in all unseren heiligen Schriften sind wir aufgerufen zur Nächstenliebe, zur Achtung anderen Lebens, zum Mitgefühl mit allen fühlenden Wesen und wie die Ausdrücke alle heißen mögen. Jeder Humanist will das Leben anderer Menschen achten und respektieren. Der wirksamste Schritt ist immer der Verzicht auf Tierfleisch und damit ein Bekenntnis gegen den Hunger auf Erden. Und selbst als wir das noch nicht mit Studien untermauern konnten, waren sich darin schon so gut wie alle großen Geister einig.

Wenn wir das Mittelmeer nicht länger zum Friedhof vor der Toren der EU verkommen lassen wollen, wie es Papst Franziskus so dringend angemahnt hat, dann müssten wir vor allem den Hunger in den Ländern bekämpfen, aus denen die Flüchtlinge stammen, den Hungerländern Afrikas. Das wissen all die scheinheiligen Politiker, die ihm äußerlich beipflichten und dann konkret genau nichts unternehmen. Das wissen aber auch alle, die sich mit diesem Problem beschäftigt haben, alle Entwicklungshelfer und überhaupt das Heer der Helfer. Wie, müsste man fragen, kann ein Helfer, der es wirklich ernst meint, noch Tiere essen und den Hunger damit zugleich anheizen? Erklärungsversuche hierfür finden sich in den Überlegungen zur Psychologie und Ökonomie. Aber wie kann es ethisch-moralisch vertretbar sein, dass bei uns ständig wirtschaftliche Überlegungen humanistische und religiöse Gedanken dominieren? Die Erklärung für den

Aufstieg der Geldreligion zur einzigen noch beachteten findet sich in dem E-Book *Unter Geiern – auf den Hund gekommen* von Ole Ulani.[158]

Wir sind – sofern wir Tiere essen, auch ganz persönlich – die Ursache des größten Elends auf diesem Planeten. Das hören die Verantwortlichen natürlich nicht gern, aber sie wissen es, und deswegen haben sie so ein schlechtes Gewissen, wehren sich mit den absurdesten »Argumenten« gegen die eigene Einsicht, gehen auf Vegetarier und Veganer los, um ihre eigene Schuld nicht konfrontieren zu müssen. Denn niemand will an irgendetwas schuld sein, das erfahren wir sprichwörtlich von der Wiege bis zur Bahre.

Schuld ist ein schwieriges Thema. Juristisch hat sie mit Verantwortung zu tun. Wer jemanden vorsätzlich umbringt, ist dafür verantwortlich und macht sich an dessen Tod schuldig. Ob er ihn direkt erwürgt oder erdolcht, aus sicherer Entfernung erschießt oder ihn vom Schreibtisch aus dem Tod preisgibt wie Josef Eichmann, der Organisator des Massenmordes an Juden, und dessen Auftraggeber Himmler und Hitler. Daran besteht juristisch kein Zweifel. Aber wie stand es mit der Schuld der Schweizer Zöllner, die fliehende Juden nicht durchgelassen haben, wie mit den verantwortlichen Politikern, die die Anweisungen dazu gaben? Das wird heute schon nicht so gern diskutiert. Natürlich werden unsere Politiker nicht gern mit ihrer Verantwortung für das Ertrinken schwarzer Flüchtlinge im Mittelmehr konfrontiert und erst recht nicht mit der Ursache dafür, dem Hunger in Afrika, den sie tolerieren. Und sind wir nicht für untätige Politiker verantwortlich, weil wir sie gewählt haben?

Nähern wir uns nun unserem Thema noch weiter. Wer als Reisender einem verhungernden Kind in Afrika nichts abgäbe vom eigenen üppigen Mahl, obwohl er es von seinem Restaurantfenster aus sähe, würde noch ein schlechtes Gewissen haben. Deshalb sorgen Hoteldirektoren entschieden dafür, dass der Hunger keinesfalls vor ihren Restaurants sichtbar wird. Das kann der europäische Gast für sein Geld erwarten.

Wer das Mahl in sicherer Entfernung in Europa einnimmt, wird das schon gar nicht mehr so eng sehen und will da nicht an Parallelen erinnert werden. Aber wer dabei Fleisch auf dem Teller hat, ist mittendrin, und seine Seele weiß das auch und leidet, und so neigt er dazu, sie zu ignorieren. Und allein schon das macht ihn auf Dauer krank. Und auch juristisch ist unterlassene Hilfeleistung ein Delikt. Aber ist es besser, einfach zu Hause zu bleiben und den Kopf in den Sand zu stecken oder Ausreden zu kultivieren? Juristisch eigentlich nicht. Wenn man die für diese Missstände verantwortlichen europäischen Politiker beziehungsweise Staaten vor dem Internationalen Gerichtshof in Den Haag wegen unterlassener Hilfeleistung anzeigte, müssten eigentlich ganz schöne Strafen zusammenkommen. Aber was ist mit uns, den Wählern?

Die Schuldfrage ist – von der Religion her – mit dem Begriff des Sündigens verbunden, und da wird das Ganze keinesfalls besser. Sündigen heißt im biblischen Urtext *hamartanein,* »sich absondern, den Punkt verfehlen«. Wer sich von der Einheit absondert, den Mittelpunkt des Mandalas verfehlt, ist demnach sündig und bleibt die Rückkehr in die Einheit schuldig. Wir sind alle mit dem Verbot zu töten konfrontiert, aber ist unterlassene Hilfeleistung nicht auch eine Form des Tötens? Im religiösen Sinne sicher.

Schuld und Verantwortung werden im deutschen Sprachgebrauch quasi synonym gebraucht, was ungut ist, denn da niemand Schuld haben will, übernimmt auch kaum jemand Ver*ant*wort*ung, die ganz ähnlich gewertet wird. Dabei liegt in diesem Wort die Lösung, nämlich Antworten zu finden. Und das ist so einfach, weil die Antwort so einfach ist: pflanzliche Ernährung. Und schon hört diese Schuld auf.

Der alte und weise Indianerhäuptling Seattle sagte einmal: »Was wir der Erde antun, tun wir uns selbst an.« Und tatsächlich werden wir im Augenblick ständig schuldig an unserer (Mutter) Erde und uns selbst, indem wir die Umwelt in einer unnachvollziehbar brutalen Weise verwüsten. Der Menschenschutz für diese und vor allem kommende Generationen erfordert also ernste Konsequenzen, aber eigentlich reicht auch der eine entscheidende Schritt: pflanzliche Ernährung.

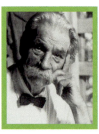

Tierschutz ist Erziehung zur Menschlichkeit.

Albert Schweitzer

Ein Gesundheits- statt des »Krankheitssystems«

Natürlich ist es auch Menschenschutz, wenn wir aus unserem Krankheits- endlich ein Gesundheitssystem machen. Wir könnten allein durch die Umstellung auf *Peace Food* so vielen Menschen, die heute noch nichts von dieser Möglichkeit wissen, und all denen, die noch nichts davon wissen wollen, solches Elend ersparen. Die Abermillionen Übergewichtigen können sich dieses im wahrsten Sinne des Wortes schwere Los sofort ersparen, genau wie die Millionen Typ-2-Diabetiker, das Millionenheer der Hochdruckpatienten könnte so rasch Erleichterung finden wie auch die Millionen Rheumatiker. Diesen vier Krankheitsbildern kann praktisch allein mit einer Umstellung auf pflanzlich-vollwertige Ernährung, idealerweise mit einer initialen Fastenwoche, der Stachel genommen werden.

Ziehen wir noch die seelische Dimension der Psychosomatik von *Krankheit als Symbol* hinzu, können wir Krankheit von beiden Seiten in die Zange nehmen und mit vielem fertigwerden, unser Leben entscheidend zum Besseren wenden.

Warum ist bei den oben angesprochenen vier Krankheitsbildern die Ernährungsumstellung auf pflanzlich-vollwertig so entscheidend? Das hat damit zu tun, dass bei ihnen die psychosomatische Seite praktisch automatisch mit der Umstellung ins Spiel (des Lebens) kommt. Beim Übergewicht liegt die Lernaufgabe darin, statt körperlicher Fülle seelische Erfüllung zu finden. Wenig ist aber so erfüllend für die Seele, wie sich essend und fühlend innerem und äußerem Frieden zu nähern. Hier wirkt also die befreiende Umstellung auf beiden Ebenen: Psycho-Somatik!

Bei Rheuma geht es um die Auseinandersetzung mit der eigenen (Un)beweglichkeit. Wer aber innerlich in Bewegung kommt und sein Leben so nachhaltig umstellt wie bei dieser Ernährungswende, erlöst viel davon und gewinnt neue Beweglichkeit.

Bei Diabetes Typ 2 geht es darum, die Süße des Lebens und die Liebe durch sich hindurchzulassen, ohne sie festzuhalten. Wir müssen auch hier dem Körper, der das Thema im Hindurchlassen des Zuckers, der Glukose, verdeutlicht und für uns lebt, diese Arbeit wieder abnehmen. Wer auf pflanzlich-vollwertige Kost umstellt, erfährt genau das. Er lässt die Süße des Lebens wieder durch sich fließen, und sein Entschluss für *Peace Food* ist nicht nur einer zum Frieden, sondern auch zur Liebe zum eigenen Organismus, den Mitgeschöpfen und der Umwelt.

Beim Hochdruck geht es im Sinne von *Krankheit als Symbol* darum, sich seinem Kampf zu stellen, um die Spannung wieder loslassen zu können, die auf einem lastet. Mit dem Umstieg auf *Peace Food* stellen wir uns unserer Verantwortung und beweisen Weisheit; das heißt, wir ziehen aus dem wissenschaftlich bereitgestellten Wissen den richtigen Schluss und erobern uns eine für alle bessere Lebensweise. Das entlastet so deutlich wie jede Fastenkur, die den Hochdruck wieder herunterbringt, die Umstellung auf pflanzlich-vollwertig kann ihn aber dauerhaft im niedrigeren und angemesseneren Bereich halten.

Ähnlich lässt sich für andere Symptome und Krankheitsbilder die Lernaufgabe in *Krankheit als Symbol* nachschlagen, mit den entsprechenden geführten Meditationen auf CD wie der allgemeinen CD »Selbstheilung«[159] für alle Symptome kann man sich dieses Wissen unter die Haut gehen lassen und es im wahrsten Sinne des Wortes vertiefen.

Es ist also auch Menschenschutz, wenn wir – wie Häuptling Seattle – aus dem vorliegenden Wissen Konsequenzen ziehen und

Schritte Richtung Weisheit unternehmen. Im Augenblick ist es ein trauriger Aspekt des Lebens, dass die Wissenschaft viel rascher Wissen erwirbt als die Gesellschaft Weisheit. Das ist nicht nur, aber vor allem auch bei der Ernährungslehre so. Dazu haben Ärzte im Medizinstudium wenig gelernt. Und das ist gut, denn was wir früher über Ernährung lernten, war meist falsch, wie die Wissenschaft heute enthüllt.

Wissenschaftlich ist belegt, wie wir dem Gros der Krankheitsbilder die Basis entziehen können: Die Antwort ist verboten simpel und immer wieder die gleiche: mit pflanzlich-vollwertiger Kost.

Die bösen Metzger?

Wie sehr die Schuld auf den Fleischessern lastet, sieht man an den Projektionen, das heißt Schuldverschiebungen, die die Fleischer, Fleischhauer oder Metzger abbekommen. Abgesehen von den Hobbyjägern, die in ihrer Freizeit Tiere aus großer Distanz offenbar aus Freude töten, ist Töten für psychisch normal entwickelte Personen äußerst unangenehm. Der erste deutsche Bundespräsident Theodor Heuss bezeichnete die Hobbyjagd denn auch als eine Form von Geisteskrankheit.

Die instinktive Ablehnung des Tötens gilt auch für Kopfschlächter in den Schlachthöfen. Dieser Beruf ist derjenige mit den meisten Berufsunfällen. Deshalb haben sie in der Regel eine eigene Unfallversicherung – da normale Unfallversicherungen sie kaum aufnehmen wollen.

Viele Fleischesser sehen verächtlich auf Metzger und ihr blutiges Handwerk und denken kaum daran, dass diese die Voraussetzung dafür sind, dass sie im Supermarkt in Plastik eingeschweißte Fleischstücke billig erwerben können. Der Beruf ist so unbeliebt, dass ihn hierzulande meist Menschen ausführen (müssen), die kaum andere Arbeit finden und eher Gefahr laufen, ausgebeutet zu werden. Der Ausländeranteil unter ihnen ist sehr groß. Auch vor illegalen Praktiken schreckt die Fleischindustrie nicht zurück: Immer wieder wird die sklavenhalterähnliche Behandlung von Schlachthofarbeitern aus ehemaligen Ostblockstaaten aufgedeckt.[160] Zu Dumpinglöhnen müssen diese, von Sicherheitsfirmen überwacht, arbeiten. Zum Schlafen gibt es oft nur winzige, überbelegte Baracken. Das ist moderne Sklaverei und Menschenschinderei mitten in Europa! Die Opfer in den Schlachthöfen sind also nicht nur die Tiere, sondern auch die am Fließband unter Dauerstress stehenden Menschen.

Ein Metzger, der seine Aufgabe gut machen will, steht vor einer ähnlichen Unmöglichkeit wie frühere Henker. Nehmen wir an, er möchte seinen Job möglichst professionell und mit möglichst wenig Leid ausführen. Das ist eine tägliche Herausforderung, die nur schwer zu meistern ist. Um den Tieren ihren letzten Gang so leicht wie möglich zu machen, müsste er sich in jedes Tier einfühlen. Wenn er dies aber tatsächlich täte, würde er innerhalb kürzester Zeit psychisch zusammenbrechen. Deshalb ist er beinahe gezwungen, Tiere, die er töten muss, nicht mehr als Mitgeschöpfe, sondern nur als »Arbeitsmaterial« zu betrachten. Kopfschlächter merken auch meist rasch, wie wichtig es ist, ihren Opfern nicht in die Augen zu schauen, um möglichst keine direkte Verbindung mit ihrem Wesen aufzunehmen.

Metzger, die ihre Arbeit im Schlachthof gut machen, sollten eigentlich als Helden gelten – zumindest denjenigen, die Fleisch konsumieren. Denn sie opfern oft ihre körperliche und noch häufiger ihre seelische Gesundheit, damit Fleisch in die Metzgereien kommt, für Menschen, die sich für das blutige Handwerk dahinter viel zu schade sind. Stattdessen nutzt man sie als Sündenböcke, um sich nicht selbst eingestehen zu müssen, wie man als Konsument, der indirekt den Auftrag zum Töten gibt, der Hauptverantwortliche ist und genauso viel Schuld auf sich lädt wie diese erbärmlichen Kopfschlächter, deren sich nur die Fleischesser erbarmen können. Ohne Fleischkonsumenten würde das ganze System sofort zusammenbrechen, und die Metzger könnten einer Arbeit in der Produktion pflanzlicher Nahrungsmittel nachgehen.

Hunger

Es gibt tatsächlich Menschen, die behaupten, dass es nicht möglich sei, die ganze Welt vegan zu ernähren, weil sich gar nicht so viele pflanzliche Nahrungsmittel anbauen ließen. Genau das Gegenteil ist jedoch der Fall: Schon bald wird es nicht mehr genügend Nahrungsmittel für alle Menschen geben, wenn der Fleischkonsum weiter so ansteigt wie bisher. Es sieht so aus, als sei der Hunger in der Welt politisch und wirtschaftlich gewollt – oder werde zumindest als »Nebenprodukt« beziehungsweise »Kollateralschaden« billigend in Kauf genommen. Er wäre jedoch nicht nötig, da wir genügend Nahrungsmittel für alle Menschen produzieren könnten. Jean Ziegler verweist diesbezüglich auf Untersuchungen, die belegen, wie sich sogar zwölf Milliarden Menschen pflanzlich ernähren ließen. Und er bringt eine ebenso harte wie ehrliche Erkenntnis auf den Punkt: »Jedes Kind, das heute an Hunger stirbt, wird ermordet.« Wie wir dazu beitragen, haben wir soeben dargelegt. Ein Kind, das kein Geld hat, ist in unserem heutigen Wirtschaftssystem nichts wert. Deshalb gibt es in diesem System keinen wirtschaftlichen Grund, es mit Nahrungsmitteln zu versorgen. Dazu bräuchten wir andere Gründe, die nur leider gegenüber der neuen Geldreligion aus der Neuen Welt immer mehr an Gewicht verlieren. Als ich (RD) vor über vier Jahrzehnten in den USA mitbekam, wie direkt man nach den Dollars gefragt wurde, die man machte, um anschließend daran gemessen zu werden, war das für die Gruppe deutscher Studenten, mit der ich unterwegs war, noch ebenso erstaunlich wie abstoßend. Damals wurden Deutsche noch Lehrer, weil sie sich dazu berufen fühlten, auch wenn man dabei nicht reich werden konnte. US-Amerikanern war so etwas schon damals mehrheitlich unverständlich. Heute aber müssen wir erkennen, wie sehr wir uns ihnen angenähert haben und wie weitgehend sich ihre Geldreligion überall durchsetzt. Hunger ist also vor allem Ergebnis dieser Wirtschaftsform, die immer mehr Religionscharakter annimmt und den anderen Religionen den Rang abläuft.[161]

Noch näher betrachtet spielt beim Hungerproblem natürlich die Ernährungsweise eine große und eigentlich entscheidende Rolle: Mittels Verkürzung der Nahrungskette durch pflanzliche Nahrung könnte man mit derselben Fläche Land wie gesagt zehnmal mehr Menschen ernähren. Und dies ohne Einsatz von Kunstdünger, Gentechnik oder anderer obskurer Dinge, die aus wirtschaftlichen Gründen als »die Lösung des Hungerproblems« beworben werden. Eine vegane Ernährung hingegen wäre dagegen wesentlich kostengünstiger zu haben und für alle sofort umsetzbar. Und genau dies ist vermutlich auch der Grund, weshalb niemand große Werbekampagnen für diese einfachste aller Möglichkeiten zur Entschärfung des Hungerproblems lanciert.

Darf man Kinder belügen?

Menschenschutz müsste früh beginnen und schon die Kinder einbeziehen, nicht nur die in den Hungerländern, sondern auch die eigenen. Sie hungert es nach unserer Achtsamkeit und Anteilnahme, nach unserem Mitgefühl und unserer Ehrlichkeit. Kinder haben in der Regel eine besonders enge Bindung zu Tieren und wünschen sich meistens ein Kuscheltier zum Streicheln und Liebhaben. Kurz, Kinder brauchen seelische Unterstützung und Hilfe, und Tiere könnten sie ihnen in wundervoller Weise geben.

Keinem kleinen Kind kommt es in den Sinn, einen Hasen, ein Schweinchen oder Kalb zu töten, um es in Stücke zu schneiden und aufzuessen. Alle Eltern wissen das. Dennoch möchten sie, meist aufgrund der Fehlinformation, dass ihre Kinder tierische Produkte essen. Dadurch entsteht ein sehr weit verbreitetes Lügensystem in Familien von Mischköstlern gegenüber ihren Kindern: Sie tun viel, um zu verhindern, dass die Kleinen herausfinden, dass ihr Mittagessen einmal ein lebendiges Tier war, welches in einem Schlachthof auf grausame Art für sie getötet und zerstückelt worden ist. Das Fleisch kommt einfach vom Supermarkt und die Milch aus dem Karton.

Kinder sind aber neugierige Wesen: Sie möchten alles genau wissen und bringen damit ihre Eltern in ein Dilemma. Sollen diese nun das Kind aufklären, wie Fleisch und Milch hergestellt werden, mit dem Risiko, dass ein unverdorbenes Kind sich ab sofort weigert, da weiter mitzumachen und vor allem zu essen? Ehrlich aufgeklärte Kinder, denen vielleicht noch ein aufklärender Besuch in Schlachthof und Metzgerei ermöglicht worden wäre, würden selbstverständlich auf ihrem ohnehin so angelegten Gefühl beharren und Tierprodukte ganz natürlich meiden. Und nach solch einem Ausflug würden sich einfühlsame Eltern ihnen ja auch anschließen. Die andere Alternative ist, das Kind zu belügen, indem entweder der Zusammenhang zwischen Fleisch und Tier verleugnet oder verharmlost wird. Das aber beschädigt beider Seelen, Kinder wollen die Wahrheit und besonders von ihren Eltern, und in ihrem tiefsten Herzen wollen Eltern diese auch gegenüber ihren Kindern.

Die Eltern können ja nicht gut sagen: »Mein liebes Kind, grundsätzlich ist Töten schlecht. Auch Gewalt sollte man nicht unterstützen. Aber uns schmecken das Fleisch und der Käse so gut, dass wir hier Ausnahmen machen. Deshalb musst auch du dir keine Gedanken machen, wenn wir dir täglich tote Tiere auftischen und die Milch von gequälten Kühen.« Lieber belügen sie ihre Kinder, um weiterhin moralische Vorbilder sein zu können. Doch Lügen als Basis guten Einvernehmens kann nicht gutgehen.

Werden die Kinder älter, entwickeln sich diese »moralischen Ausreden« der Eltern immer mehr zum Problem. Und vor allem lernen Kinder so, dass eigener Genuss über alles geht, auch über die Moral. Das Leid anderer Geschöpfe kann ignoriert werden, wenn es persönliche Befriedigung bringt. Oder etwas sanfter ausgedrückt: Es ist nicht nötig, für das eigene Handeln die volle Verantwortung zu übernehmen. Auch wenn das eigene Handeln Leid erzeugt, darf man dies ignorieren, solange man es gut verdrängen kann und es einem nützt. Und vor allem lernen Kinder so, andere und sich selbst zu belügen – wie ihre Eltern.

Wohin eine Menschheit ohne Eigenverantwortung führt, brauchen wir hier nicht genauer zu beschreiben; es reicht, die moderne Welt zu betrachten.

Gewalt

Solange es Schlachthöfe gibt,
wird es auch Schlachtfelder geben.
Leo Tolstoi

Gewalt im Zusammenhang mit Essverhalten ist ein heikles Thema. Vermutlich, weil hier die Verdrängung besonders groß ist. Kaum jemand mag Gewalt, dennoch üben fast alle durch ihr Essverhalten tagtäglich indirekt Gewalt aus. Dies geht nur mit stark ausgebildeter Verdrängung. Die Folgen des eigenen Handelns werden dabei ignoriert. Wenn man aber jemanden auf etwas Verdrängtes (seinen Schatten) aufmerksam macht, reagiert die Person meist aggressiv.[162] Deshalb bleibt eine Diskussion zwischen Veganern und Fleischessern in der Regel nicht lange sachlich. Auf objektiver Ebene wäre klar, dass alles für die vegane Ernährung spricht, auf emotionaler Ebene möchte man jedoch das eigene Handeln nicht hinterfragen und sich möglichst nicht ändern. Dies führt fast immer zum aggressiven Verteidigen des eigenen Ernährungsverhaltens, ohne dass man dafür sachliche Gründe vorbringen kann.

Unabhängig von den Inhaltsstoffen des Fleisches birgt also bereits der Verdrängungsmechanismus des eigenen Handelns ein Aggressionspotenzial. Niemand wird gern auf ein Handeln aufmerksam gemacht, das im Widerspruch zu eigenen Werten steht. Doch auch die Inhaltsstoffe des Fleisches können einen Beitrag zu aggressiverem Verhalten leisten: Wie wir schon gezeigt haben, erleben Schlachttiere große Angst und Gewalt in ihrer letzten Zeit in den Schlachthöfen. Wie jedes andere Säugetier auch setzen sie dabei Angst- und Stresshormone frei. Da die Tiere unmittelbar darauf getötet werden, kann der Körper diese Hormone nicht mehr abbauen. Sie verbleiben somit im Fleisch und werden von den Fleischkonsumenten mitgegessen.

Doch nicht nur auf der ganz persönlichen Ebene kann der Fleischverzehr Stress und Gewaltbereitschaft fördern. Auch auf politischer Ebene kann der hohe Fleischkonsum eines Volkes zu Gewalt und Krieg führen. Der griechische Philosoph Platon hat dies bereits vor 2500 Jahren in seinem Werk *Politeia* beschrieben: Wenn ein Volk viel Fleisch konsumiere, benötige es mehr Land, um das Fleisch beziehungsweise die Futtermittel produzieren zu können. Dies zwinge das Land dazu, andere Länder zu erobern, um das eigene Volk weiter mit »genügend« Fleisch versorgen zu können.

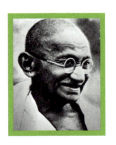

Die Größe und den moralischen Fortschritt einer Nation kann man daran messen, wie sie die Tiere behandelt.

Mahatma Gandhi

Den in der Vergangenheit extrem hohen Fleischkonsum in Großbritannien konnte sich das Königreich nur leisten, weil es viele Kolonien hatte. Heute sind die Kolonialzeiten vorbei, doch noch immer werden Länder unterdrückt und ausgebeutet, damit reiche Staaten zu ihrem Fleisch beziehungsweise Futtermittel kommen. Die Waffen sind nun jedoch nur noch selten Gewehr und Kanonen, sondern meist Geldsystem und Sanktionen. Indem wir aus ärmeren Ländern Futtermittel importieren, die dort auf Kosten der Umwelt und der lokalen Bevölkerung produziert werden, üben wir indirekt Gewalt aus: Für unseren Fleischkonsum nehmen wir in Kauf, dass Landarbeiter in anderen Kontinenten enteignet, mit Pestiziden vergiftet werden und hungern müssen. Fleischkonsum ist also immer mit Gewaltausübung gegen die Natur und gegen Mensch und Tier verbunden, ob wir dies akzeptieren oder verdrängen: Es bleibt eine unbestreitbare Tatsache, die trotzdem gern heftig bestritten wird. Die Gründe dafür sind offensichtlich.

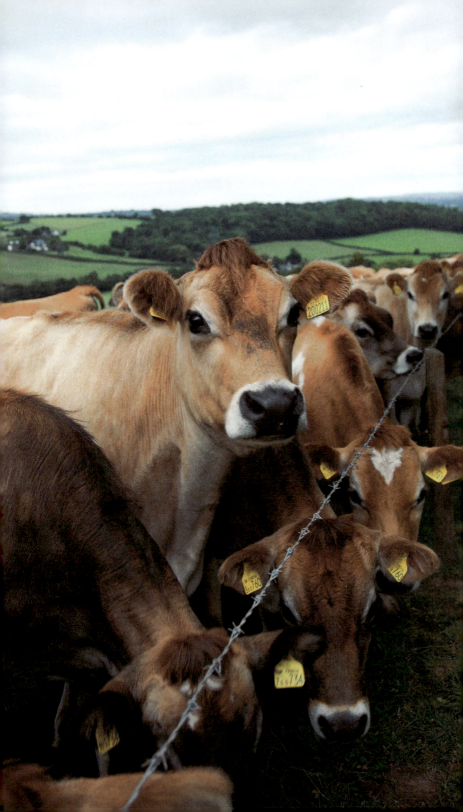

TEIL 4

TIERETHIK

Tiere schützen und Tiere töten,
um sie aufzuessen, ist ein Widerspruch.
Entweder man schützt sie,
oder man isst sie.

BEI DISKUSSIONEN ÜBER ETHIK wird zwar immer wieder gesagt, dass diese für alle gleich gelten solle und man niemanden ausschließen wolle. Dennoch ist für fast alle Ethiker selbstverständlich, dass sie die Mehrheit aller Lebewesen von vornherein aus ihren ethischen Überlegungen ausschließen: die Tiere. Dass die Ethik auch die Tiere miteinschließen könnte, wurde vielen erst bewusst, nachdem Peter Singer 1975 das Buch *Animal Liberation* veröffentlicht hatte.

Im deutschen Sprachraum isst jede Person in ihrem Leben über tausend Tiere. Wobei alle Meerestiere noch nicht eingerechnet sind, da man diese nicht nach Anzahl der einzelnen Kreaturen, sondern nur nach Gewicht in Kilogramm erfasst.

Tierschutz und Tierrecht

Die Tierrechtsbewegung ist eine Weiterentwicklung des Tierschutzes. Dennoch unterscheiden sich Tierrechte auch grundsätzlich vom Tierschutz. Beim Tierschutz bleiben die Wünsche der Menschen (zum Beispiel nach billigem Fleisch) unangetastet. Deshalb zählt sich heute fast die ganze Bevölkerung zu den Tierschützern und -freunden. Beim Tierrecht geht man vom Tier aus und fordert, dass man grundlegende Bedürfnisse der Tiere nicht weiter völlig missachten darf. Den Unterschied sieht man zum Beispiel beim Thema Tierversuche: Tierschützer sind für bessere Haltungsbedingungen der Versuchstiere, Tierrechtler lehnen die Folter von Tieren grundsätzlich ab, unabhängig davon, zu welchen Zwecken sie durchgeführt wird.

Ähnlich ist es beim Fleischkonsum: Tierschützer möchten größtenteils nicht auf ihren Fleischkonsum verzichten, setzen sich aber dafür ein, dass die dafür nötige Massentierhaltung verbessert wird. Jedoch nur so weit, als es den Fleischpreis nicht zu sehr erhöht. In der Theorie sind Tierschützer zwar bereit, sehr viel für Fleisch zu bezahlen, wenn es dadurch den sogenannten Schlachttieren besser geht, in der Praxis sieht man jedoch an den Umsatzzahlen der Fleischindustrie, wie weitgehend der Preis das wichtigste Einkaufskriterium fast aller Fleischesser ist.

Für Tierschützer gibt es kein Recht auf Leben für ein Schwein, aber für Hunde. Allerdings ist auch hier wieder zwischen passiven Mitgliedern eines Tierschutzvereins und aktiven Tierschützern zu unterscheiden. Von Letzteren sind sich viele inzwischen auch der Tierrechte bewusst, und immer mehr wechseln ins vegane Feld.

Oft wird argumentiert, dass man Tiere nicht vermenschlichen solle. Deshalb sollen sie auch keine ähnlichen Rechte erhalten. Erstaunlicherweise stört man sich aber nicht daran, dass Kapitalgesellschaften wesentlich mehr Rechte haben als jedes Tier. Eine Aktiengesellschaft hat als juristische Person viele Rechte, die ansonsten nur natürlichen Personen zustehen. Obwohl die Kapitalgesellschaften gesetzlich verpflichtet sind, möglichst hohe Gewinne zu erzielen, sieht man kein moralisches Problem darin, ihnen ähnliche Rechte wie den Menschen zu geben. Möchte man jedoch einem Hund das Recht auf Leben einräumen, ergeben sich daraus endlose philosophische Diskussionen, die darauf hinauslaufen, dass nur Menschen als Personen angesehen werden dürfen.

Die Geldgesellschaft unterstellt letztlich alles dem Geld und räumt ihm den ersten Rang ein. Deshalb bekommen Aktiengesellschaften mehr und viel leichter Rechte als Tiere, deshalb zählt am Ende nur der Fleischpreis und nicht etwa das Fühlen und Leiden der Tiere und nicht einmal der Menschen, wenn man genau hinschaut. Was unsere Konzerne in der sogenannten Dritten Welt bei der Versklavung von Arbeitskräften treiben, etwa bei der Herstellung billiger Textilien, ist auch ausschließlich vom Geld bestimmt. T-Shirts aus Fernost erhalten wir für wenige Euro, und Leder ist bereits so billig, dass es in immer mehr Kleidungsstücke integriert wird. Dies ist nur machbar, weil (europäische und US-amerikanische) Großkonzerne den Preis immer weiter drücken. Für einen richtigen Lohn reicht es bei den Baumwollarbeitern genauso wenig wie für die Näherinnen, Färber oder Metzger der Tiere zur Ledergewinnung. Selbst grundlegende Umweltvorschriften werden bei der Kinderarbeit in der Lederherstellung (mittels giftiger Schwermetalle!) nicht eingehalten. Dies alles führt nicht nur zu enormer Umweltbelastung und Tierquälerei, sondern auch zu unzähligen Krankheits- und Todesfällen der involvierten Arbeiter.

Und letztlich geht es auch uns in Europa schon immer mehr wie den Tieren. Elf Millionen Deutsche sollen an Burn-out leiden, die Hälfte der niedergelassenen Ärzte, was dazu führt, dass über die Hälfte der Burn-out-Patienten vor einem Mediziner landet, der in derselben Falle sitzt und keinen Ausweg kennt. Über vier Millionen Deutsche leiden an Depressionen, das macht zusammen fünfzehn Millionen im Seeleninfarkt.

Es geht mit diesem System, das dem Geld und seinen Besitzern den unangefochten ersten Rang einräumt, niemandem gut. Vielleicht ist diese Erkenntnis hilfreich, um zu sehen, wie sehr Menschen und Tiere mit ihren Bedürfnissen nach Gefühlen und Leidvermeidung letztlich im selben Boot sitzen. Wenn ein System dazu führt, dass das Mittelmeer, das frühere Zentrum der Welt, zu einer einzigen großen Menschenfalle wird, wo Schleuser und Schlepper verzweifelte Menschen, die dem Hunger entkommen wollen, auf Schiffe verfrachten und sie dann auf hoher See sich selbst überlassen, reiche Länder sie aber nicht aufnehmen wollen, um ihren Reichtum nicht teilen zu müssen – in solch einem System stimmt etwas grundsätzlich nicht.

Haben Tiere Rechte?

Auch wenn es seit einigen Jahrzehnten eine sogenannte Tierrechtsbewegung gibt, sollte dies nicht darüber hinwegtäuschen, dass Tiere keine eigenen Rechte haben. Eine Welt, in der wie gesagt eine Urkunde zur Gründung einer Firma genügt, um für ein abstraktes Finanzkonstrukt mehr Rechte zu bekommen, als ein Hund oder ein Rind jemals erhalten kann, zeigt auf, wie die

Machtverhältnisse zugunsten des Finanzsystems verbogen wurden. Wer glaubt, dass in einem solchen Rechtssystem die Tiere genügend geschützt sind, sollte sich eingehender mit dem Recht befassen.

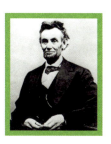

Ich bin für die Rechte der Tiere genauso wie für die Menschenrechte. Denn das erst macht den ganzen Menschen aus.
Abraham Lincoln

Doch gibt es nicht ein »Tierschutzgesetz«? Ja, das gibt es – zumindest in allen deutschsprachigen Ländern. Doch dieses enthält keine Rechte für die Tiere, die einklagbar wären. Den Tieren wird noch nicht einmal ein Recht auf Leben zugestanden oder das Recht, nicht gefoltert zu werden. Wann immer es finanzielle Gründe gibt, stehen diese über den Bedürfnissen der Tiere. Sei dies für die effiziente Produktion tierischer Nahrungsmittel oder für die versicherungstechnische Absicherung neuer Medikamente der Pharmaindustrie durch Tierversuche. Wo sich Geld auf Kosten der Tiere einsparen lässt, ist dies erlaubt.
Sehen wir uns ein paar Details des Schweizer Tierschutzgesetzes[163] an, da dieses ja angeblich das »beste der Welt« sei. Schon im Artikel 2 (Geltungsbereich) wird die gesamte Fischerei und das Jagdgesetz ausgenommen. In diesen Bereichen gelten somit andere Regeln. Doch auch im Artikel 4 (Grundsätze) geht es nicht besser weiter: »Wer mit Tieren umgeht, hat: (...) *soweit es der Verwendungszweck zulässt, für ihr W*ohlergehen zu sorgen.« Der Verwendungszweck bei den Nutztieren ist die Produktion tierischer Produkte. Dieser Zweck steht somit prinzipiell über den Bedürfnissen der Tiere.
Weiter geht es in diesem Abschnitt mit Folgendem: »Niemand darf *ungerechtfertigt* einem Tier Schmerzen, Leiden oder Schäden zufügen, es in Angst versetzen oder in anderer Weise seine

Würde missachten. Das Misshandeln, Vernachlässigen oder unnötige Überanstrengen von Tieren ist verboten.« Auch in diesem Abschnitt kann ein einziges Wort alles andere zunichtemachen: Was heißt »ungerechtfertigt«? In der Praxis ist fast jeder Grund, der auf finanzielle Vorteile des Tierhalters hinausläuft, gerechtfertigt.

Doch selbst wenn die gesetzliche Lage für die Tiere spräche: Kein Tier kann irgendein Recht für sich einklagen. Und dies gilt auch für mögliche Stellvertreter wie Tierschutzorganisationen. Deshalb werden die Tiere nach wie vor schutzlos der Profitorientierung ihrer Besitzer geopfert. Dazu gibt es viele Beispiele, von denen hier nur drei genannt seien:

- Da es zu teuer ist, bei der Legehennenrasse die Männchen zu mästen, werden diese direkt nach dem Schlüpfen zerschreddert oder vergast.
- Damit man die Ställe noch etwas enger bauen kann (um Geld zu sparen), ist es erlaubt, den Rindern die Hörner auszubrennen.
- Weil sich das Fleisch von unkastrierten männlichen Schweinen weniger gut verkaufen lässt, darf man die Ferkel (meist ohne Betäubung) kastrieren, indem man ihnen die Hoden herausschneidet.

Schweine

Schweine sind bekanntlich mindestens so reinlich und intelligent wie Hunde. Weshalb werden sie so völlig anders behandelt?

Es wurde schon erwähnt, dass es in Europa Regionen gibt, in denen mehr Schweine als Menschen leben (zum Beispiel im Schweizer Kanton Luzern). Auch dass man sie dennoch kaum zu Gesicht bekommt. Ist es nicht erstaunlich, dass mehr als die Hälfte des konsumierten Fleischs vom Schwein stammt und man auf dem freien Land dennoch praktisch nie eins der Tiere sieht?

Kaum ein anderes Schlachttier wird so stark ausgebeutet wie das Schwein: Man hat ihm mehr Rippen angezüchtet, damit es mehr

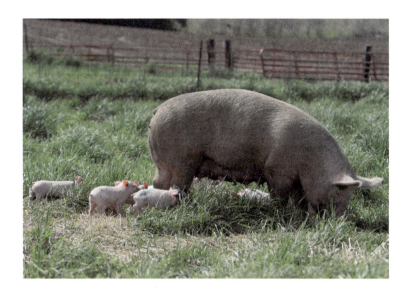

Koteletts gibt, es muss in engen Ställen im eigenen Kot vor sich hin vegetieren. Die feine Nase der Schweine ist bekannt, sogar Trüffelpilze unter der Erde kann sie erschnüffeln. Dennoch lässt man die Tiere ihr ganzes Leben lang in Ställen in ihren eigenen stinkenden Exkrementen darben.

Würden Sie einen Hund monatelang in einer kahlen Box ohne Beschäftigungsmöglichkeit einsperren? In den meisten Ländern würde dies als Tierquälerei verurteilt. Macht man dasselbe millionenfach mit Schweinen, stört dies offenbar nur wenige. (In der Schweiz ist eine Beschäftigungsmöglichkeit für Schweine gesetzlich vorgeschrieben. Doch richten sich mindestens die Hälfte aller Schweinehalter nicht danach, wie ein Kantonsveterinär öffentlich machte, der für die Kontrollen zuständig ist.[164]) Der Unterschied zwischen Schwein und Hund ist jedoch nicht, dass das Schwein mit einer solch monotonen Umgebung glücklicher wäre, sondern nur, dass das Schwein anschließend geschlachtet und gegessen wird. Nie würde das Schwein von sich aus den Ort verdrecken, an dem es schläft oder frisst. Sein Kotbereich wird in der Natur wie gesagt immer mehrere Meter vom Schlafnest getrennt. In der Massentierhaltung haben die Tiere aber keine andere Wahl.

In einer marktwirtschaftlich orientierten Gesellschaft lässt sich fast alles rechtfertigen, solange damit Geld gemacht wird. So heißt es zum Beispiel im Schweizer Tierschutzgesetz Artikel 1: »Zweck dieses Gesetzes ist es, die Würde und das Wohlergehen des Tieres zu schützen.«[165] Und weiter: »Die Würde des Tieres wird missachtet, wenn eine Belastung des Tieres nicht durch überwiegende Interessen gerechtfertigt werden kann.« Als überwiegendes Interesse gilt hierbei bereits, wenn man ein Tier nur deshalb einsperrt und seine Bedürfnisse missachtet, um dadurch mehr Geld zu verdienen.

Schweine werden im Alter von wenigen Monaten geschlachtet. Außer den Tieren, die man für die Zucht benötigt, wird kein Schwein erwachsen. Auch hier sind wieder finanzielle Anreize ausschlaggebend: Das stärkste Wachstum haben Schweine – wie fast alle anderen Tiere –, weit bevor sie erwachsen sind. In dieser Zeit kann man mit relativ wenig Futter viel Fleisch »erzeugen«. Deshalb lohnt es sich nicht, das Schwein zu füttern, bis es vollständig erwachsen ist.

Rinder

Rinder sind die einzigen Nutztiere, die man regelmäßig auch im Freien sehen kann, vor allem Milchkühe, die noch kein Kalb zur Welt gebracht haben, da sie noch keine Milch geben. Die meisten Mastkälber hingegen verbringen fast ihr ganzes Leben in Ställen – wie die Schweine.

Rinder haben auch sonst eine Sonderrolle, da sie nicht nur wegen ihres Körpers, der zu Fleisch verarbeitet wird, sondern ebenso wegen ihrer Muttermilch gehalten werden. Bei der Zucht wurden aber auch die Rinder nicht verschont: Entweder sie wurden auf möglichst großen Fleischansatz hin gezüchtet oder auf größtmögliche Milchleistung. Die Gesundheit der Tiere spielte dabei nie eine wichtige Rolle.

Im Jahr 1950 gab eine Milchkuh durchschnittlich 2500 Kilogramm Milch pro Jahr. Heute liefert das Holsteinrind rund 8000 Kilo-

gramm jährlich. Dies ist nur möglich, indem man die Wiederkäuer nicht mehr grasen lässt, sondern ihre »Leistung« mit Kraftfutter »optimiert«. Dass Rinder dabei immer wieder erkranken und mit Antibiotika behandelt werden müssen, wird in Kauf genommen.
Auch hier spielt das Geld die entscheidende Rolle: Ein deutscher Bauer bekam Ende März 2015 rund 30 Cent pro Liter Milch.[166] Tendenz weiter sinkend. Wie soll bei einem solchen Preis ein artgerechtes Leben für Milchkühe finanziert werden?
Durch die unnatürliche Ernährung und die genetisch angezüchtete extrem hohe Milchleistung wird der Körper der Kuh offen-

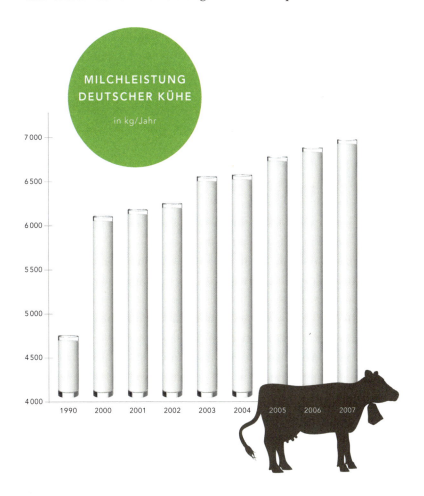

sichtlich enorm beansprucht. Doch die falsche Fütterung, die nur auf Leistungssteigerung aus ist, hat noch mehr Nachteile: Sehr wahrscheinlich belastet diese »Eiweißmast« die Leber und Niere der Kühe stark. Die bei der Verdauung erzeugten Harnwerte sind extrem hoch. Dieser Überlastung sind die Entgiftungsorgane nicht mehr gewachsen. Heute enthält Kuhmilch sogar mehr Harnstoff als der Urin.[167]

Von einer typischen Milchkuh der Holsteinrasse erlebten 1957 noch 80 Prozent das Alter von vier Jahren. 2002 waren es nicht einmal mehr 60 Prozent. Die Krankheiten nehmen laufend zu, insbesondere Lahmheit, Euterentzündungen (Mastitis) und Unfruchtbarkeit.[168]

Mastitis

Die Euterentzündung ist von den Bauern deshalb so gefürchtet, weil die Milch während dieser Krankheit nicht verkauft werden darf, was Einkommenseinbußen bedeutet. Rinder fürchten diese Entzündung eher, weil sie sehr schmerzhaft ist.

Obwohl die Bauern bis zu 10 Prozent ihrer Einnahmen durch die Euterentzündungen verlieren,[169] nehmen sie diese regelmäßigen Erkrankungen in Kauf. Es rentiert sich trotz allem, die Kühe immer unter Höchstleistung zu halten.

Weshalb kommt es so häufig zu dieser Entzündung? Auch bei den Rindern ist es wie bei allen Säugetieren einschließlich des Menschen so, dass zuerst ein Junges geboren werden muss, bevor die Muttermilch fließt. Kurz nach der Geburt des Kalbes ist auch hier der Milchfluss am größten. Rund hundert Tage nach der Geburt wurde der Kuh bereits etwa die Hälfte der Milch herausgemolken. Die ganze sogenannte Laktationsperiode dauert circa 305 Tage. Dann werden die Kühe (in der Regel mit Medikamenten) dazu gebracht, keine Milch mehr zu erzeugen. Dieser abrupte Stopp des Melkens führt zu Milchstau im Euter und belastet dieses zusätzlich. In der konventionellen Landwirtschaft werden deshalb Antibiotika direkt ins Euter gespritzt, um einer Entzündung vorzubeugen.[170] In der Biolandwirtschaft ist dies nicht erlaubt. Das führt jedoch dazu, dass diese Biomilchkühe noch häufiger an Mastitis leiden als »konventionelle«.[171] Zwar wird schon länger versucht, Alternativen für diese antibiotische »Trockenstellung« zu finden, bei den Hochleistungsrinderrassen geht es aber nicht ohne Antibiotika.

Weshalb werden Kühe nach etwa 305 Tagen »trockengestellt«? Weil sie schon kurz nach der Geburt ihres Kalbes wieder künstlich geschwängert werden. Wenige Wochen bevor das nächste Kalb zur Welt kommt, braucht die Kuh die Energie für das Kalb und kann nicht gleichzeitig die riesigen Mengen an Milch produzieren. Außerdem können in dieser Erholungsphase die Euter nach der Strapaze ausheilen, um nach der Geburt des nächsten Kalbes wieder voll leistungsfähig zu sein.

Das Kalb

Die Kälber kommen – wie Menschenbabys – nach neun Monaten Schwangerschaft der Mutterkuh zur Welt. Wie in vielen anderen Bereichen hat man auch dafür spezielle Begriffe gewählt, um den Bezug zur Schwangerschaft einer menschlichen Mutter nicht zu offensichtlich werden zu lassen. Menschen sind »schwanger«, Rinder »trächtig«. In diesem Buch halten wir uns nicht strikt an diese künstliche Trennung zwischen Mensch und Tier.
Bei Rindern ist die Mutter-Kind-Beziehung besonders stark. Dies ist der Grund dafür, dass sogar die meisten Biobauern das Kalb schon am Tag der Geburt von seiner Mutter trennen. Wieso das? Würde man das Kalb erst nach ein paar Tagen von seiner Mutter trennen, wäre der Trennungsschmerz noch intensiver, da die Bindung gefestigter wäre. Stress aber kann die Milchleistung der Kühe beeinträchtigen, deshalb versuchen ihn die Bauern zu minimieren.
Was erwartet Kälber nach der Trennung von der Mutter? Hier wird es sexistisch: Sie haben zwei unterschiedliche Schicksale – je nach Geschlecht. Die weiblichen Kälber erleiden dasselbe Schicksal wie

ihre Mütter: Sobald sie fortpflanzungsfähig sind, wird ihnen das Sperma eines Zuchtbullen eingeführt, und nach der Geburt ihres ersten Kalbes werden sie fortlaufend gemolken, geschwängert, gemolken ... und so weiter, bis ihre Milchleistung nachlässt oder sie Fruchtbarkeitsprobleme haben und deshalb im Schlachthof landen. Männliche Kälber werden meist auf Viehmärkten verkauft, um anschließend in spezialisierten Mastbetrieben innerhalb kürzester Zeit auf Schlachtgewicht gebracht zu werden.

Der Trennungsstress und das Zusammenführen von Kälbern aus verschiedensten Ställen ist eine große Belastung für das Immunsystem. Deshalb ist es bei der Kälbermast selbstverständlich, die Kälber mit Antibiotika zu behandeln, um die Ausbreitung ansteckender Krankheiten in den Mastbetrieben zu verhindern. Heute gibt es kaum noch Kälber, die bis zum Tag ihrer Tötung nicht mindestens ein Mal ein Antibiotikum bekamen.

Das Spielen und Herumtollen mit Artgenossen unter dem Schutz ihrer Mütter wird den Kälbern verwehrt. Meist werden sie sogar in Einzelboxen gehalten: Je weniger sie sich bewegen, desto schneller legen sie an Gewicht zu. Außerdem können sie dann weniger leicht umkippen, da sie meist künstlich anämisch, das heißt blutarm, gehalten werden, um jenes möglichst weiße Fleisch zu bekommen, das Verbraucher aufgrund eines Missverständnisses bevorzugen. Alle Metallteile sind in solchen Ställen mit Isolierband umwickelt, um den daran verzweifelt leckenden Kälber das so dringend benötigte Eisen vorzuenthalten. Diese oft lebenslange Quälerei ist in ihrer Grausamkeit nur mit dem Stopfen von Gänsen zu vergleichen. Der Grund liegt in der ersten großen US-Studie, die zum Ergebnis kam, rotes Fleisch erhöhe die Darmkrebsrate. Aber man hatte nur rotes Fleisch getestet. Tatsächlich erhöht auch Geflügel- und Kalbfleisch die Krebsrate.

Alle Kälber haben einen starken Drang zu saugen. Da sie nach der Geburt sofort ihren Müttern entrissen werden, können sie diesen nicht stillen. Die Muttermilch wird gemolken, damit wir Menschen sie konsumieren können. Die Kälber erhalten billigeren »Milchaustauscher«.

In der Landwirtschaft gilt: Platz ist Geld. Je mehr Tiere man auf engstem Raum halten kann, desto mehr Profit lässt sich erwirtschaften. Dies ist wie gesagt ein Grund dafür, den jungen Kälbern heute routinemäßig den Hornansatz auszubrennen, damit keine Hörner wachsen können. Die Prozedur ist extrem schmerzhaft, denn Hörner sind nicht einfach tote Anhängsel, sondern durchblutet. Sie spielen im artgerechten Verhalten obendrein eine wichtige Rolle in der Herde, wobei Kälber davon natürlich meilenweit entfernt sind. Für die Bauern stellen Hörner jedoch nur eine Gefahrenquelle dar, die zu eliminieren ist.

Diese Praktik ist bereits so weit verbreitet, dass selbst Bauern, die grundsätzlich gegen diese brutale Enthornung sind, sie machen, weil sie sonst beim Verkauf Preiseinbußen hätten. Ein nicht enthorntes Tier ist auf dem Viehmarkt weniger wert.

Gemäß deutschem Tierschutzgesetz sind solche Eingriffe am Tier nicht ohne Betäubung erlaubt. Wie meist bei solchen Gesetzen, gibt es aber für weit verbreitete Tierquälereien Ausnahmeregelungen. So ist das Ausbrennen der Hornanlagen bis zum Alter von sechs Wochen ohne jegliche Betäubung erlaubt.

Hühner

Vierzig Millionen Küken werden jährlich in Deutschland vergast oder lebendig geschreddert.[172]

Der Konsum von Eiern und Hühnerfleisch war in Europa noch nie so hoch wie heute, und beide waren noch nie so billig. Den Preis bezahlen die Hühner. Legehennen müssen immer mehr Eier bei möglichst wenig Futter legen, Masthühner mit möglichst wenig Futter innerhalb kürzester Zeit maximal Fleisch ansetzen. Eine heutige Legehenne ist darauf gezüchtet, so viele Eier wie möglich zu legen. Fleisch setzt sie kaum an. Deshalb ist diese Legerasse nicht für die Mast geeignet. Dennoch schlüpfen auch bei diesen Rassen 50 Prozent männliche Küken. Wirtschaftlich sind diese Männchen unbrauchbar. Deshalb werden sie unmittelbar

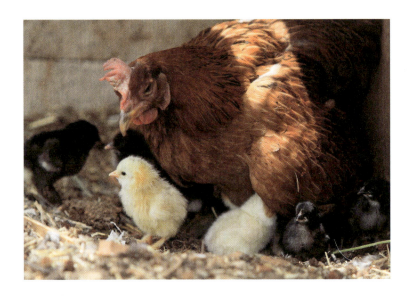

nach dem Schlüpfen möglichst billig getötet. Als günstige Tötungsmethoden haben sich bei den Hühnerzüchtern wie gesagt das Vergasen und das Schreddern bei lebendigem Leib durchgesetzt.

Masthühner wachsen sehr schnell: Nach nur vierzig Tagen werden sie geschlachtet. Diese schnelle Gewichtszunahme ist für den ganzen Organismus eine gewaltige Herausforderung. Hinzu kommt jedoch noch der enorme Stress: Bis circa neunzig Tiere können untereinander eine stabile Hackordnung ausbilden. Doch solch eine kleine Hühnerzahl findet man heute kaum noch, meist nicht einmal bei Biobetrieben. Die Tiere werden zu Hunderten und meist sogar zu Tausenden zusammengepfercht. Eine stabile Hackordnung ist so unmöglich aufrechtzuerhalten. Das Resultat: Die Hühner sind im Dauerstress.

Der führt dazu, dass sich die Hühner gegenseitig anpicken. Da dies nicht erwünscht ist (viele Hühner würden dabei zu Tode gepickt), haben sich die Hühnermäster eine »Lösung« ausgedacht: Sie kürzen die Schnäbel der Hühner. Das Problem hierbei: Der Schnabel besteht nicht nur aus einer Hornhaut, sondern ist ein hochempfindliches durchblutetes Tastorgan des Huhns. Fast schon selbstverständlich geschieht auch das ohne Betäubung.

Fische

Anatomisch, physiologisch und biologisch ist das Schmerzsystem eines Fisches praktisch dasselbe wie bei Vögeln und Säugetieren.
Dr. Donald Bloom, Tierschutzbeauftragter der britischen Regierung

Fische haben ein besonders schweres Los, wenn sie Menschen in die Hände fallen. Sie leben in einem anderen Lebensraum, sind keine Säugetiere und kommunizieren nicht über die Luft. Deshalb fällt es den meisten Menschen schwer, sich in sie einzufühlen.

Im Gegensatz zu Säugetieren – die uns Menschen deutlich näherstehen – dürfen Fische durch langsames Ersticken (im Fischernetz) und durch qualvolles Angeln ohne Betäubung getötet werden. Würde man so ein Säugetier töten, wäre dies offensichtlich Tierquälerei und in manchen Ländern sogar strafbar. Ist es gerechtfertigt, die Fische so anders zu behandeln als die uns näherstehenden Säugetiere?

Früher hat man damit argumentiert, dass die Fische nicht leidensfähig seien. Dies wurde lange einfach akzeptiert, ohne es genauer zu erforschen. Schließlich hören wir Menschen es nicht, wenn wir einen Fisch quälen, da er nicht schreit oder winselt. Doch heute weiß man aus viele Untersuchungen, wie leidensfähig auch Fische sind. Es gibt kaum einen relevanten Unterschied zwischen der Leidensfähigkeit von Fischen und anderen Tieren. Doch diese Einsicht kommt für die Fische zu spät: Menschen sind Brutalität im Umgang mit ihnen bereits gewohnt. Außerdem ist es praktisch unmöglich, jeden einzelnen vom Fischer gefangenen Fisch zu betäuben und »schonend« zu töten. Deshalb werden die neuen wissenschaftlichen Erkenntnisse über die Fische einfach ignoriert, weil ihre Akzeptanz wirtschaftlich »untragbare« Folgen hätte.

Es ist heute keine Streitfrage mehr, ob Fische Gefühle haben und leiden können.[173] Man kennt inzwischen sogar das ausgeprägte

Sozialverhalten der Fische. Die Frage ist nur, wie wir Menschen mit dieser Erkenntnis umgehen. Dürfen wir so tun, als wüssten wir dies alles nicht? Darf man Fische weiterhin als empfindungslose Objekte betrachten, bloß weil wir unser Verhalten ihnen gegenüber nicht ändern wollen?

Andere Tiere

Die bisher aufgeführten Tierarten werden in unserem Kulturkreis am häufigsten konsumiert, sie sind jedoch nicht die einzigen, die auf unseren Tellern landen. Bei ihnen sind sich aber erstaunlicherweise (und ohne es begründen zu können) fast alle einig, dass es sich um sogenannte Nutztiere handelt, die dazu da sind, gegessen zu werden. Bei Pferden beispielsweise sieht es etwas anders aus: Für manche Menschen sind Pferde Sportgeräte, die man nutzen kann, ebenso wie andere Autos nutzen. Wenn das »Sportgerät« nicht mehr brauchbar ist, landet es beim Schlachter und in der Salami. Andere haben eine engere Beziehung zum Pferd und sehen es als Mitgeschöpf und sogar Freund, zu dem sie eine enge Beziehung aufbauen.
Die sensiblen Pferde gehören zu den Tieren, die vom Menschen am meisten gequält werden. Da Pferde als Fluchttiere keinen Laut für Schmerzen haben, merken es selbst Pferdeliebhaber nur selten. Mit roher Gewalt wird den Pferden der Wille des Menschen aufgezwungen. Dazu verwendet man eine Eisenstange, die direkt aufs empfindliche Zahnfleisch drückt, die sogenannte Trense. So kann man dem Tier über die Zügel gezielt Schmerzen zufügen, damit es genau das macht, was der Mensch von ihm will. Das ist dasselbe Prinzip bei Sporen, nur viel häufiger und unbekannter. Wenn diese Schmerzen nicht ausreichen, kommt noch die Peitsche ins »Spiel«.
Doch nicht nur wenn der Mensch auf dem Pferd reitet, leidet es, selbst dazwischen fristen die meisten Pferde ein trostloses Dasein. Sehr oft in einer Einzelbox (als Herdentier!). Natürlich freut

sich das Pferd, wenn der Besitzer kommt und es endlich von der Langeweile in der Box erlöst wird. Besitzer interpretieren dies meist so, als würde sich das Pferd auf die Schmerzen beim Ausritt freuen.

Dieses Verhalten ist so eingefahren und selbstverständlich, dass jede Veränderung als Provokation empfunden wird. Schafft es jemand wie mein (RD) Bruder Jürgen Krackow, Pferde ohne Trense zu reiten und sogar noch internationale Turniere mit einem sogenannten Bosal (gebissloser Zäumung) zu gewinnen, gibt es zwar eine Menge begeisterter Fans unter den Hobbyreitern. Aus dem deutschen Springsport wurde er aber praktisch hinausgeekelt und lebt in und reitet inzwischen für Österreich.[174]

Doch egal wie das Vorleben war: Am Ende werden die meisten Pferde genauso geschlachtet wie Rinder, um sie zu Fleisch zu verarbeiten. Eine Herde von ehemaligen Springpferden auf der Weide und in teuren Boxen zu halten leisten sich wenige. Aber dass es einige wie mein Bruder tun, zeigt: Es ist möglich.

Wie bei den anderen Nutztieren ist auch bei den Pferden das Bewusstsein für eine artgerechte Haltung schon so verloren gegangen, dass sich Gnadenhöfe, die ihre Pferde in einer großen Herde ohne Boxen und ohne »Nutzung« der Tiere halten,[175] gegen viele Vorurteile etablierter Pferdehalter durchsetzen müssen.

Auch den anderen Tieren, die auf unseren Tellern landen, ergeht es nicht besser. Zum Beispiel werden Kaninchen noch heute vielfach in Einzelboxen gehalten, obwohl dies nachweislich Tierquälerei ist. In der Schweiz ist diese tierquälerische Haltung verboten. Dennoch dürfen auf diese (Un)art gemästete Kaninchen importiert werden und landen damit trotzdem auf Schweizer Tellern – insbesondere in der Gastronomie.

Der Markt für Ziegenmilch ist in den letzten Jahren so stark gewachsen und wird weiter wachsen in dem Maße, wie sich Gefährlich- und Schädlichkeit von Kuhmilch herumspricht. So gibt es mittlerweile hochgezüchtete Milchziegen, die an spezielle Melkanlagen angeschlossen werden. Von den Bildern der Werbung ist dies genau so weit entfernt wie bei der Kuhmilch.

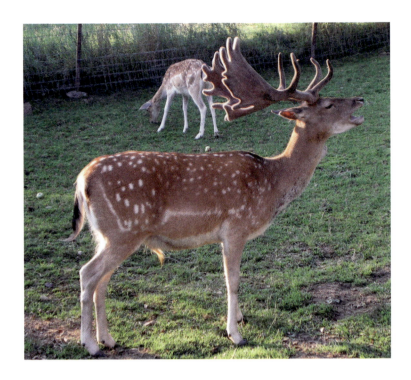

Die Gastronomie wirbt jedes Jahr im Herbst für Wild. Selbst Kindern, die nie Bambis oder Reh(kitz)en etwas antun könnten, wird dann Rehrücken aufgetischt. Die Werbung lässt die Konsumenten im Glauben, Tiere zu essen, die in Freiheit leben durften und durch gezielte professionelle Schüsse sofort getötet wurden. Auch das entspricht längst nicht mehr der Realität: Rehe und Hirsche werden immer häufiger in Gehegen großgezogen, und der gezielte Todesschuss der Jäger ist noch mehr Mythos als der stets korrekte Bolzenschuss des Metzgers, der dem Tier im Schlachthof den Bolzenschussapparat direkt auf die Stirn ansetzen kann. In Wahrheit *geht* hier viel im wahrsten Sinne des Wortes *ins Auge*.

Die Schlachtung

Ich bin Leben, das leben will,
inmitten von Leben, das leben will.
Albert Schweitzer

»Ich esse nur noch Biofleisch.« Sprüche wie diesen hört man immer wieder von Menschen, die ihre Haltung gegenüber der Tötung von Tieren dadurch rechtfertigen zu können glauben. Doch wo gibt es denn so etwas wie einen »Bioschlachthof«? Schon die Bezeichnung wäre absurd: Das griechische Wort *bíos* heißt »Leben«. Ein Betrieb, der Leben *vernichtet*, kann nie »bio« sein. Und wie sollten die Tiere im Bioschlachthof denn ums Leben kommen – zu Tode gestreichelt werden? Solche Vorstellungen verdeutlichen die Absurdität dieser Ausrede. Realität ist: Egal wie ein Tier aufgewachsen ist und gelebt hat, spätestens im Schlachthof spielt die Unterscheidung zwischen »bio« und »konventionell« keine wesentliche Rolle mehr. Dieser braucht zwar eine sogenannte Biozertifizierung, die allerdings nur besagt, dass die Biotiere in einem Arbeitsgang getrennt von konventionell aufgezogenen Tieren geschlachtet und verarbeitet werden müssen. Das muss der Betrieb sorgfältig dokumentieren – mehr ist aber nicht erforderlich.

Spricht man mit Fleischessern über das Töten der Tiere, vermitteln sie oft den Eindruck, sie hielten die übliche Tötungsmethode heute für »human«. Aber das Töten anderer Lebewesen aus rein egoistischen Gründen kann nie menschlich beziehungsweise human sein.

Und wie sieht die Realität aus? Die kritischste Phase ist immer diejenige vom fühlenden, empfindsamen Mitgeschöpf zum bewusstlosen Körper. Der Tod selbst wird bei allen Säugetieren durch Verbluten herbeigeführt. Dies ist in einigen Ländern sogar gesetzlich so vorgeschrieben. Da das verblutende Tier jedoch um sich schlagen und schreien würde, wird es zuvor betäubt. Folgende Methoden werden heute in Europa angewendet.

Bolzenschuss

Ein dicker Metallstift wird in den Kopf des Tieres geschossen. Damit wird ein Großteil des Gehirns zerstört. Interessanterweise geht man bei einem solchen Geschehen beim Menschen vom Tod aus, dem sogenannten Hirntod. Bei Rindern hat man das aber als »Betäubung« umgedeutet.

Der Tod von Mensch und Tier ist also unterschiedlich definiert. Es soll hier nicht auf Details zu diesen Begriffsbestimmungen eingegangen werden. Offensichtlich ist aber, dass wir so definieren, wie es uns beziehungsweise unseren Absichten am ehesten nützt. Wir definieren letztlich nach den Konsequenzen, die wir wollen: Beim Tier im Schlachthof – da darf das Tier noch nicht als tot gelten. Beim Menschen bei der Organspende – da muss der Mensch als tot gelten.

Aus Sicht des Tierschutzes ist diese Methode so problematisch, weil oft nicht exakt geschossen werden kann, da das Tier in Todespanik nicht stillhält und sich in der Tötungsbox nicht wie gewünscht positioniert. Es will verständlicherweise seinem Tod nicht gelassen ins Auge schauen, und so geht mancher Schuss eben wie gesagt ins Auge oder eben dorthin, wo er viel Schaden und entsetzliche Schmerzen, aber nicht den Tod und manchmal nicht einmal Betäubung herbeiführt. So ist es nicht selten, dass Tiere deshalb nach dem Schuss – während sie schon zerlegt werden – wieder das Bewusstsein erlangen. Unzählige Rinder müssen so ihr Häuten und das Abschneiden ihrer Füße bei vollem Bewusstsein ertragen und können sich nicht mehr wehren, da sie mit den Hinterbeinen am Förderband aufgehängt sind.[176]

Elektroschock

Viele Schweine werden, vor allem in Kleinschlachthöfen, mit einer Elektrozange betäubt. Der elektrische Schlag soll die Schweine so lange lähmen, bis sie ausgeblutet sind.

Wenn man die richtigen Punkte am Kopf erwischt, funktioniert dies ziemlich zuverlässig. Doch die meisten Schlachthofmitarbeiter arbeiten im Akkord, da ist Quantität wichtiger als Qualität, und Geschwindigkeit geht über alles. Falsch betäubte Schweine wachen dann während der Verarbeitung wieder auf und bekommen mit, wie sie lebendig abgebrüht werden.

Gaskammern

Vor allem Schweine werden heute in Großschlachthöfen vergast. Die Vergasungsmethode wird als besonders modern und »tierfreundlich« angepriesen. Für die Schlachthofmitarbeiter ist sie tatsächlich vergleichsweise »angenehm«: Die Schweine werden lebend in die Kammer getrieben, diese senkt sich in das CO_2-Bad, und kurze Zeit später erscheinen die Schweine betäubt wieder auf der anderen Seite – bereit für die Weiterverarbeitung. Es ist eine sehr effiziente Methode und setzt sich auch deshalb in Großbetrieben immer mehr durch. Kein Mensch muss mehr selbst Hand anlegen, um die Tiere zu töten. Dieser vollautomatischen maschinellen Tötung dürfte die Zukunft gehören, sofern wir uns nicht wieder mehrheitlich für eine humane Gesellschaft entscheiden.
Glaubt man der Werbung, schlafen die Schweine im Gas ein und haben den »schönsten« Tod, den man sich wünschen kann. Angesichts der deutschen Vergangenheit eine wirklich zynische Argumentation. In der Realität sieht dies leider auch ganz anders aus: Filmaufnahmen, die man in den Gaskammern aufgenommen hat, zeigen klar auf, wie die Schweine unter Atemnot leiden und über längere Zeit mit Erstickungsanfällen kämpfen, bevor sie endgültig das Bewusstsein verlieren.
Weshalb ist das so? Könnte man nicht ein Gas verwenden, das schonender für die Tiere ist? Ja, man könnte. Würde man die Gaskammern mit Kohlenmonoxid füllen, würden die Schweine tatsächlich immer müder werden und einschlafen, anstatt Erstickungsanfälle zu erleiden. Dies kennt man zum Beispiel auch von Garagenunfällen mit Autoabgasen.

Die Gaskammern sind jedoch mit Kohlendioxid gefüllt. Weshalb? Ganz einfach: Würde das Kohlendioxid in großen Mengen aus den Gaskammern entweichen, würden die Schlachthofmitarbeiter dies sofort durch Atemnot bemerken und könnten flüchten. Würde dasselbe mit Kohlenmonoxid passieren, bekämen die Schlachthofmitarbeiter dies kaum mit, sondern würden immer müder, bis sie bewusstlos umkippten. Außerdem ist Kohlendioxid wesentlich günstiger als Kohlenmonoxid ...

Halsschnitt/Schächten

Das Schächten ist wohl die umstrittenste Methode, Tiere zu töten. Sie beruht auf bestimmten religiösen Schriften, die besagen, wenn schon, dann solle man Tiere töten, indem man sie verbluten lässt.

Diese alten Schriften waren ein großer tierschützerischer Fortschritt für die damalige Zeit: Es sollten nur noch in religiösem Rahmen unter Aufsicht und von speziell ausgebildeten Menschen mit einem sehr scharfen Messer Tiere getötet werden. Eine Betäubung, wie sie heute praktiziert wird, war damals noch unmöglich.

Bekanntlich ist das Töten durch Verbluten in unseren Schlachthöfen überall vorgesehen. Der Unterschied ist also nur, dass man die Tiere zuvor betäubt, da aus tierschützerischer Sicht die Tötung ohne Betäubung abzulehnen ist.

Verbluten an und für sich ist nicht schmerzhaft, weshalb viele glauben, auch Schächten sei nicht mit Schmerzen verbunden. Leider trifft dies aber nicht zu: Ein Schnitt durch den Hals (inklusive Luft- und Speiseröhre) ist extrem schmerzhaft. Hinzu kommt, dass die Tiere in schächtenden Schlachthöfen umgedreht werden. Das Blut fließt dadurch nicht sofort aus dem Kopf, was den Todeskampf stark verkürzen würde. Stattdessen gelangt einiges Blut in die Luftröhre, was zu Erstickungsanfällen führt. Der Todeskampf geschächteter Tiere ist so wesentlich länger als allgemein angenommen.

Da eine Betäubung vor dem Schächten in keiner religiösen Schrift verboten wurde, akzeptieren viel Moslems auch Fleisch von Tieren, die vor der Verblutung betäubt wurden. Viele Juden gehen den anderen ungleich konsequenteren Weg und verzichten aus Tierschutzgründen ganz auf den Fleischkonsum. Deshalb ist Israel heute wie gesagt eines der Länder mit dem höchsten Anteil an Vegetariern und Veganern. Schließlich schreibt keine Religion den Fleischkonsum vor. Ganz im Gegenteil: Jede Religion schränkt den Fleischkonsum durch diverse Gebote stark ein. Eine vegane Ernährung erfüllt am besten die religiösen Ernährungsvorschriften. Wirklich vegan auf religiöser Grundlage leben aber nur Teile der Siebenten-Tags-Adventisten (STA) in Kalifornien.

Biofleisch als Lösung?

Ethik ist ins Grenzenlose erweiterte Verantwortung gegen alles, was lebt.
Albert Schweitzer

Bioschlachthöfe gibt es nicht. Wie wir gezeigt haben, wäre das auch absurd, weil ein Betrieb, dessen Aufgabe das Töten ist, nichts mit »bio« zu tun haben kann. Für ein im Schlachthof getötetes Tier kann es auch keinerlei Trost sein, wenn sein Fleisch anschließend etwas teurer als »Biofleisch« verkauft wird. Offenbar beruhigt »bio« das schlechte Gewissen und kann so die Gewalt, die hinter der Fleischindustrie steht, für naive Gemüter etwas übertünchen. Mehr aber nicht.
Bio ist beim Fleisch in ethischer Hinsicht also keinesfalls eine Lösung, sondern nur Augenwischerei und Ausrede für Bessergestellte. Durch den gleichen Schlachtvorgang enthält dieses Fleisch auch genauso viele Angst- und Panikhormone wie anderes, die selbstverständlich mitgegessen werden.
Den meisten Mischköstlern ist gar nicht bewusst, woher das Fleisch kommt, das sie gerade essen. Sie denken meist nur an das

Steak, das sie im Laden einkaufen. Auch wie oft sie Fleisch essen, unterschätzen sie gern und vergessen das fertig abgepackte Schinkenbrot, die Suppe mit den Speckwürfeln und viele weitere Gelegenheiten, bei denen sie Fleisch konsumieren, ohne direkt in ein Steak oder Schnitzel zu beißen. Auch ist das Bewusstsein beim Auswärtsessen erstaunlich gering: Der Marktanteil von Biofleisch in der Gastronomie ist noch wesentlich kleiner als im Verkauf. Kaum jemand achtet in der Kantine oder beim auswärtigen Abendessen nach einer Veranstaltung darauf, nur Biofleisch zu essen.

Wer das Thema wirklich ernst nimmt, wird schnell erleben, wie viel komplizierter und schwieriger der konsequente Verzicht auf konventionell produziertes Fleisch ist als vegetarische Ernährung. Natürlich kann man nur beim grundsätzlichen Meiden jeglichen Fleischverzehrs sicher sein, keine Tierquälerei zu unterstützen. Nebst den legalen Torturen (zum Beispiel durch die Schlachtung) ist die Kontrolle der Biotierhaltung ein Thema, das immer wieder für Schlagzeilen sorgt. Denn beim heutigen Preisdruck ist die Tierhaltung auch im Biobereich nur mit großen Kompromissen in Hinblick auf das Tierwohl möglich.

Der Hauptunterschied zwischen Bio- und konventionellem Fleisch ist, dass Biotiere mit Biofutter gefüttert werden. Natürlich gibt es daneben auch noch Vorschriften bezüglich der Haltung der Tiere. Doch diese sind von Land zu Land sehr unterschiedlich und werden nirgends wirklich lückenlos eingehalten und kontrolliert.

Das Ziel der »Biofleischproduktion« ist nicht, dass es den Tieren gutgeht – denn dafür gäbe es sicher bessere Möglichkeiten, als sie zu mästen und zu schlachten –, sondern Konsumenten »gesünderes« Fleisch anzubieten. Deshalb wird so großer Wert auf Biofutter gelegt. Bei der heutigen Studienlage allein nur bezüglich Gefäßschäden und Krebs, den beiden Haupttodesursachen in modernen Gesellschaften, ist der Ausdruck »gesundes Fleisch« sowieso absurd. Keine Studie belegt, dass Biofleisch weniger kanzerogen oder gefäßschädigend als konventionelles wäre.

Ist Kalbfleischverzehr besonders schlimm?

Wenn ein Kind stirbt, wird dies im Allgemeinen als wesentlich schlimmer eingestuft, als wenn ein Erwachsener ums Leben kommt. Begründet wird dies etwa mit dem Argument, ein Kleinkind sei noch »unschuldig« und die erwachsene Person habe immerhin schon einen Teil ihres Lebens gelebt. Hinzu kommt noch die menschliche Veranlagung, Kinder niedlich zu finden und zu beschützen. Dieser Instinkt wirkt oft auch gegenüber jungen Tieren: Wer könnte einem Lamm in die Augen sehen und es töten? Deshalb gibt es Menschen, die von sich behaupten, zumindest kein Kalb-, Lamm- und Rehkitzfleisch zu verspeisen. Sie sehen dies als einen ethischen Entscheid.

Doch selbst wenn wir die Annahme akzeptierten, das Töten jüngerer Lebewesen sei ethisch verwerflicher als das älterer, ist die Entscheidung, nur auf das Fleisch von Jungtieren zu verzichten, im Hinblick auf die Faktenlage nicht realistisch. Denn kaum ein Tier, das Menschen essen, erreicht aus den bereits dargelegten Gründen das Erwachsenenalter (die Geschlechtsreife): Da die Gewichtszunahme der Jungtiere am stärksten ist, benötigt man bei ihnen am wenigsten Futter für viel Fleischansatz.

Die Überlegenheit des Menschen

Wer Tiere isst, steht unter dem Tier.
Karlheinz Deschner

Mit welcher Begründung erlauben sich Menschen, Tiere zu töten und zu essen? Am häufigsten wird das Argument vorgebracht, der Mensch sei dem Tier überlegen.

Doch stimmt dies überhaupt? Ja, es gibt eine Überlegenheit der Menschen gegenüber den Tieren: Der Mensch kann mithilfe seiner Tötungsgeräte praktisch jedes Tier ums Leben bringen. Wer sich auf das Recht des Stärkeren beruft, mag in dieser Hinsicht

TÖTUNGSALTER DER TIERE

gegenüber ihrer natürlichen Lebenserwartung

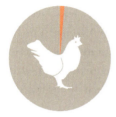

MASTHUHN
40 TAGE (ANSTATT 8 JAHRE)

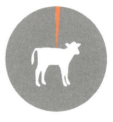

MASTKALB
160 TAGE (ANSTATT 25 JAHRE)

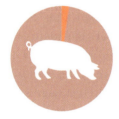

SCHWEIN
5 MONATE (ANSTATT 21 JAHRE)

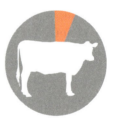

MASTRIND
20 MONATE (ANSTATT 25 JAHRE)

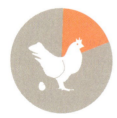

LEGEHENNE
18 MONATE (ANSTATT 8 JAHRE)

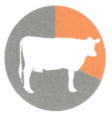

MILCHKUH
7 JAHRE (ANSTATT 25 JAHRE)

richtigliegen. Wobei selbst dies nur unter der Einschränkung gilt, dass der Mensch sich seiner Waffen bedient. Denn es gibt viele Tiere, die dem Menschen körperlich weit überlegen sind. Auch bei jedem anderen rein körperlichen Vergleich schneidet der Mensch nirgends als Erster ab: Ein Adler kann fliegen und hat eine viel bessere Sehkraft als der Mensch, ein Gepard kann viel schneller rennen, ein erwachsener Gorilla ist wesentlich stärker als jeder Mensch. Es gibt keinen körperlichen Aspekt, bei dem der Mensch allen Tieren überlegen wäre, Schweine können besser schnüffeln und finden selbst noch Trüffeln in den Tiefen der Erde, Delfine schwimmen ungleich besser, und große Tümmler haben das größere und differenziertere Gehirn, Schimpansen können besser klettern und so weiter.

Bis vor wenigen Jahrzehnten glaubte man noch, der Mensch sei geistig jedem Tier weit voraus. Doch selbst dies musste immer weiter relativiert werden. Hinzu kommt: Ein Kleinkind ist geistig sogar weniger entwickelt als viele Tiere im selben Alter. Selbst eine Krähe hat größere geistige Fähigkeiten als ein Kleinkind. Dies erbrachten viele neuere Versuche. Dabei stellte man fest, dass Krähen (und viele andere Tiere) komplexe Probleme lösen können, um an Futter zu kommen, und sogar in der Lage sind, Werkzeuge zu benutzen. Auch das wurde in der Vergangenheit als Alleinstellungsmerkmal des Menschen gesehen. Heute kennen wir schon einige Tierarten, die Werkzeuge nicht nur benutzen, sondern teilweise auch selbst herstellen.[177]

Ein wichtiger Bestandteil unseres Gehirns ist das Gedächtnis. Doch auch in diesem Gebiet muss der Mensch vor vielen Tieren kapitulieren. Das sprichwörtliche »Elefantengedächtnis« ist tatsächlich so gut wie sein Ruf. Wenn ein Elefant in der Steppe einmal in seinem Leben ein Wasserloch gefunden hat, wird er es immer wieder finden, selbst wenn dazwischen Jahre vergehen sollten. Diese Fähigkeit kann in Dürrezeiten lebensrettend sein. Eine kleine Revolution war jedoch trotz dieses Wissens, als ein Schimpanse aus Japan in einem Gedächtnistrainingsspiel bessere Leistungen erbrachte als jeder Mensch. Wie kam dies zustande? Prof. Tetsuro Matsuzawa von der japanischen Universität in Kyoto hat sich über vierzig Jahre lang mit Schimpansen beschäftigt und sich immer wieder Tests einfallen lassen, um ihre geistige Leistungsfähigkeit zu messen und sie auch zu trainieren.[178] Er hat in dieser Zeit ein sehr gutes Vertrauensverhältnis mit diesen Affen aufgebaut und sie nie gezwungen, einen Test zu machen. Alles verlief auf freiwilliger Basis. Okay, mit etwas Bestechung (zum Beispiel Apfelschnitzen oder anschließendem Spielen mit dem Professor) hat er schon nachgeholfen, da für ihn beim Lernen die Motivation entscheidend war. Die Schimpansen entschieden jedoch, ob sie trainieren wollten oder nicht.

Zuerst konzentrierte er seine Versuche auf das Schimpansenweibchen Ai. Sie gebar während dieser Zeit einen Sohn, Ayumu. Mit ihm und seiner Mutter führte er seine Versuche weiter. Schnell stellte sich heraus, dass Ayumu auch sehr begabt war. Berühmtheit erlangte Ayumu mit einer Art Memoryspiel: Ihm wurden neun Ziffern auf einem Monitor gezeigt. Diese musste er in aufsteigender Reihenfolge antippen. Da er die Ziffern kannte, war dies für ihn kein Problem. Deshalb wurde das Spiel schwieriger gemacht: Sobald er auf dem Touchscreen auf die Zahl Eins tippte, wurden alle weiteren Ziffern durch Vierecke ersetzt. Dennoch konnte er zuverlässig die korrekte Reihenfolge der Ziffern antippen.

Als Steigerung wurden nun fünf Ziffern nur noch 0,7 Sekunden auf dem Monitor eingeblendet und dann durch weiße Kästchen ersetzt. Bei diesem Spiel waren die Affen in etwa gleich gut wie gut trainierte Studenten der Universität. Interessant wurde es jedoch, als man die Einblendungszeit der Nummer verkürzte auf 0,4 und dann auf 0,2 Sekunden: Ayumu konnte auch hier noch immer gleich viele Spiele richtig vollenden. Die Studenten (und andere Probanden) hingegen konnten nicht mehr mithalten. Erst recht als man die Anzahl Ziffern auf neun erhöhte, war kein Mensch mehr in der Lage, die geistige Leistung des Affen auch nur annähernd zu erreichen. Offenbar hatte Ayumu eine Art fotografisches Gedächtnis. Auch andere Schimpansen schnitten bei diesem Test wesentlich besser ab als gut trainierte Menschen.

Wenn wir weder körperlich noch geistig allen Tieren in jeder Hinsicht überlegen sind: Weshalb nehmen wir uns dann das Recht heraus, Tiere nur als Nahrungsmittel zu behandeln? Reicht hier das Recht des Stärkeren, das wir uns durch unsere Waffen erarbeitet haben? Oder ist auch hier die »Tradition« der entscheidende Punkt? Wollen wir unser Verhalten ihnen gegenüber trotz des neuen Wissens nicht mehr ändern, weil wir sie schon ausnutzten, als wir noch nichts über ihre erstaunlichen Fähigkeiten wussten?

Vor allem was den sogenannten sechsten Sinn angeht, sind viele Tiere den Menschen weit überlegen. Ungezählt sind die Berichte von Tieren, die Katastrophen vorher ahnten, spürten oder jedenfalls wahrnahmen und rechtzeitig flohen und damit Menschen retteten, weil sie nicht nur ein feineres Sensorium haben, sondern auch noch diesen sechsten Sinn, der uns immer mehr abhandenkommt.

Karnismus

Haben Sie schon einmal jemanden gefragt, weshalb er Fleisch isst? Die meisten Befragten werden überrascht sein, da sie sich darüber noch nie Gedanken gemacht haben. Andere werden Beschönigungen bringen wie »Ich esse doch nur noch wenig Fleisch« (wobei mit »wenig« auch »einmal am Tag« gemeint sein kann). Die meisten Ausflüchte sind schnell als solche zu erkennen. Umso mehr erstaunt es, wenn ansonsten vernünftige Menschen sich Ausreden zurechtlegen, um ihren Fleischkonsum zu rechtfertigen. Offenbar kennen sie den eigentlichen Grund dafür selbst nicht und haben ein schlechtes Gewissen dabei.

Doch wie ist es möglich, dass trotz all der Fakten, die gegen den Fleischkonsum sprechen, noch immer über 90 Prozent der Menschen im deutschen Sprachraum Rinder, Schweine und Hühner als Nahrungsmittel ansehen? Und weshalb gilt dies nicht für Hunde, Katzen und andere sogenannte Haustiere?

Es gibt bekanntlich Länder, in denen keine Schweine gegessen werden, dafür stehen woanders Hunde auf dem Speiseplan. Welche Tiere als Nutz- und welche als Haustiere gelten, ist wie gesagt kulturell bedingt. Das lässt sich nur schwer begründen. Bei dieser Einteilung der Tiere geht es nicht um Wissenschaft, sondern um Ideologie. Als Erste hat das die amerikanischen Psychologin Prof. Dr. Melanie Joy analysiert und in ihrem Buch *Warum wir Hunde lieben, Schweine essen und Kühe anziehen*[179] aufgezeigt. In Anlehnung an den Begriff »Vegetarismus« bezeichnet sie die Überzeugung, gewisse Tierarten seien zum Essen da, als »Karnismus«. Dieser Begriff soll keine Wertung enthalten, sondern aufzeigen, dass das Essen von Tieren ebenso eine Ideologie ist wie ihr »Nichtessen«. Ein Karnist lebt nach einer anderen Ideologie als ein Vegetarier oder Veganer, nur gab es bisher keine treffende Bezeichnung für Nichtvegetarier, da Fleisch zu essen immer als »normal« angenommen wurde, ohne es zu hinterfragen oder gar zu begründen.

Der Begriff macht deutlich, dass Fleischessen aus Ideologie geschieht und nicht aus biologischem Bedürfnis oder weil man als Fleischesser geboren wurde. Das gibt jedem Menschen die Freiheit zurück, selbst zu entscheiden, nach welchen Grundsätzen er sein Leben leben möchte. Bei der Ernährung ist also immer Ideologie mit im Spiel: Entweder man ist Karnist und konsumiert somit Fleisch, oder man ist Vegetarier und konsumiert keins.

Da der Fleischkonsum jedoch so weit verbreitet ist, wird vielen Karnisten gar nicht bewusst, dass sie einer Ideologie folgen. Fleischkonsum ist nicht überlebensnotwendig, sondern im Gegenteil sogar ungesund, und die Massentierhaltung und die Zustände in Großschlachthöfen werden von fast allen Menschen abgelehnt. Nur die kulturell übernommene Ideologie des Karnismus veranlasst viele, trotzdem weiter Fleisch zu essen. Es ist sehr wichtig, das zu erkennen; deswegen wird es hier so eindringlich wiederholt: Fleischkonsum ist heute meist eine unbewusste ideologiebasierte Entscheidung, die den Betroffenen selbst in der Regel gar nicht wirklich klar ist. »Man hat es eben schon immer so gemacht.«

Mit der Benennung dieser versteckten und dennoch allgegenwärtigen Ideologie hat Melanie Joy einen Prozess in Gang gebracht, der jedem die freie Entscheidung, welcher Ideologie er folgen möchte, erleichtern kann. Es gibt nicht die Entscheidung, entweder der Ideologie des Vegetarismus zu folgen oder gar keiner. Sondern man muss sich zwischen zweien entscheiden. Einen wesentlichen Unterschied gibt es aber zwischen Karnismus und Vegetarismus: Die Entscheidung für den Vegetarismus kann man mit vielen Fakten begründen.

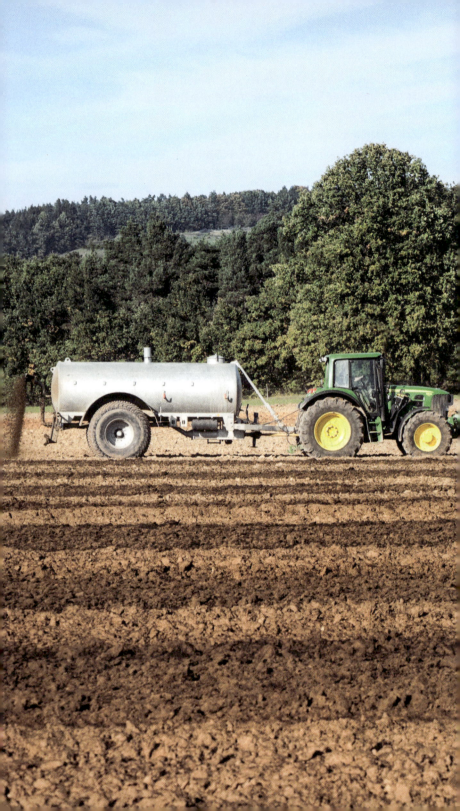

TEIL 5

ÖKONOMIE UND WISSENSCHAFT

Wer profitiert vom Fleischkonsum? Die Geldflüsse geben ein klares Bild davon, wer sich für einen hohen Konsum tierischer Produkte einsetzt.

IN DEN INDUSTRIESTAATEN ist einer der größten Ausgabeposten die Landwirtschaftssubvention. In der Europäischen Union verschlingt kein anderer Bereich mehr Geld: Rund 55 Milliarden Euro gibt die EU jährlich für Agrarsubventionen aus. Dies ist mehr als die Hälfte des gesamten EU-Budgets. Rund 40 Milliarden davon sind Direktzahlungen. Kommen also direkt den Landwirten zugute.[180]

Damit werden in erster Linie die Fleisch- und Milchproduzenten finanziell am Leben erhalten, da deren Geschäftsmodell – Pflanzen anzubauen oder zuzukaufen, um damit Tiere zu füttern und dann deren Produkte zu verkaufen – ohne den Einsatz von Steuergeldern nicht wirtschaftlich wäre.

Bedenken wir obendrein, was wir als Verbraucher an diesem Geschäftsmodell für Schäden erleiden, offenbart sich der ganze Irrsinn dieser Politik. Wir nehmen Milliarden Wildtieren ihre Lebens- und uns die Erholungsräume, um Milliarden Nutztiere zu züchten, die wir so schlecht behandeln und deren Produkte uns so schlecht bekommen, dass wir an ihnen schwersten gesundheitlichen Schaden nehmen. Anschließend foltern wir Millionen Versuchstiere in der Hoffnung, Medikamente zu finden, die wir gar nicht bräuchten, wenn wir keine Tiere äßen, und die uns obendrein oft noch schaden.

Die Verlängerung der Nahrungskette ist ökonomischer Wahnsinn

Wie man an den immensen für die Tierwirtschaft eingesetzten Steuergeldern sieht, wirkt sich die Verlängerung der Nahrungskette über das Tier ökonomisch gesehen katastrophal aus. Pflanzen anzubauen, um diese an sogenannte Nutztiere zu verfüttern und erst dann deren Fleisch zu essen, benötigt ein Vielfaches an Land, Wasser, Energie und Arbeitsaufwand. Dass dieser Wahnsinn gegenüber den Bauern, die Gemüse und Früchte produzieren, überhaupt konkurrenzfähig bleibt, liegt einzig an den Subventionsmilliarden, die europaweit in den Nutztiersektor gespeist werden.

Da jedoch nicht nur die Bauern selbst von diesem System profitieren, sondern auch alle Firmen, die vom Verkauf tierischer Nahrungsmittel leben, ergibt sich eine finanzkräftige Lobby, die dafür sorgt, dass die Subventionen auch weiterhin reichlich fließen.

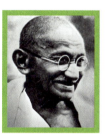

Die Erde hat genug für die Bedürfnisse eines jeden Menschen, aber nicht für seine Gier.

Mahatma Gandhi

Lobbyarbeit macht (einfluss)reich

Politiker dürften subventionieren, was sie wollen und wovon sie selbst profitieren: Das ist – zugegebenermaßen – eine ungeheuerliche Unterstellung, aber die einzige Erklärung, die wir finden, und wir wollen sie hier ein wenig untermauern.

Laut Entwicklungsorganisation Oxfam wächst bei uns kaum etwas schneller als das ökonomische Ungleichgewicht. Die Vermögen der achtzig Reichsten haben sich in den fünf Jahren von 2009 bis 2014 nochmals verdoppelt. 2009 besaß das reichste Prozent der Menschen schon über 44 Prozent des Vermögens, 2014 waren es bereits 48 Prozent, 2016 wird das 1 Prozent Superreiche mehr besitzen als die übrigen 99 Prozent zusammen.[181]

Wie kommt das? Sie erhalten reichlich staatliche Hilfe beim Reicherwerden, und das geht so: Die Vermögen der Milliardäre mit Beteiligungen im Finanz- und Versicherungsbereich nahmen vom März 2013 bis zum März 2014 um 11 Prozent zu. Gleichzeitig haben Unternehmen dieses Bereichs 550 Millionen US-Dollar in »Lobbyarbeit« in Washington und Brüssel »investiert«. Die Vermögen von Milliardären mit Beteiligungen im Pharma- und Gesundheitssektor sind von 2013 bis 2014 um sage und schreibe 47 Prozent gestiegen. Dafür machten die Konzerne die Summe von 500 Millionen US-Dollar für »Lobbyarbeit« in beiden Hauptstädten locker. Also allein aus zwei Branchen floss über eine Milliarde US-Dollar zu Lobbyisten.

Wer aber sind diese? Es sind beeinflusste Politiker und Spezialisten, die Politiker beeinflussen. Lobbyisten sind sehr gut bezahlte Interessenvertreter, die versuchen, gute Kontakte zu einflussreichen Personen zu knüpfen, um diese im Sinne ihrer Auftraggeber zu beeinflussen. Je mehr Macht irgendwo konzentriert ist, desto mehr lohnt es sich für Firmen, Lobbyisten dorthin zu senden. Über 15 000 Lobbyisten arbeiten deshalb in Brüssel. Viele Firmen haben dort ein Büro. Gemäß einer Umfrage von 2009 haben rund die Hälfte dieser Vertretungen ein Budget von mehr als einer viertel Million Euro pro Jahr zur Verfügung (ohne die Lohnkosten der Lobbyisten!).[182]

Die so beeinflussten Politiker werden nichts ändern. Denn um ihre Haltung zu ändern, haben wir einfach nicht genug Geld. Außerdem wäre es unverantwortlich, sich an Bestechungen zu beteiligen. Wir könnten theoretisch bestenfalls die Politiker »ändern«, indem wir sie auswechseln.

Solange in diesem System die Spielregeln zugunsten des Geldes festgelegt sind, bleibt uns nur, diese Gegebenheiten in unsere Handlungsentscheide einfließen zu lassen. Achten wir also stets darauf, wem wir unser Geld geben. Wollen wir eine Fleischlobby stärken, indem wir Fleisch von Großkonzernen kaufen, oder wollen wir einen lokalen Bioobstbauern unterstützen, indem wir bei ihm direkt einkaufen? Unser Konsumverhalten beeinflusst, wer am meisten Geld für die Lobbyarbeit zur Verfügung hat, und bewirkt somit zumindest ähnlich viel wie die Wahl von integren Politikern, wenn denn welche zur Wahl stehen.

Und wir können natürlich auch ganz direkt Interessenvertreter unterstützen, die sich für unsere Ziele einsetzen: Tatsächlich gibt es zum Glück auch idealistische »Lobbyisten« für Gesundheit und

für Tiere, allerdings leider meist ohne ausreichende ökonomische Macht (Adressen siehe Anhang).
Lobbyisten im herkömmlichen Sinne sind Menschen, denen die Gesundheit der Bevölkerung oder deren Wohlergehen grundsätzlich weniger wichtig sein muss als die Vorteile der Firmen, für die sie aktiv sind. Dank der enormen finanziellen Mittel, die in diesen Bereich flossen und nach wie vor fließen, ließen sich nicht nur große Werbekampagnen für diese Produkte lancieren, sondern eben auch genug Lobbyisten in der Politik finanzieren. Es mit diesem von riesigen Geldströmen geförderten Konglomerat aus Interessen aufzunehmen ist für Idealisten eine ebenso schwierige wie gefährliche Angelegenheit, und doch ist es, dieser Erde und uns allen zuliebe, *not*wendig.

Beispiel: Zuckerlobby

In der Schweiz beispielsweise sind die am stärksten subventionierten Nahrungsmittel Milch, Zucker und Fleisch (in dieser Reihenfolge). Weshalb Zucker? Weil bei der Produktion des Industriezuckers aus Zuckerrüben pro Kilogramm Zucker zwei Kilogramm Futtermittel anfallen. Dadurch gibt es gleich mehrere Lobbyverbände, die sich für den Erhalt der Zuckersubvention einsetzen: die Bauern, die Zuckerrüben anpflanzen, die Zuckerhersteller (Zuckermühlen), die Tierhalter, die so günstig an Futtermittel kommen, und natürlich die Nahrungsmittelindustrie, die den Zucker als günstigen Rohstoff verwendet.
Bei so vielen Interessenverbänden, die sich für diese Subventionen eines Produkts einsetzen, bleibt der Gesundheitsaspekt leider bisher gänzlich auf der Strecke. Da ändert es auch nichts, dass wir heute wissen, wie schädlich und tatsächlich gefährlich raffinierter Industriezucker ist. Inzwischen ist uns klar, dass er nicht nur unsere Zähne und Knochen ruiniert, Diabetes und Übergewicht fördert, sondern auch die Lieblingsnahrung von Krebstumoren ist.
Doch dieses Lobbying kann man noch eine Runde weiter drehen, wie die EU beweist: Die Süßwarenindustrie möchte dort schon

lange, dass der Zuckermarkt freier wird. In den meisten anderen Bereichen konnten sich die Befürworter der freien Marktwirtschaft – oder anders ausgedrückt: einer Marktwirtschaft, in der das Geld immer das letzte Wort hat – durchsetzen. Doch beim Zucker sind die beiden Lobbys der Zuckerindustrie und Landwirtschaft gemeinsam so stark, dass sie weiterhin eine Beschränkung der Zuckerproduktion und somit hohe Preise für den Zucker aufrechterhalten konnten.

Und auch bei den EU-Subventionen kann die Zuckerindustrie ihre Macht voll ausspielen: Der Zuckerhersteller Südzucker erhielt 2013 mehr als zwei Millionen Euro. Da kann sogar der größte deutsche Molkereikonzern, das Deutsche Milchkontor, neidisch werden: Sie erhielten »nur« etwas mehr als 700 000 Euro.

Wo bleibt die Gemüselobby?

Doch weshalb sind die Lobbyverbände der pflanzlichen Produkte nicht auch so stark? Einerseits, weil sie schon in der Vergangenheit immer praktisch ohne Subventionen auskommen mussten: Ein Gemüsebauer muss von dem leben, was er verkauft – ein Milchbauer lebt hauptsächlich von der staatlichen Unterstützung. Er ist eigentlich ein klassischer Sozialfall, der ohne »Stütze« gar nicht mehr existieren könnte.

Ein weiterer Aspekt ist jedoch, dass die Gemüse- und Obstverbände auch Bauern vertreten, die nicht ausschließlich Gemüse oder Obst produzieren, sondern auch Milch und/oder Fleisch. Außerdem ist es in Europa üblich, tierische Fäkalien als Düngemittel zu verwenden. Deshalb werden sich die Gemüse- und Obstverbände gar nicht engagiert dafür einsetzen, Subventionen der Fleisch- und Milchwirtschaft zum Gemüse und Obst umzulenken: Sie sitzen ja im selben Boot.

Vor allem aber gibt es leider noch gar keine ausreichend große Gemeinschaft von Produzenten pflanzlich-vollwertiger Ware. Selbst Demeter hängt an den durch Rudolf Steiner eingepflanzten Vorurteilen bezüglich Kühen im Ernährungskreislauf. Sicher würde er angesichts der heute eingetretenen Situation und der Studienlage ganz anders argumentieren, aber viele ver*steiner*te Anhänger kommen nicht über ihn hinweg oder an ihm vorbei. In Namibia gab es bis in unsere Zeit Klassen mit vierzig Schülern in der Waldorfschule, weil Steiner von jedem Temperament zehn Schüler forderte. Sicher würde er heute von jedem fünf für richtig halten, aber er ist eben leider nicht mehr unter uns. Wäre er das, würde er garantiert in unserer Situation die Gefahr erkennen, die von diesen heutigen Milch(produkten) ausgeht. Sein ganzes übriges Werk spricht dafür.

Bei den Produzenten für Fleischalternativen sieht es (noch) ähnlich wie bei den Obst- und Gemüsebauern aus: Viele der großen Hersteller produzieren nicht nur Fleischalternativen, sondern auch Fleisch. Auch sie haben also kaum Interesse, die Subventionspolitik zu ändern.

Und die Hersteller von Fleischalternativen, die ausschließlich mit pflanzlichen Rohstoffen arbeiten, sind (noch) zu klein und zu schlecht organisiert. Es ist natürlich zu wünschen, dass auch hier schon bald ein starker Verband entsteht, der die Interessen dieses innovativen Wirtschaftszweiges wirksam vertreten und den Fleisch- und Milchproduzenten etwas entgegenhalten kann.

Immerhin gibt es Zeichen der Hoffnung. Bei den beliebtesten Lebensmittelmarken[183] rangierte bisher Coca-Cola an erster Stelle, 2014 ist es erstmals Alnatura, und Coca-Cola kommt erst weit hinten gleichauf mit Demeter. Wir können also wirklich die sein, die etwas ändern, und in der Zeit leben, die den überfälligen Wandel mit sich bringt.

Irrationale Fleischsubventionen

Wie kam es dazu, dass die Fleisch- und Milchproduzenten gegenüber den Gemüse- und Obstbauern bei den Subventionen so enorm bevorzugt wurden, damit sie konkurrenzfähig bleiben? Um diese Marktverzerrung zugunsten tierischer Produkte zu erklären, müssen wir einige Jahrzehnte zurückblicken: Während

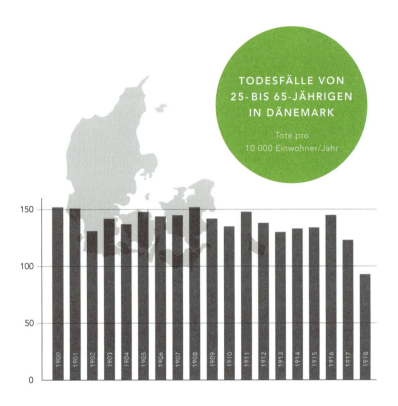

der Weltkriege war Fleischkonsum selten. Nur Privilegierte konnten ihn sich leisten. In diesen mageren Kriegszeiten gingen übrigens Krankheitsbilder wie Herzinfarkte und Krebs, die heute die meisten Todesopfer bei uns fordern, drastisch zurück, wie sich am Beispiel Dänemarks klar demonstrieren lässt.[184] Dort wurde der Fleischkonsum in den Jahren 1917 und 1918 stark reduziert, um dadurch einer Hungerkatastrophe während einer Blockade im Ersten Weltkrieg vorzubeugen: mit Erfolg. Im Gegensatz zu den Kriegsjahren in Deutschland gab es in Dänemark keinen Hunger. Was aber viele noch mehr erstaunte: Der vermehrte Konsum pflanzlicher Nahrungsmittel senkte auch drastisch die Todesrate auf noch nie dagewesene Werte.

Dies war vor allem für die Politiker überraschend, die damals noch immer daran glaubten, dass der Mensch möglichst viel Fleisch konsumieren müsse, um gesund zu bleiben. Dennoch wollte danach jede Regierung möglichst schnell dem eigenen

Volk Wohlstand bieten. Da Fleisch als Symbol von Reichtum schon etabliert war, bekam es Priorität – bereits in grauer Vorzeit murrten die von Moses in die Freiheit geführten Israeliten, weil sie sich zurück zu den Fleischtöpfen Ägyptens und der bequemen Gefangenschaft sehnten. Somit war es das Wichtigste für jede Regierung, ihrer Bevölkerung reichlichen Fleischkonsum zu ermöglichen.

So weit zu den Wurzeln der heutigen irrationalen Fleischsubventionen.

Während des Kalten Krieges gab es selbst in Moskau immer Fleisch, Gemüse war dagegen schnell und oft ausverkauft. Dafür, dass Fleisch verfügbar blieb, sorgte die Regierung. Denn auch die kommunistischen Herrscher wussten: Solange das Wohlstandssymbol Fleisch allen zur Verfügung stand, vermittelte es ein Gefühl von Reichtum.

Gesundheitliche und ökologische Argumente spielten damals noch gar keine Rolle und nicht einmal ökonomische, obwohl der Ostblock hier deutliche Probleme hatte. Oberstes Ziel aller Regierungen blieb, dem Volk genügend Fleisch zur Verfügung zu stellen. Der schon im alten Rom erfolgreiche Slogan »Brot und Spiele« hatte sich in »Fleisch und Spiele« verwandelt, um die Menschen von den wichtigeren Themen wie Gesundheit abzulenken.

Bis heute konnten sich diese Subventionen halten, auch wenn nun (endlich) in der EU und anderswo darüber diskutiert wird, die Subventionspolitik nachhaltiger zu gestalten. Allein dieser Ausdruck ist schon wieder typisch Politikersprech, denn wie kann etwas so Wahnsinniges nachhaltiger werden? Es hat im Augenblick nicht die Spur von Nachhaltigkeit.

Da liegt wahrscheinlich ein langer Weg vor uns, denn gut eingespielte und »geschmierte« Systeme haben, auch wenn sie in ihren Auswirkungen noch so kontraproduktiv sind, ein zähes Leben, wie sich auch an der Schulmedizin seit Jahrzehnten zeigt. Diese hat inzwischen wirklichen echten Schattencharakter erreicht und ist selbst zur dritthäufigsten Todesursache aufgestiegen: Nach Herzproblemen und Krebs sterben in allen Industrieländern bekanntermaßen die meisten Menschen an Kunstfehlern von Medizinern und den Nebenwirkungen von Pharmaka.

Eine staatliche Subvention kann auf vielerlei Arten geschehen: entweder direkt, indem ein Produzent für ein Produkt Geld vom Staat erhält, oder indirekt, indem der Staat weniger Geld (Umsatzsteuer) für ein Produkt verlangt und somit auf Einnahmen verzichtet. Eine indirekte Subvention haben in Deutschland die Milchlobbyisten ins Gesetz gebracht: Die Kuhmilch wird weniger besteuert als andere Getränke und geringer als alle Milchalternativen. Daran sieht man deutlich den Einfluss der Lobbyverbände auf die politische Gesetzgebung. Wie lässt sich so ein Skandal, dass das gefährliche Produkt gegenüber den gesunden steuerbefreit ist, nachhaltiger gestalten? Da dürfen wir gespannt sein.

Freie Wissenschaft?

Eine gute, große wissenschaftliche Studie durchzuführen erfordert viel Zeit und Geld. Da die meisten Staaten (auch wegen der hohen Landwirtschaftssubventionen) ihre Bildungsinvestitionen entweder kürzen oder zumindest nicht ausbauen, gehen immer mehr Universitäten Kooperationen mit externen Geldgebern ein. Dazu gehören unter anderem besagte finanzstarke Lobbyverbände und natürlich Konzerne.

Auch hier kann die Fleisch- und Milchindustrie ihre finanzielle Stärke ausspielen und ist gern bereit, Studien zu finanzieren, die helfen könnten, noch mehr ihrer Produkte zu verkaufen.

In der EU gibt es bis heute noch kein Gesetz, das vorschreibt, begonnene Studien in einem öffentlichen Verzeichnis zu registrieren. Dies hat zur Folge, dass Studien, die ein anderes Resultat lieferten als von den Geldgebern gewünscht, gar nicht veröffentlicht wurden. Oft ist es aber auch so, dass beteiligte Wissenschaftler sich bemühen, die Studienresultate gleichsam in vorauseilendem Gehorsam so auszulegen, dass die Studie zum Vorteil des Geldgebers genutzt werden kann. Besonders deutlich sieht man dies wie gesagt an Studien, bei denen die Zusammenfassung (die von Journalisten gern gelesen wird) eine andere Aussage macht als die Studie selbst. Das kommt heute immer häufiger vor und zeigt den Druck, dem Wissenschaftler inzwischen ausgesetzt sind. Zum Beispiel haben wir schon angeführt, dass es nicht überraschend ist, wenn man in einer Studie zur Knochendichtemessung in der Zusammenfassung die Empfehlung lesen kann, man solle für gesunde Knochen Milch konsumieren – obwohl der Milchkonsum gar nicht Thema der Untersuchung war. Mit einem solchen »Entgegenkommen« kann der Wissenschaftler guter Hoffnung sein, dass er auch für seine nächste Studie genügend finanzielle Unterstützung erhält.

Dadurch, dass es immer weniger wirklich unabhängige Studien gibt, wird es aber selbst für Experten immer schwieriger, sich neutral zu informieren. Früher ging man davon aus, eine in einer der renommierten Fachzeitschrift publizierte Studie sei geprüft, unabhängig erstellt, und rein wissenschaftliche Aspekte hätten zu allen Aussagen in der Studie geführt. Heute weiß man, dass dies in sehr vielen Fällen nicht (mehr) der Fall ist. Wir haben schon angeführt, dass zum Beispiel der größte wissenschaftliche Fachverlag Elsevier (der auch heute noch die wichtigsten Fachzeitschriften veröffentlicht) vor Gericht überführt wurde, mit der Pharmaindustrie als Fachzeitschriften getarnte Publikationen herauszugeben.[185]

Da die öffentlichen Einrichtungen der Industrienationen immer größere finanzielle Probleme bekommen, nutzt dies obendrein die Privatwirtschaft, um ihren Einfluss in allen Bereichen auszudehnen. Dies ist im Grunde konsequent. Schließlich betrachtet sie es als ihre Aufgabe, möglichst große Gewinne zu erwirtschaften. Was liegt da näher, als die meinungsbildenden »Experten« auf die eigene Seite zu ziehen und ihre Ergebnisse entsprechend zu trimmen?

Moneykratie oder Die Macht der Konsumenten

Jean Ziegler und der Weltbank zufolge ist die Nahrungsmittelindustrie die am besten organisierte Industrie noch vor der Erdöl- und allen anderen Branchen.[186] Lobbymäßig ist sie die gesellschaftspolitisch einflussreichste Interessengruppe. Selbst die Gesetzestexte in Brüssel werden oft direkt von Lobbyverbänden geschrieben oder zumindest stark beeinflusst. Das Wohl der Konsumenten bleibt da ebenso auf der Strecke wie der Tierschutz.

Da Fleisch- und Milchindustrie über enorme finanzielle Mittel verfügen, können sie auch die Medien durch Anzeigenschaltung beziehungsweise -boykott (in)direkt steuern. Nur Großkonzerne können sich längere TV-Werbung und ganze Werbebeilagen in auflagenstarken Medien leisten. Die Massenmedien sind jedoch auf diese Anzeigenkunden angewiesen und werden sie nicht verärgern wollen. Lediglich ein kleiner Teil der Einnahmen einer Zeitung stammt von den Abonnenten, und bei Privat-TV-Sendern kommen gar keine Gelder von den Zuschauern, sie finanzieren sich ausschließlich durch Werbung und verhalten sich entsprechend.

Der Spruch »Wer zahlt, bestimmt die Musik« gilt auch hier. Selbst bei Medien, die unabhängig zu sein behaupten, ist diese Unabhängigkeit längst infrage zu stellen. Wie es um die öffentlich-rechtlichen Medien und die Freiheit ihrer Journalisten aussieht, zeigt sich kürzlich in einer allerdings bitterernsten Realsatire: In den USA untersuchte eine Studie, welche Sendungen am ehrlichsten über kritische Themen berichteten. Die zuverlässigste Informationsquelle waren demnach Satiresendungen! Wenn man sich die heutige Medienlandschaft ansieht, scheint es im deutschen Sprachraum in eine ähnliche Richtung zu gehen. Je stärker der Einfluss der Werbekunden, desto weniger werden wahrheitsgemäße Nachrichten verbreitet. Am deutlichsten sieht man dies, wo am meisten Geld im Spiel ist: Gesundheitswesen (inklusive Pharmaindustrie) und Krieg (Rüstungsindustrie, Finanzbranche und so weiter). Die deutsche Satiresendung »Die Anstalt« zeigte beispielhaft die Verbindungen von Journalisten der großen deutschen Massenmedien mit Lobbyorganisationen auf. Als Folge gab es eine einstweilige Verfügung eines Gerichtes, die diese Folge der Sendung verbot. Erst nachdem sich die Sendungsmacher (mithilfe des ZDF) dagegen gewehrt hatten, konnte die Sendung im Internet wieder frei zugänglich gemacht werden[187] – ein eindrucksvolles Beispiel dafür, dass die Moneykratie auch auf die Justiz abfärbt.

Wie kann man dieses System verändern?

Auf den ersten Blick scheint es aussichtslos, gegen eine solch starke Macht anzukommen. Mit Wahlzetteln allein wird das sicher nicht gelingen, obwohl es wenig kostet, es immer wieder zu versuchen. Enttäuschungen sind hier programmiert. Aber um es ein weiteres Mal zu sagen: Wir können dagegen anessen, und dazu braucht es nur wenig – gute Lebensmittel und viel klare Entschiedenheit. Denn pflanzlich-vollwertige Ernährung ist von jedem sofort selbst umsetzbar: Mit jedem Einkauf unterstützen wir die hinter dem Gekauften stehende Industrie. Deshalb ist das Geld, das wir ausgeben, mindestens genauso wichtig wie jeder Wahl- oder Stimmzettel und viele Petitionen. Die Marktwirtschaft fördert die Bereiche, die viel Geld einnehmen. Wer will, dass ein bestimmter Teil des Marktes, zum Beispiel Schlachthöfe, verschwindet, tut den wichtigsten Schritt damit, dass er aufhört, sie durch sein Einkaufsverhalten mitzufinanzieren.

Unsere eigenen Geldströme haben wir selbst in der Hand: Lenken wir diese bewusst um von ausbeuterischer Fleisch- und Milchindustrie zu nachhaltiger ökologisch pflanzlicher Nahrungsmittelproduktion. Sobald Tierausbeutung sich nicht mehr rechnet, wird sie verschwinden. Solange sie sich rentiert, weil ihre Produkte gekauft werden, wird kein Protest und keine Petition etwas Substanzielles erreichen.

Das heißt nun natürlich nicht, keine Tierschutzanliegen zu unterstützen, sondern im Gegenteil. Denn wenn es den Tieren besser geht (zum Beispiel weil ihnen mehr Platz eingeräumt werden muss), ist den leidenden Tieren wenigstens schon mal etwas geholfen und die Produktion außerdem verteuert, wodurch die Einnahmen der Industrie sinken. Manche mögen hier einwenden, eine bessere Tierhaltung lenke nur vom eigentlichen grundsätzlichen Problem ab, die Tiere für unsere Zwecke zu missbrauchen und zu töten. Doch den jetzt leidenden Tieren bringen solche grundsätzlichen Überlegungen nichts, solange sie für den Konsum der Mehrheit der Bevölkerung weiter leiden müssen. Wir sollten deshalb umso mehr unsere Energie dafür einsetzen, Menschen aufzuklären, wie unsinnig es ist, mit ihrem Geld ein System zu unterstützen, das sie im Grunde ablehnen.

Die vegane Ernährung ist die einzige nachhaltige Lösung. Bei allen übrigen Tierschutzanstrengungen zeigt man vor allem mit dem Finger auf andere, die sich verändern sollen. Dies ist zwar komfortabler, da man sich selbst nicht ändern zu müssen glaubt, bringt aber meist wenig bis nichts. »Sei du die Veränderung, die du in der Welt sehen willst«, sagte Mahatma Gandhi.

Wir können diese Veränderung auch dadurch fördern, dass wir mit dem Geld, das wir beim Verzicht auf tierische Produkte einsparen, Anliegen und Organisationen unterstützen, die sich für die Verbreitung dieses Wissens einsetzen. Der erste durch nichts ersetzbare Schritt wäre, selbst auszusteigen, der zweite könnte schon sein, sein eigenes Wissen und seine Erfahrungen an andere weiterzugeben. So umstritten »Schneeballsysteme« in der Wirtschaft sind, so wundervoll und erfolgreich sind sie bei der Durchsetzung von Ideen, deren Zeit gekommen ist.

Dies alles gilt natürlich nicht nur für pflanzlich-vollwertige Ernährung: Auch alle anderen Bereiche kann man durch sein Konsumverhalten steuern. Wer in lokalen Märkten und kleinen Läden einkauft, sorgt für den Erhalt dieser Möglichkeit. Wer direkt bei einem Biobauern in seiner Nähe einkauft, hilft nicht nur dem Bauern zu überleben, sondern schont meist auch noch den eigenen Geldbeutel, da kein Zwischenhändler mitverdienen muss.

Verantwortungsdiffusion

Kaum jemand, der sich der heutigen Situation im Lebensmittelbereich bewusst ist, wird damit zufrieden sein. Dies gilt selbst für die Milch- und Fleischbauern, die immer mehr zu Angestellten werden und längst nicht mehr von dem leben können, was ihre Tiere für sie produzieren. Dass die Tiere mit dem heutigen System nicht gut leben, ist offensichtlich: Durch den immer stärker werdenden Preisdruck werden ihre Lebensbedingungen zunehmend schlimmer. Und die Konsumenten ärgern sich immer wieder über Lebensmittelskandale und fürchten zu Recht neue. Die Politiker schlussendlich kommen von allen Seiten unter Druck und geben meist dem größten (der Lobby mit dem meisten Geld) nach. Wenn also – abgesehen von ein paar ganz wenigen Profiteuren – niemand mit der heutigen Situation wirklich zufrieden ist, weshalb ändert dann niemand etwas daran?

Das Phänomen ist altbekannt und psychologisch schon oft analysiert worden: Wenn viele verschiedene Akteure die Möglichkeit hätten, etwas zu tun, tut niemand etwas: Die Politiker denken sich, die Konsumenten wollten es ja so, sonst würden sie die Produkte nicht kaufen. Die Konsumenten denken, die Politiker seien schließlich zuständig, das System zu korrigieren. Die Produzenten denken sich, sie erfüllten nur das Bedürfnis der Konsumenten nach billigen Nahrungsmitteln. Somit ist niemand allein verantwortlich – und doch trägt jeder die Verantwortung dafür, nicht das zu tun, was in seiner Möglichkeit steht.

Mahatma Gandhi kannte das Phänomen schon, als eine kleine Minderheit von Engländern die große Mehrheit der Inder als Kolonialmacht unterdrückte. Niemand sah sich in der Verantwortung, selbst aktiv zu werden. Seinem soeben erwähnten Zitat »Sei du die Veränderung, die du in der Welt sehen willst« gemäß sollten wir nicht darauf warten, bis jemand anders aktiv wird (Politiker, Wirtschaft), sondern jetzt und an dem Ort, an dem wir uns befinden, das tun, was wir tun können, um die Umstände zu verbessern.

Nur wer bei sich selbst beginnt, kann als Vorbild anderen helfen, selbst besser zu leben. Wer glaubt, selbst ohnehin nichts verändern zu können, und deshalb nicht wenigstens das tut, was er tun könnte, darf sich nicht über den Zustand der Welt beschweren. Solche Leute könnten ebenso gut in einer Diktatur leben, wo nur der Diktator die Macht hat, etwas zu verändern. Wir leben aber in der Schweiz in einer echten Demokratie, wo jede Stimme zählt, und Österreich hat zwar deutlich weniger demokratische Möglichkeiten der Einflussnahme, aber doch auch noch einige. Deutschland hat noch weniger, aber auch die ließen sich immerhin nutzen. Viele meinen, es würde gar keinen Sinn machen, sich an einer Wahl zu beteiligen, da eine einzige Stimme kaum etwas bewirken kann. Aber wenn alle so handeln, wie sie es als für die Allgemeinheit für richtig halten, lässt sich die Welt in eine Richtung verändern, die den meisten nutzt. Oder wie es Immanuel Kant formulierte: »Handle nur nach derjenigen Maxime, durch die du zugleich wollen kannst, dass sie ein allgemeines Gesetz werde.«[188] Hier darf einmal mehr auch die Erwähnung der vielzitierten goldenen Regel nicht fehlen. Sie ist allen Religionen implizit und kann als eine Orientierung für unseren Umgang mit den Tieren dienen: »Behandle andere so, wie du von ihnen behandelt werden willst«[189] beziehungsweise »Tue nichts, von dem du nicht willst, dass man es auch dir antue«.

Egal von welcher Seite man das Problem angeht: Das Wichtigste ist, dass wir nicht in die Falle der Selbstunterschätzung geraten: »Auf mich kommt es eh nicht an.« Mit dieser Einstellung machen wir es Angreifern auf unsere Gesundheit und Tierausbeutern zu einfach, da sie freie Hand behalten. Denn sie wissen sehr wohl, was ein einzelner Mensch bewirken kann. Erst recht, wenn er sich mit Gleichgesinnten zusammenschließt. Die Industrie hat die Macht des Zusammenschlusses längst erkannt: Große Firmen werden durch Übernahme kleinerer Firmen immer größer. Und selbst Großkonzerne schließen sich wiederum zu Holdings und Verbänden zusammen, um ihre Interessen noch besser in die Politik einzubringen.

Man kann sich über diese Machtkonzentration ärgern oder sich selbst mit Gleichgesinnten zusammenschließen und statt gegeneinander (Konkurrenz) miteinander (Kooperation) für gemeinsame Anliegen arbeiten und manchmal auch kämpfen. Heute gibt es wie gesagt unzählige Tierschutz-, Umweltschutz- und Vegetarier-/Veganervereine. Dies macht so lange Sinn, wie jeder Verein andere Schwerpunkte hat oder andere Personengruppen erreicht. Da das Thema Tierschutz ein sehr emotionales ist, ist es jedoch in diesem Bereich leider besonders schwer, die eigenen Emotionen hinter das gemeinsame Ziel zu stellen und das zu tun, was für die Sache am sinnvollsten ist, statt das, was dem eigenen Ego am meisten bringt. Insofern freuen sich die Verantwortlichen der Fleischindustrie über jedes kleine Grüppchen, das unabhängig von allen bestehenden gegründet wird, da sie wissen, wie dadurch die Ressourcen noch mehr zersplittert und gebündelte, geeinte und starke Auftritte verhindert werden. Wichtig ist also, um es noch einmal zu sagen, sich selbst mit Gleichgesinnten zusammenzuschließen und statt der Konkurrenz in Kooperation für die gemeinsamen Anliegen einzutreten.

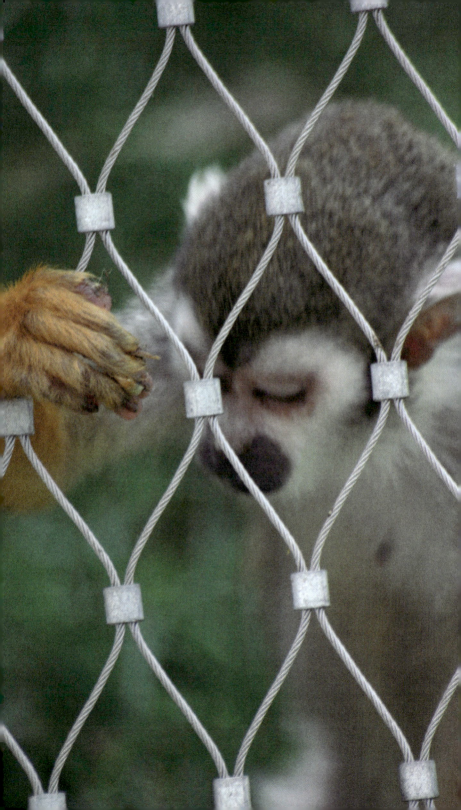

TEIL 6

PSYCHOLOGIE

*Ich fühle zutiefst,
dass geistiges Wachstum in einem
gewissen Stadium uns gebietet,
damit aufzuhören, unsere Mitgeschöpfe
zur Befriedigung unserer leiblichen
Bedürfnisse zu schlachten.*

Mahatma Gandhi

Weshalb wird noch immer Fleisch gegessen?

Fleischkonsum hat sich im wahrsten Sinne des Wortes eingebürgert, und er ist zum Zeichen von Wohlstand und Luxus geworden. Während sich früher nur die (Einfluss)reichen täglich Braten leisten konnten und der Normalbürger auf den Sonntagsbraten beschränkt war, ist heute für alle immer Sonntag. Der Zusammenhang zwischen Fleischkonsum und Reichtum hat sich in der Gesellschaft verankert, und so suggeriert ein hoher Fleischkonsum, auch wiederum zu den Mächtigen und (Einfluss)reichen zu gehören.

Kleinkinder, die dieser kulturellen Prägung noch nicht ausgesetzt waren, mögen in aller Regel auch kein Fleisch. Kaum je wird ein Kind beim Anblick eines Schweins, Kalbs oder Kaninchens Lust entwickeln, dieses zu verspeisen. Selbst Erwachsene bekommen beim Anblick von Pferden bei Spring- oder Dressurturnieren keine Lust auf Salami.

Aber fast alle haben beim Anblick sonnenreifer Früchte und Beeren spontane Lust, sie zu sich zu nehmen; beim Anblick von Tieren hingegen kommt eher das Bedürfnis auf, sie zu streicheln – bei fast allen Kindern und den meisten Erwachsenen. Oft »müssen« Kinder mit Tricks wie Fischstäbchen oder farbigen Aufschnittscheiben dazu gebracht werden, Tier(produkt)e zu essen.

Hinzu kommt die Suggestion, Fleisch gäbe Kraft. Eine Auffassung, die früher im Sport, aber auch besonders beim männlichen Teil von Familien sehr verbreitet war. Muskelfleisch führe zu Muskelkraft, war über Jahrzehnte eine von der Fleischindustrie gern unterstützte und geförderte Illusion.

Die wesentlichsten »Gründe«, weshalb heute noch Fleisch konsumiert wird, sind die folgenden:

- **Gedankenlosigkeit:** Man hat nie darüber nachgedacht.
- **Vorurteile:** Vielleicht ist Fleischkonsum ja doch notwendig.
- **Sozialer Druck:** Man hat nicht die Kraft, in einer Gruppe etwas anderes zu essen als die anderen; man möchte dazugehören.

- **Fehlende Eigenverantwortung:** »Da Fleisch nicht verboten und überall erhältlich ist, kann es ja nicht so schlimm sein.«
- **Lust:** »Fleisch schmeckt mir, deshalb interessieren mich die Argumente dagegen nicht.«

Welche Tiere werden gegessen?

Dass Fleisch zu essen mehr kulturell geprägt als natürlich bedingt ist, verrät wie gesagt schon ein Blick auf die Fleischarten, die in unterschiedlichen Kulturen verzehrt werden. Während man bei uns das Essen gebratener Insekten mit Ekelgefühlen assoziiert, ist es in China üblich. Niemand isst in Bali Seeigel, aber den Franzosen gelten sie als Delikatesse. Hunde sind bei uns völlig verpönt als Speise, in China aber äußerst begehrt. Kühe sind dafür bei uns die Grundlagen von Steaks, in Indien jedoch heilig. Das Schwein ist der Deutschen Lieblingsspeise, Muslimen aber ein Gräuel, in Japan und der Südsee werden Delfine gegessen, während sie bei uns tabu sind. Noch lebender Fisch geht bei uns gar nicht, für Japaner und Chinesen ist er aber das höchste der (Ess)gefühle.[190] Eine Delikatesse sind auch immer noch Singvögel für viele Italiener, während es ihren deutschsprachigen Gästen schon beim Gedanken daran graut. Aber die essen wiederum gern Schweinebabys als Spanferkel und Kuhbabys als Kalbfleisch. All das gehorcht einem einfachen psychologischen Mechanismus, der wie gesagt auch als »Karnismus« umschrieben wird. Wir werten Tiere ab, die wir essen wollen, und diejenigen auf, die wir als Gefährten und zum Spielen für unsere Kinder wollen. Das Schwein, das bei uns am liebsten gegessen wird, bekommt es deshalb am dicksten ab und gilt als schmutzig, was sich in Redewendungen wie »So ein Dreckschwein« niederschlägt. Außerdem wird es als dumm diffamiert (»Du blödes Schwein«), und das Wort »Schwein« ist gleichsam zum Synonym für Herabsetzung geworden. »Du Pferd« würde man dagegen nicht sagen, denn Pferdefleisch ist bei uns kaum populär, die Tiere gelten landläufig geradezu als edel, und ihr Fleisch wird gleichsam nur unter der Hand in die Salami geschmuggelt. Die meisten Wurstesser wollen davon gar nichts wissen.

Die Projektion solcher Negativeigenschaften auf Tiere ist also völlig von den kulturellen Essgelüsten bestimmt und hat gar nichts mit der zoologischen Wirklichkeit zu tun, zum Beispiel dass Schweine ausgesprochen reinliche Wesen sind. Dass sie auch durchschnittlich intelligenter als Katzen sind, kümmert diejenigen, die ihre eigene dunklen Seiten auf sie projizieren wollen, gar nicht.

Der Mechanismus ist hinlänglich bekannt. Wer fremdgehen oder sich scheiden lassen will, wird den Partner herabsetzen und sogar offen beschimpfen, um das eigene Fehlverhalten zu entschuldigen. Den Mechanismus der Projektion zu durchschauen kann insofern denjenigen sehr helfen, die sich aus solchen Fallen befreien wollen. Und wer das bei den Tieren schafft, wird davon sicher auch für seine Partnerschaft profitieren. Wer umgekehrt in der Partnerbeziehung seine Projektionsmuster durchschaut hat, kann das auch leichter im Hinblick auf Tiere ändern. Hier empfiehlt es sich, das wichtigste der *Schicksalsgesetze*, das der Polarität, zu verstehen und sich mit dem *Schattenprinzip* auseinanderzusetzen.

Kognitive Dissonanz

Da das Phänomen des »fleischessenden Tierfreundes« so weit verbreitet ist, hat sich auch die Psychologie diesem Widerspruch gewidmet und analysiert, wie dieses Verhalten möglich ist. Die Psychologie nennt eine solche Situation, bei der zwei sich total widersprechende Gedanken (Tiere lieben und Tiere essen) aufeinanderprallen, eine »kognitive Dissonanz«. Da beide Gedanken für den »fleischessenden Tierfreund« wichtig sind, muss er einen uminterpretieren, wenn er nicht bereit ist, eine der beiden Handlungen aufzugeben. Die Dissonanzreduktion geschieht im soeben beschriebenen Mechanismus: Während jemand Fleisch isst, distanziert er sich psychologisch von der Tierart, die er gerade verspeist. Er gesteht zum Beispiel beim Essen eines Kalbsschnitzels Kälbern weniger Leidensfähigkeit zu, obwohl keinerlei Grund besteht, weshalb ein Kalb weniger leidensfähig sein sollte als ein Hund.[191] Und da die meisten Menschen sehr häufig Fleisch bestimmter Tierarten essen, prägen sich solche Fehleinschätzungen dieser Tierarten stark ein.

Wenn dieselbe Person aber ein Kälbchen auf einer Wiese sieht und es eventuell sogar streichelt, wird sie ein ganz anderes Bild des Tieres wiedergeben, da sie in dieser Situation den Gedanken des »Tierfreundes« stärker bewerten darf.

Weshalb wird vegane Ernährung nicht offiziell empfohlen?

Ernährungsexperten haben meist jahrelang Ernährungswissen studiert, was sie ja eben zu Experten auf diesem Gebiet macht, und meistens leben sie auch davon. So wehren sie sich in der Regel gegen alles, was ihr angelerntes Wissen als falsch darstellen könnte, weil sie dadurch auch ihr Studium infrage stellen müssten. Und als Arzt muss man sich ja sagen: Das wenige, was an der Uni zur Ernährung gelehrt wurde, stellt sich nun auch noch als falsch heraus. Und natürlich haben die Professoren ausnahmslos die Notwendigkeit von Milch und Fleisch gepredigt. All diese Mechanismen laufen weitgehend unbewusst.

Hinzu kommt die selektive Wahrnehmung: Studien, welche die eigenen Ansichten festigen, werden sofort gut wahrgenommen, sogar wenn sie von der Milch- oder Fleischindustrie selbst stammen. Informationen dagegen, die das einmal erworbene Wissen infrage stellen, werden kaum beachtet.

Natürlich sind auch Ernährungsexperten nur Menschen: Würden sie einsehen, wie ungesund Milch und Fleisch sind, müssten sie ihren eigenen Lebensstil ändern. Und das wollen viele nicht, zumal sie ihren Klienten gegenüber auch noch eingestehen müssten, sie jahre- oder jahrzehntelang zwar unwissentlich, aber eben doch falsch beraten zu haben.

Und schlussendlich kommt – wie bei fast allem – auch noch das Geld ins Spiel: Gerade Ernährungsfachleute sind eine sehr begehrte Zielgruppe für gezielte Werbung der Fleisch- und Milchindustrie. Werbung ist aber heute nicht mehr so plump und sofort als solche erkennbar, sondern kommt nicht selten als wissenschaftliche Aussage verkleidet oder in Hochglanzprospekten daher, die Eindruck machen. »Experten« werden also stark beeinflusst, jedoch nicht unbedingt direkt mit Geld. Das ist auch gar nicht nötig. Denn sagt man jemandem etwas, was er gern hört, weil es sein bisheriges Weltbild bestätigt oder jedenfalls nicht antastet, findet man rasch offene Ohren.

Tatsächlich verlangen die neuen Erkenntnisse viel von Experten. Würde zum Beispiel ein Ernährungswissenschaftler in der Schweiz heute öffentlich sagen, dass weder Milch noch Fleisch gesund ist, ja dass Milch sogar krank machen kann, würde er wohl kaum noch ein öffentliches Amt oder eine Stelle in einem öffentlichen Spital erhalten, da er sich ja als »unwissend« und »unseriös« geoutet hätte.

Möglicherweise haben sich viele in den letzten zehn Jahren auch nicht mehr fortgebildet und kennen die neuen Forschungsergebnisse nicht. Allerdings ist es unwahrscheinlich, dass heute noch ein Ernährungsexperte angesichts der Flut von Studien und des enormen Anschwellens des veganen Trends davon noch gar nichts mitbekommen haben sollte.

Insofern müssen wir bei einigen wohl auch Absicht annehmen, höchstwahrscheinlich sind sie von der Nahrungsmittelindustrie nicht nur beeinflusst, sondern einfach gesponsert, wie man heute auch für »bestochen« sagt, oder gar einfach im alten Sinne gekauft, und wie auch immer die hässlichen Worte dafür heißen mögen. Dafür, dass nicht wenige ihre Seele und die Wahrheit für Geld verkaufen, gibt es leider viele Indizien. Schon Arthur Schopenhauer sagte, manche Leute bezahlen für Geld jeden Preis.

Eigenverantwortung

Wie weit jemand die erkannte Wahrheit direkt für Geld oder indirekt für seine Auftraggeber verleugnet, muss jeder selbst verantworten. Aus fast vierzig Jahren Arbeit mit Psychosomatik weiß ich (RD), wie schädlich sich Selbstverleugnung auf die Psyche auswirkt und über diese langfristig auch den Körper in Mitleidenschaft zieht. Wer zum Beispiel als linksliberaler Journalist für ein rechtslastiges Magazin schreiben würde, hätte alle Chancen, dabei erst psychischen und später auch somatischen Schaden zu nehmen.

Wir leben in einer Gesellschaft, in der die Eigenverantwortung einen sehr geringen Stellenwert hat. Oft wird sie sogar als etwas Negatives dargestellt. Denken wir zum Beispiel an den Gesundheitsbereich: Einem Kranken zu sagen, dass er selbst mitverantwortlich für seine Krankheit ist, ist gesellschaftlich verpönt und gilt als kaltherzig (unabhängig davon, ob diese Aussage im konkreten Fall zutrifft oder nicht).

Würden alle Menschen eigenverantwortlich handeln, würde dies viele Wirtschaftsbereiche zusammenbrechen lassen, da der Konsum der Menschen dann ganz anders aussähe. Produkte, die durch Ausbeutung der Natur, der Tiere und der Menschen hergestellt werden, ließen sich nicht länger verkaufen. Und dies betrifft nicht nur den Lebensmittelmarkt. Menschen mit Eigenverantwortung sind durch Werbung nicht so einfach manipulierbar. Deshalb hat in unserer marktwirtschaftlichen, kapitalistischen Gesellschaftordnung die Eigenverantwortung einen schlechten Ruf erhalten. Wer für Eigenverantwortung ist, gilt oft sogar als Egoist, der nicht bereit ist, anderen in Not zu helfen.

Derzeit braucht sich jedoch niemand »Sorgen« zu machen: Der Anteil der Konsumenten, welche die volle Verantwortung über ihren Konsum übernehmen, ist verschwindend klein. Einerseits liegt dies daran, dass die Produktionsmethoden vieler Artikel kaum noch durchschaubar sind und es ohne transparente Information unmöglich ist, die Auswirkungen des eigenen Handelns vollständig zu durchschauen. Andererseits ist es aber auch so, dass ein Mensch, der bereit ist, Verantwortung für sein Handeln zu übernehmen, ein gesundes Selbstwertgefühl braucht. Dies wird jedoch von verschiedenen Seiten geschwächt, von niemandem aber gestärkt.

Noch vor wenigen Jahrzehnten war der allgemeinen Bevölkerung kaum etwas über die Nachteile des Konsums tierischer Produkte bekannt. Heute gehört es praktisch zum Allgemeinwissen, dass unser hoher Fleischverzehr die Umwelt in vielfacher Hinsicht schädigt, unserer eigenen Gesundheit nicht guttut und die Tiere dafür großes Leid ertragen müssen. Spricht man Mischköstler darauf an, antworten fast alle, dass sie nur noch wenig Fleisch konsumieren. Wie gesagt deuten die Umsätze der Fleischindustrie leider darauf hin, dass die meisten, die von sich glauben, wenig Fleisch zu konsumieren, sich selbst falsch einschätzen.

Dennoch ist diese Veränderung in der Gesellschaft sehr positiv: Fleisch essen ist nichts mehr, worauf man stolz sein könnte. Niemand möchte die Verantwortung für die Tierfabriken und Schlachthöfe übernehmen. Und dennoch bleibt diese Verantwortung bei all jenen hängen, die Fleisch kaufen. Wer sich für die Verbreitung der gesunden, tierfreundlichen, nachhaltigen veganen Ernährung einsetzt, sollte sich deshalb auch dafür einsetzen, dass die Menschen mehr Verantwortung für ihr Handeln übernehmen. Allein durch diese psychologische Einstellungsveränderung würden sehr viele Menschen sofort vegan.

Und da »Verantwortung übernehmen« einer Person, die sich stark und sicher fühlt, wesentlich leichterfällt, ist es nicht hilfreich, Personen, die noch nicht vegan leben, herunterzumachen. Stärken wir also lieber das Selbstwertgefühl unserer Mitmenschen, damit sie sich – selbst entgegen Expertenmeinungen – trauen, die Verantwortung für ihr Handeln wieder in die eigenen Hände zu nehmen, statt diese an Experten der Wirtschaft abzugeben.

Im Bereich der deutenden Psychosomatik von *Krankheit als Symbol* ist das bereits gelungen. Dazu ist es auch hilfreich, wieder zwischen Schuld als religiösem Begriff und Verantwortung zu unterscheiden. Beides wird bei uns leider synonym verwendet, wie wir schon sagten. »Wer ist verantwortlich?« oder »Wer ist schuld?« läuft für viele auf dasselbe hinaus. Die Schuldfrage können wir aber getrost der Religion überlassen, vor allem wenn wir zusätzlich deren Erkenntnis akzeptieren, dass *die Rache des Herrn* ist. Insofern haben wir damit gar nichts zu tun. Die Verantwortung andererseits für unsere eigene Gesundheit kann uns niemand abnehmen. Da reicht die einfache Überlegung, dass am Ende kein Professor der Schulmedizin für uns sterben wird, das müssen wir schon selbst tun.

Mit dieser Einstellung haben nicht wenige ihre Symptome deuten und verstehen und die sich daraus ergebenden Aufgaben lösen gelernt. Was aber einmal im großen Stil gelungen ist, kann sich wiederholen, und dafür lohnt es sich einzusetzen.

Glücklicherweise gibt es heute bereits einen Trend in Richtung Eigenverantwortung der Konsumenten. Dies lässt sich am Erfolg von Sozial- und Umweltlabels erkennen. Aber auch das V-Label[192] für vegetarische und vegane Produkte findet immer mehr Verbreitung und Beachtung. Daran sieht man: Sobald die Konsumenten bereit sind, ihrer Eigenverantwortung (die sie immer haben, ob sie sich dies nun eingestehen oder nicht) gerecht zu werden, wird die Wirtschaft darauf reagieren. Gleichzeitig sehen wir daran, wie einflussreich wir als bewusste Konsumenten sind: Werden nur noch sozialverträgliche, umweltfreundliche, vegane Produkte gekauft, würden auch nur noch solche Produkte angeboten. So kann die Stärkung der Eigenverantwortung der Konsumenten zusammen mit der Aufklärung über die Produktionsweise tierischer Produkte zu einem nachhaltigen gesellschaftlichen Wandel führen, deren Beginn wir gerade miterleben dürfen.

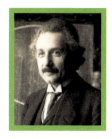

Rein durch ihre physische Wirkung auf das menschliche Temperament würde die vegetarische Lebensweise das Schicksal der Menschheit äußerst positiv beeinflussen können.

Albert Einstein

Wer ist »verantwortlich«?

Gesponserte Experten laden Verantwortung auf sich, und wie die Psychosomatik über Jahrzehnte zeigt, ist es lediglich eine Zeitfrage, bis man an Unbewusstheit erkrankt. Wenn sie im Auftrag ihrer Geldgeber andere bewusst auf falsche, gesundheitsschädliche Fährten locken, kommt tatsächlich noch »Schuld« hinzu, die noch schwerer wiegt. Aber mit diesen Schuldenbergen müssen sie letztlich fertigwerden, und spätestens seit Goethes *Faust* könnte in unserem Kulturkreis klar sein, wie wenig sich der Verkauf der eigenen Seele lohnt.

Letztlich ist jeder für sich selbst verantwortlich, dafür, was er is(s)t und wozu er andere animiert. Hier ist also eher Bedauern und Mitgefühl angesagt als Beschimpfung.

Das Weiterschieben und Projizieren der Verantwortung hilft jedenfalls niemandem wirklich weiter, wie bereits beim Thema »Karnismus« deutlich wurde und wie folgende Scheinlogik- und Projektionskette noch einmal zeigt:

- Der Bauer sagt: »Die Konsumenten wollen Fleisch. Ich erfülle nur ihre Nachfrage.«
- Der Metzger sagt: »Jemand muss töten. Wenn ich es nicht tue, macht's ein anderer.«
- Der Politiker sagt: »Der Markt muss das allein regeln.«
- Der Konsument sagt: »Wenn's wirklich so schlimm wäre, wär's längst verboten. Ich kann da eh nichts machen.«

Das Tier sagt nichts, lebt kurz und qualvoll und stirbt auf entsetzliche Weise. Und viele von uns an seinem Leichnam.

Natürlich trägt jeder der Beteiligten einen Teil der Verantwortung am ganzen System, doch jeder wartet, bis ein anderer beginnt, etwas daran zu ändern, bevor er seinen Teil der Verantwortung übernimmt. Diese bereits erwähnte »Verantwortungsdiffusion« kennt man auch von anderen Situationen: Kommt eine einzelne Person an eine Unfallstelle, wird diese im Normalfall sofort helfen. Kommen jedoch viele Menschen gleichzeitig an die Unfallstelle, kann es möglicherweise lange dauern, bis jemand mit der Hilfe beginnt, wenn jeder denkt: »Es gibt ja noch andere, die auch helfen könnten. Weshalb sollte also gerade ich mir die Hände schmutzig machen?«

Bei jeder Tierfabrik und jedem Schlachthof gibt es immer sehr viele Menschen, die für das dortige Geschehen die Verantwortung tragen: alle, die das so produzierte Fleisch kaufen. Deshalb ist auch dort die Gefahr groß, dass jeder sich aus der Verantwortung stiehlt. Niemand fühlt sich wirklich »schuldig«, obwohl niemand direkt eine Tierfabrik oder einen Schlachthof unterstützen würde (und es dennoch indirekt über den Fleischeinkauf immer wieder tut).

Ist Sucht im Spiel?

In manchen Diskussionen mit Mischköstlern bekommt man das Gefühl, als würde man versuchen, ihnen eine Droge wegzunehmen. Viele Diskussionen werden schnell sehr emotional, selbst wenn man nur sachlich Argumente für eine vegane Ernährung vorbringt. Könnte es sein, dass Tierprodukte süchtig machende Stoffe enthalten?

Süchte sind in unserem Leben nicht so selten, wie die meisten annehmen. Solange man sich eine Droge regelmäßig zuführt, sind die Symptome der Abhängigkeit kaum spürbar. In der Regel bemerkt man sie erst, wenn man den süchtig machenden Stoff nicht mehr bekommt. Viele Alkoholiker beispielsweise stellen deshalb erst dann fest, dass sie körperlich vom Alkohol abhängig geworden sind, wenn sie über längere Zeit keinen mehr bekommen. Kaffeetrinker merken erst an den Entzugskopfschmerzen beim Fasten, wie abhängig sie doch vom Koffein waren. Wer also täglich Fleisch und Milch verzehrt, wird es wohl gar nicht merken, wie sehr er in eine Abhängigkeit geraten ist. Doch was sagt die Wissenschaft dazu?[193]

Beginnen wir bei der Suche nach möglichen drogenähnlichen Wirkungen bei der Milch. Am besten untersucht wurden hier die Auswirkungen der Muttermilch auf den menschlichen Säugling. Dabei fand man heraus, dass die Muttermilch nicht nur Nährstoffe für das Kind enthält, sondern tatsächlich auch Stoffe wie Oxytocin, die das Kind einerseits schläfrig machen und die Bindung zwischen Mutter und Kind festigen.

Alle Menschen werden gleich zu Beginn »süchtig«: süchtig nach der süßen Muttermilch – im wortwörtlichen Sinne, da die Muttermilch, wie jede andere Säugetiermilch auch, Milchzucker enthält. Dieses Verlangen nach Süßem behalten die Menschen auch im Erwachsenenalter mehr oder weniger bei. Dies ist durchaus sinnvoll, da Kohlenhydrate die Energielieferanten für unseren Körper und insbesondere für unser Gehirn und reife Früchte in aller Regel an ihrem Zuckergehalt erkennbar sind.

Der Zucker bewirkt in unserem Gehirn die Freisetzung von Opiaten, die wiederum den Dopaminspiegel im Blut erhöhen, was zu positiver Stimmung führt. Doch die Natur hat auch mit einer weiteren Substanz dafür gesorgt, dass der Säugling regelrecht abhängig von der Muttermilch wird. Neben einem sehr kleinen Anteil von echtem Morphium spielt dabei das Eiweiß Kasein eine Schlüsselrolle. Im Körper entsteht daraus ein Abbauprodukt, das fast identisch mit Morphium ist.[194] Das Casomorphin beruhigt, bewirkt positive Gefühle – und macht abhängig.

Für die Mutter-Kind-Beziehung sind dies durchaus erwünschte »Nebenwirkungen« des Stillens. Doch das Kasein kommt nicht nur in der menschlichen Muttermilch vor, sondern auch in jeder anderen. In der Kuhmilch ist sogar doppelt so viel Kasein enthalten wie in der menschlichen Muttermilch. Am allermeisten findet man davon jedoch im Käse. Früher glaubte man noch, dass dies alles nicht so schlimm sei. Heute weiß man aber, dass diese Eiweiße und ihre Abbauprodukte bis ins Blut gelangen. Stillende Mütter geben bekanntermaßen sogar selbst konsumierte tierische Eiweiße über ihre eigene Muttermilch an ihr Kind weiter.

Eine echte Abhängigkeit von Kuhmilchkäse ist also gar nicht so absurd, wie es den Anschein macht. Bedenkt man, dass neben dem Kasein auch noch über zwanzig Hormone von Kühen darin enthalten sind (unter anderem auch ebenjenes Oxytocin und Melatonin), sind psychische Auswirkungen des Käsekonsums durchaus nachvollziehbar.

Hinzu kommen natürlich all die bekannten Gründe, weshalb manche nicht von den tierischen Produkten loskommen: Gewohnheit, Bequemlichkeit, geschmackliche Konditionierung.

Und wie sieht es mit Fleisch aus? Im Jahr 2000 führte man in den USA eine Umfrage bei über 1200 erwachsenen Personen durch: »Wären Sie bereit, eine Woche auf Fleisch zu verzichten, wenn Sie dafür 1000 Dollar bekämen?« Jeder Vierte antwortete, dass er nicht einmal eine Woche auf Fleisch verzichten könne, selbst wenn er dafür diese Summe erhielte.

Auch hierfür gibt es eine medizinische Erklärung: Früher war der Konsum von Fett etwas Positives, da man damit schnell viele Kalorien aufnehmen konnte (zum Beispiel über Nüsse, Oliven und so weiter). Wir Heutigen haben die Lust nach fettigem Essen beibehalten, obwohl wir wohl kaum noch unter Kalorienmangel leiden. Die Lust auf Fett ist also ähnlich angeboren wie die Lust auf Süßes. Solange es keinen Industriezucker, sondern nur reife Früchte gab, war dies ebensowenig problematisch wie das Fett in fettreichen Samen und Früchten. Heute erhält unser Körper jedoch ein Überangebot an Fetten über Hamburger, Steaks, Käse und so weiter, und die Evolution hat uns nicht auf diese industrielle Nahrung vorbereiten können.

Doch ist dies nur ein starkes Verlangen nach fettreicher Kost – die übrigens durch regelmäßigen Konsum fettreicher Nahrung verstärkt wird – oder kann man hier tatsächlich von einer Sucht sprechen? Um das herauszufinden, hat man Versuchspersonen ein Medikament (Naloxon) verabreicht, das die Rezeptoren für Opiate belegt und dadurch blockiert. Die Folge war, dass die Versuchspersonen nicht nur wesentlich weniger Lust auf Käse hatten, sondern auch die Lust auf Fleisch (und Fisch) zurückging.

Dabei müssen die Opiate jedoch nicht einmal direkt aus dem Fleisch stammen. Es gibt hier einen indirekten Zusammenhang: Für fettreiches Essen »belohnt« uns unser Hirn für die vielen Kalorien mit der Ausschüttung von Opiaten. Wenn diese jedoch nicht andocken können, weil die Plätze der Opiate bereits durch das Medikament Naloxon besetzt sind, funktioniert dieser Belohnungsmechanismus nicht mehr.

Und was soll man nun mit diesem Wissen anfangen? Entzugskliniken für Fleisch- und Käseesser einrichten? Wohl besser nicht, da diese gar nicht so viele Menschen aufnehmen könnten, wie es heute (noch) Fleisch- und Käseesser gibt.

Wichtig ist, dass man die Abhängigkeit ernst nimmt. Auch wenn sie nicht bei jedem gleich stark ausgeprägt ist und meist nicht den Hauptgrund für den Konsum tierischer Produkte darstellt, so sollte man sie nicht ganz vernachlässigen. Manche Menschen können Abhängigkeiten sehr einfach hinter sich lassen, sei es beim Rauchen, Alkohol oder eben bei Fleisch und Käse. Andere haben mehr Mühe und sind froh um Unterstützung von außen. Bei manchen hat der eigene Konsum auch noch weitere prägende Gründe aus der Vergangenheit, die natürlich auch zu beachten wären. Zur Auflösung solcher in der Vergangenheit liegender Probleme eignet sich zum Beispiel die moderne ursachenorientierte Hypnosetherapie, da sie sehr effizient tiefsitzende Verhaltensmuster auflösen kann, wie auch die Schattentherapie. Die moderne therapeutische Hypnose hat nichts mit der bekannteren »Show-Hypnose« zu tun. Wie bei allen effektiven Therapieformen, die direkt mit der Psyche arbeiten, ist es auch hier wichtig, einen guten Therapeuten zu wählen. Da gibt es große qualitative Unterschiede.[195]

Was kann und sollte die Politik tun?

Alle typischen Politiker wollen die Mehrheit, weshalb sie bei wirklichen Neuerungen fast nie dabei sind. Selbst von der Forderung nach einem Veggie-Tag sind grüne Politiker wieder abgerückt, weil das – momentan noch – Stimmen kostet. Jetzt wollen sie die Produktionsbedingungen von Fleisch verbessern und die Umwelt dabei im Auge behalten. Da sind alle dafür, nur will niemand dafür bezahlen oder gar teureres Fleisch riskieren. Natürlich sind Verbesserungen bei der Tierhaltung und Fütterung besser als nichts, aber sie sind meilenweit von einer Lösung entfernt, wie das Politiker in aller Regel fast immer sind.

Aus Politikersicht sind diese Handlungsweisen nachvollziehbar: Bekommen sie zu wenig Stimmen, haben sie zu wenig Einfluss, um wirklich etwas verändern zu können. Deshalb ist es für sie immer eine Gratwanderung: Wie viel Veränderung erträgt das Volk, ohne sie abzuwählen? Vollständigkeitshalber muss man hier natürlich noch ergänzen, dass dies für Veränderungen in beide Richtungen gilt. Nur haben sie bei Veränderungen, die reinen wirtschaftlichen Interessen dienen (zum Beispiel laschere Abgasbestimmungen für die Automobilindustrie oder höhere Maximalbestände in Tierfabriken), jeweils starke Verbündete in den Lobbyisten, die helfen, das Volk hinter die Entscheide der Politiker zu bringen.

Insofern kann weder die Gesundheit unserer Bevölkerung noch der Hunger in der sogenannten Dritten Welt, weder die Umwelt noch die Tiere auf Politiker warten. Sie werden in Scharen kommen, aber erst sobald Veganer und Vegetarier in der Mehrheit sind, und sich anhängen, genau wie bei der Kernkraft. Und das kann rasch gehen. Das »Tschernobyl der Tierzucht« war eigentlich schon mit dem Rinderwahnsinn eingetreten. Das »Fukushima« kann der jederzeit mögliche Ausbruch unbeherrschbarer Epidemien und Antibiotikaresistenzen aus den Massentierzucht-Häusern sein. Die bisherigen Vogel- und Schweinegrippe-Epidemien waren keine solchen, sondern Verkaufsveranstaltungen für ebenso teure wie wirkungslose Mittel wie Tamiflu. Aber das heißt nicht, dass solche gesundheitlichen Katastrophen nicht jederzeit möglich wären.

Das Wundervolle ist aber, dass wir die Politik zur Abwehr solcher Gefahren auch gar nicht wirklich brauchen. Wie gesagt ist die Abstimmung beim Einkauf hier viel wichtiger als an der Wahlurne. Insofern brauchen wir auch gar nicht weiter auf Politiker zu projizieren.

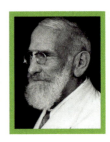

Die Ernährung ist nicht das Höchste, aber sie ist der Boden, auf dem das Höchste gedeihen oder verderben kann.
Maximilian Oskar Bircher-Benner

Der innere Gegner oder Der Schatten jeder Entwicklung

Der größte Gegner der Entwicklung des Trends zum veganen Lebensstil, die jetzt ansteht, kommt wie immer von innen. Es sind wir Veganer selbst in Gestalt unserer fanatischen Fraktion und, falls uns die stört, unserer eigenen unbewussten fanatischen Seelenanteile. Anstatt sich über jede ausgelassene Fleischmahlzeit zu freuen, machen einige die Mischköstler in ihrem Umfeld fast zu persönlichen Feinden. Ganz überflüssigerweise schaffen und verhärten sie damit Fronten, wo eigentlich Verständnis aufgebracht werden könnte. Schließlich kommen wir doch (fast) alle aus dem Fleischland, und fast jeder hatte seine Vorlieben und eine Mutter, die es gut meinte oder jedenfalls nicht besser wusste.

Was ist da los? Warum bilden wir solch verhärtete Fronten bei einem so kostbaren und das Lebensgefühl steigernden Thema wie vegane Kost? Warum veganisieren wir nicht erst uns und dann unsere Umgebung auf liebevolle Art und *Weise*?

Natürlich hat – wie alles – auch der vegane Trend seine Schattenseite, und wir bekommen das *Schattenprinzip* weder mit dem Koch- noch dem Esslöffel aus der Welt. Einerseits sind wir beide überzeugt und erleben auch schon, wie die vegane Welle kaum noch aufzuhalten ist und das Zeug zur Mehrheitsnahrung hat. Denn auch bisher hat sich nichts, was von der Wissenschaft so eindeutig als gefährlich und schädlich überführt wurde wie Tierprotein, auf Dauer halten können, weder die frühere Lieblingsdroge Nikotin noch die vorrangigen Lipidsenker Clofibrat und Lipobay, das Hauptsprühmittel gegen Insekten DDT und nicht einmal der alte Lieblingsbaustoff Asbest. Und natürlich mussten erst Millionen an Nikotin und ihrem Kommunikationsproblem sterben, Hunderte erwiesenermaßen an Lipobay und Clofibrat und ihrem Fett- und Fülleproblem. Wie viele wirklich daran gestorben sind, weiß niemand, und wie viele Asbest zum Opfer fielen, ist wohl auch unbekannt. Auf die Dauer lassen sich solche Fehlentwicklungen gegen eindeutige Studienergebnisse also nicht halten, und so sind langfristig die Tage der Tierproteinorgie gezählt, und dem veganen Lebensstil wird die Zukunft gehören.

Aber trotzdem liegt momentan eine große Gefahr für diese Entwicklung in der Schattenausbreitung in der veganen Szene selbst. Wo sie es nicht schafft, offen zu bleiben oder sich zu öffnen, und sich stattdessen in sektiererisch lebensverneinender Weise abkapselt, kann sie von innen heraus das eigene Ziel vereiteln. Wer fanatisch und besserwisserisch, richtend und ständig mit erhobenem Zeigefinger unterwegs ist, be- und verurteilend die Welt in Gut und Böse einteilt, schadet all dem, was er fördern will. Als Opfer des Schattenprinzips gleicht er jenen Partnern, die aus der heißen Liebe des Anfangs mit der Zeit und oft schon recht bald kalten Hass machen. So geraten auch Veganer ohne Kenntnis des Schattenprinzips in Gefahr, ihre hochfliegenden Ziele von der Rettung der eigenen und der ganzen Welt ins Gegenteil zu verkehren. Dafür gibt es im immer mächtiger anschwellenden veganen Trend schon deutliche Anzeichen. Anstatt ihren ansprechenden, gesunden Lebensstil offensichtlich und für alle spürbar zu genießen, fallen einige lieber über andere her wie Beutegeier – offenbar froh darüber, Blitzableiter für eigene Unzufriedenheit und Aggression zu finden. Wer in solch angriffslustiger Art andere niedermacht, sagt wenig über diese und viel über sich und wird mit seinem Fanatismus zur Bedrohung des gerade neuentstehenden veganen Bewusstseinsfeldes. Auch schon jene, die ständig Andersessende und dabei oft eben nicht Denkende bekritteln und annörgeln, arbeiten dem Schatten zu – zum Schaden der Entwicklung eines kulturellen Bewusstseins von pflanzlich-vollwertigem *Peace Food*.

Natürlich ist dieses Buch für alle und auch gerade für Veganer geschrieben, um ihnen Hilfestellung zu leisten – im eigenen Leben, aber vor allem auch dabei, ihren neuen Lebensstil zum Zukunftsmodell zu machen, andere durch ihre Art zu überzeugen und zu gewinnen. Doch dazu muss man gewinnend sein und wirken – und darf nicht zum durchsichtigen Opfer des eigenen Schattens verkommen.

Folgende Analogie mag helfen, sich bewusst aus dieser Falle zu lösen. Statt zu jammern, dass ich seit vierzig Jahren Krankenkassenbeiträge zahle, ohne etwas davon zu haben, und darauf zu schimpfen, dass Leute wie Raucher, Trinker und Übergewichtige die Kassen schädigen und ausnutzen, könnte ich mich auch einfach glücklich schätzen. Immerhin bin ich so gesund, dass ich eben keine Kassenleistungen be*nöti*ge, eben weil ich keine Not leide. Wer sie ständig braucht, kann mir doch eher *leid*tun. In seinem Leid und Elend muss ich ihn doch nicht auch noch zusätzlich niedermachen. Er wird sowieso schon durch mein gesundes, lebensfrohes Beispiel provoziert. Das erleben ja viele. Wer als schlanker Mensch fastet, bekommt leicht das schlechte Gewissen der Dicken in Form von Projektionen um die Ohren geschlagen in Gestalt haltloser Drohungen, wie schädlich und ungesund Fasten sei. Daran ändern auch die neuen Erkenntnisse der Schulmedizin nichts, die das Fasten jetzt sogar bei Krebs und zur Begleitung von Chemotherapien[196] und selbst bei psychiatrischen Krankheitsbildern empfehlen.

Die Mischköstler haben natürlich auch unübersehbare Schatten,[197] aber das ist gar nicht unser Thema, wenn wir die vegane Bewegung weiter fördern und voranbringen wollen. Also seien wir doch einfach lieber sehr froh und erleichtert, dass wir schon pflanzlich-vollwertig leben, uns dabei sehr wohl fühlen und die Vorteile immer mehr genießen können. Indem wir dieses Glück leben und spürbar ausdrücken, wirken wir positiv ansteckend, und andere kommen am ehesten auf die Idee, es uns nachzutun. Und auch wer sich (noch) gar nicht so wohl fühlt, hat Entwicklungspotenzial: Essen ist ja bekanntlich nicht alles. Mit *Peace Food* könnte sich eine ganz neue Welt der Gesundheit erschließen, die in letzter Konsequenz weit über den Körper hinausreicht. Und das ist kein Widerspruch, auch nach dem Fasten schmeckt es besonders gut.

Woher stammt das Aggressionspotenzial der Veganer gegen Mischköstler? Verschiedene Quellen tun sich hier auf, eine ist sicher die ohnmächtige Wut über das Elend, das der Fleischkonsum Tieren zumutet. Diese ist so verständlich, und die Gleichgültigkeit von Fleischessern wirkt da oft provozierend. Aber gerade wenn wir etwas ändern wollen, müssen wir aufhören, persönlich verletzend und offensiv missionierend auf Mitbürger einzuwirken, die dafür noch nicht bereit und offen sind. Solcher Kampf führt zu Krampf und Verkrampfung auf beiden Seiten.

Wenn es mit den Bildern aus Tierfabriken und Schlachthöfen im Kopf nicht einfach ist, Fleischessern mit Liebe zu begegnen, sollten wir an unsere eigene Vergangenheit denken, in der die meisten von uns noch unbewusste Fleischesser waren. Hätten wir uns den Argumenten für eine vegane Ernährung freudig geöffnet, wenn uns jemand mit Verachtung und Hass darüber informiert hätte?

Außerdem gibt es noch eine weitere Seite des Aggressionsthemas, die auf direkte Weise mit der veganen Ernährung zusammenhängt.

Das Aggressionsproblem

In Tierproteinnahrung selbst steckt eine Menge Aggression, die Tiere werden brutal behandelt in Massentierzucht-Häusern, beim Ver- und Entladen und auf dem Transport, im Schlachthof und bei der Schlachtung. Ein Schussapparat ist natürlich keine Kriegswaffe, aber einer Pistole doch recht ähnlich, und das Ergebnis ist jedenfalls auch das Erschießen. Enthäuten, Zerlegen und Zerteilen sind aggressive Akte und verlangen Kraft und Energie, die ebenfalls zum Aggressionsprinzip gehören. Auch wenn das alles scheußlich klingt, ist Aggression aber trotzdem nicht an sich schlecht, sondern ein (Ur)prinzip dieser Welt, ein Archetyp oder Lebensprinzip. Und wie jedes Urprinzip hat das der Aggression auch lichte, erlöste Seiten, als da wären Mut und Entscheidungsfähigkeit, (Zivil)courage und Konfrontationsbereitschaft der heißen Eisen im (eigenen) Leben, Streitkultur und die Fähigkeit und der Mut, das Leben in Angriff zu nehmen, es anzupacken, Biss zu entwickeln, die Zähne zu zeigen, sich durchzubeißen und den Lebenskampf zu wagen. Diese erlösten Seiten gilt es vermehrt zu kultivieren, wenn man sich von den unerlösten wie Brutalität und Gewalt lösen will. Gewalt ist schrecklich, aber gewaltiger Mut mitreißend und wundervoll.

Ein verhängnisvoller Fehler wäre, jene Aggression, die bei uns Veganern nicht mehr wie früher in der Nahrung steckt, in lächerliche Kriege gegen Mischköstler zu investieren, die die Veganer von morgen sein könnten, wenn wir sie nicht so abschreckten. Die Lösung liegt vielmehr darin, die Aggression in ein mutiges Leben voller Kraft und Entscheidungsfähigkeit zu stecken, das Herausforderungen annimmt und positive Streitkultur entwickelt sowie Antworten findet, das gute neue, ja bahnbrechende Ideen fördert.

Aggression als Ur- oder Lebensprinzip bekommen wir niemals aus der Welt, wir können sie aber in ihren wundervoll erlösten Seiten leben wie eben in Zivilcourage und Mut, in Energie und Kraft. Wer dabei Biss und gute Zähne entwickelt und sogar Mus-

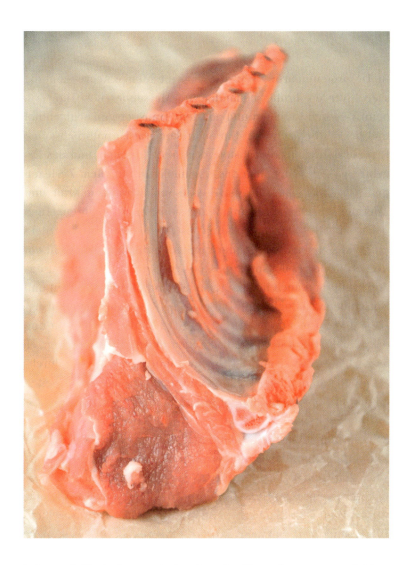

keln und Kraft, kann eindrucksvolle Veränderungen und Entwicklungen vom wandelnden Schwabbelpudding zum drahtigen Muskelpaket erleben. Statt zu streiten und andere niederzumachen, können wir lernen, unsere Ellbogen – im übertragenen Sinne – zu gebrauchen und uns durchzusetzen, uns zu behaupten und einem konstruktiveren und mutigeren Lebenskonzept zum Durchbruch zu verhelfen.

Kriege untereinander

*Hetzt weder Menschen noch Tier,
noch fügt ihnen Leid zu.*
Laotse

Deshalb braucht es alle Kraft und Aufmerksamkeit, diese wundervolle (Aggressions)energie nicht in blödsinnige Kämpfe untereinander zu stecken, etwa gegen Vegetarier zu hetzen. Das sind Menschen auf einem ähnlichen Weg wie wir – und seien wir ehrlich, die meisten von uns waren vorher Vegetarier, ich persönlich (RD) über vierzig Jahre. Und auch »Flexitarier« und Mischköstler sind Stationen auf einem Weg, den wir fast alle aus eigener Erfahrung kennen. In meiner Zeit als Sportler habe ich (RD) sogar besonders viel Fleisch gegessen. Und selbst die wenigen, die nie Fleisch essen mussten, brauchen keine Steine zu werfen, sondern könnten froh sein, aus so wundervollen Familien zu kommen, wo derlei Weisheit schon so früh verfügbar war.

Betrachten wir den extremen Gegenpol zu uns: einen der letzten (r)echten Helden, die im gestreckten Galopp vom Rücken ihres halbwilden Mustangs mit ihrer Winchester einen Büffel erlegen, diesem flugs eine Scheibe blutigen Fleisches aus der Seite schneiden und es unter ihrem Sattel mürbe reiten, die ihr Pferd mit ihrer Schenkelkraft beherrschen und abends am Lagerfeuer das noch blutige Fleisch grillen, während sie ihre Marlboro rauchen. Ein solcher Mensch würde in der Essensbeschaffung und Zubereitung noch viel Aggressionsenergie direkt ausleben, jetzt mal ganz abgesehen von den auf Dauer dramatischen Mangelerscheinungen, die er im Hinblick auf seine Ernährung erleiden würde.

Ein Veganer dagegen, der friedlich seinen Smoothie schlürft, (ge)braucht nicht mal mehr seine Zähne. Er sollte sein Gemüse wirklich gut kauen, denn Zähne brauchen wie Muskeln Übung. Die beim Essensthema nicht mehr gelebte Aggressionsenergie sollte er in anderen Bereichen seines Lebens ausdrücken. Dafür kann und will dieses Buch Anregungen und Vorlagen schaffen, nämlich pflanzlich-vollwertige Kost im Sinne von *Peace Food* kompetent und engagiert zu vertreten und zu verbreiten. Und das braucht wirklich immer noch Mut und Energie, Einsatzfreude und Durchsetzungskraft, alles Aspekte des Aggressions- oder Marsprinzips. Diese in geradezu kriegerische Auseinandersetzungen mit Vegetariern und überhaupt allen Andersessenden zu stecken ist wirkliche Energieverschwendung, die wir uns eigentlich gar nicht leisten können, denn es gibt so viel zu tun, offen(siv) und engagiert, konfrontationsbereit und schlagfertig, couragiert und sogar opferbereit, aber immer konstruktiv.

Und was bringt es, Fleischersatz niederzumachen, weil wir ihn vielleicht nicht (mehr) brauchen? Seien wir doch einfach froh, dass es ihn gibt für die, die ihn mögen und brauchen. Er pflastert den Weg in ein besseres Leben für alle. Ich (RD) mag auch keine vegane Leberwurst, natürlich nicht, mochte ich doch die ursprüngliche schon nicht. Aber wie gut, dass es sie nun gibt für alle, denen sie schmeckt, für die Tiere, denen sie das Leben rettet, und die Menschen, die sie vor Schlimmerem bewahrt. Und möglicherweise musste auch einiges an Chemie herhalten, um sie so schmackhaft zu machen – und selbst wenn das ein Übel ist, ist es immer noch das kleinere.

Was bitte bringen Angriffe auf Soja(esser)? Da könnte man sich gerade ganz Asien als Gegner vorknöpfen. Denen geht es seit ewigen Zeiten sehr gut damit. Und wir können ja auf die Qualität achten und es fermentiert genießen und müssen es nicht in Mengen essen, warum sollte ich das auch machen? In Maßen ist generell besser als in Massen.

Was bringt der Krieg untereinander, außer dass er (eigenes) ungelebtes, unerlöstes Aggressionspotenzial ins Spiel des Lebens mischt? Lassen wir doch bitte Attila Hildmann seinen Porsche fahren, den er sich offensichtlich redlich verdient hat, und übrigens auch dann, wenn er ihn gesponsert bekam. Wen das stört, der möge sich doch auch so hervortun, dass Porsche ihm einen sponsern würde – und vorzugsweise bitte mit ähnlich kostbaren und wohlschmeckenden Beiträgen. Welche Arbeit wäre denn so viel anständiger zum Geldverdienen, als schöne Kochbücher zu schreiben und Leuten zu anmachenden Figuren zu verhelfen? Und wer hätte denn schon mehr Leute auf vegan gebracht, Jugendliche scharenweise veganisiert? Und er propagiert in mutigen Momenten fleischliche Lust statt Fleisch, und auch dafür sei ihm Dank. Was spricht dagegen, sein Aggressionspotenzial so zu (er)leben und vielleicht sogar zu erlösen? Wer dafür aber keinen Porsche braucht, muss ja keinen fahren.

Ein vorzugsweise roter, offen(siv) gefahrener Porsche steht fürs Aggressionsprinzip. Aber natürlich gibt es noch andere Möglichkeiten, sich offensiv und mutig durchs Leben zu bringen – zum Beispiel die vegane Welle mit Kostbarkeiten zu bekochen, zu befeuern und sich dafür von einer Schar von Neidern beharken zu lassen, die ihre Aufgabe darin sehen, jeden niederzumachen, der im veganen Bereich Erfolg hat. Und sich dem dann zu stellen und weiterzumachen und zu wissen, dass es Tieren egal ist, warum sie nicht gegessen werden.

Und es gäbe noch viele andere und auch sehr schöne Formen, Aggressionsenergie konstruktiv ins Leben zu integrieren, etwa wirklich richtig gut kauen zu lernen, im richtigen Moment die Zähne zu zeigen und einzusetzen, mutig und kühn zu leben – ohne wagemutig und tollkühn zu werden –, sich in Form zu bringen und seine Muskeln zu trainieren. Statt Fleischlust fleischliche Lust zu entwickeln (was mit veganer Ernährung und ohne verstopfte Arterien noch leichter fällt), Sinnlichkeit und Erotik zu entdecken und sein Liebesleben zu kultivieren, wozu es natürlich auch die phallische Energie des Aggressionsprinzips braucht. Und die Aggressionsmöglichkeiten reichen bis zur Entwicklung mutigen Denkens mit *Schlag*fertigkeit und *Streit*kultur in Auseinandersetzungen – aber immer verbal und oberhalb der Gürtellinie. Der Möglichkeiten sind noch viele bis hin zu jenem mutigen, herausfordernden Leben etwa mit entsprechenden Reisen nach außen und innen, um die beiden Welten zu erleben, die unser Leben ausmachen: die eigene innere individuelle und die äußere, die uns allen gehört, die beide einander so verblüffend spiegeln.

Wir haben wie bei jedem Archetyp und Urprinzip die Wahl, auf welcher Ebene wir es leben wollen. Natürlich findet man draußen genug Stoff für sinnlose Streitereien anstelle von sinnvollen Auseinandersetzungen. Aber wie viel besser fühlt man sich nach Letzteren.

Wer als Veganer zur Rohkost gelangt und andere Veganer als zurückgeblieben empfindet und diskriminiert, hat etwas Wesentliches nicht verstanden und schwächt die vegane Bewegung. Gleiches gilt für diejenigen, die erlebt haben, wie viel ihnen und ihrem Bauch und Hirn zusätzliches Weglassen von Gluten bringt. Ich (RD) stehe persönlich voll dazu, wie im *Geheimnis der Lebensenergie* dargestellt, aber es ist doch immer nur ein Angebot. Wer es nicht aufgreifen will, wird doch nicht zum Feind! Und warum sollte er seinerseits jene zu seinen Feinden machen, die noch weiter gehen? Dahinter kann nur unerlöstes Aggressionspotenzial stecken, für das es viel schönere und konstruktivere Einsatzmöglichkeiten gäbe.

Da auch Mischköstler ihre Schattenseiten und in der Regel heutzutage ein sehr schlechtes Gewissen bezüglich ihres Lebensstils haben, liefern sie oft Steilvorlagen für energieraubende Scharmützel, in denen dann beide Seiten, in ihrem eigenen Schatten gefangen, mit verblüffendem Energieeinsatz aufeinander losgehen. Das können wir uns sparen und die mit sich und häufig auch mit allen anderen Ringenden, die (noch) die Augen verschließen vor den eigenen wie vor den Problemen der Welt, milde und nachsichtig behandeln. Sie sind auch keine Alles(fr)esser, denn niemand ist so dumm, alles zu essen. Dieser Ausdruck ist also in jedem Fall eine Diffamierung und besser durch »Mischköstler« oder, wie Melanie Joy vorschlägt, »Karnivore« zu ersetzen.

Unser Vorschlag wäre, Angriffe und Kriege innerhalb der fleischlosen Szene zu durchschauen als das, was sie sind, Schattenkriege, die das vegane Feld schwächen. Diese Energie wäre so notwendig für Wichtigeres aufzuwenden wie die positive, mutige Verbreitung unseres Anliegens und eines Bewusstseins von Respekt vor dem Leben, um es mit den Worten Albert Schweitzers und Magnus Schwantjes zu sagen.

Die »reine Lehre« auf Teufel komm raus zu verteidigen ist meist Sache von Fanatikern und führt eben zur Begegnung mit dem Teufel – aber dem eigenen. Wer dagegen das Ganze im Auge hat, freut sich über jeden, der anfängt, ab und an eine Fleischmahlzeit zu ersetzen, über jedes Lokal, das einen vegetarischen Teil auf seine Karte nimmt und darunter ein veganes Gericht hat. Und dann ließe sich ab und an ein Besuch in wundervollen Lokalen wie dem La Mano Verde in Berlin oder dem Tian in Wien genießen, wo die vegane Welt bereits zum entspannten und geschmackvollen Normalfall auf höchster kulinarischer Ebene geworden ist. Und wir hoffen, mit diesen beiden schon lange existierenden Lokalen nur die Spitze des Eisbergs erwähnt zu haben. Auf der Homepage zum Buch www.veganize.org sind Links zu Restaurantlisten und Apps, mit denen Sie einfach ein gutes Lokal in Ihrer Nähe finden.

Vegan und *Peace Food* haben noch so ein enormes Potenzial, behindern und schädigen wir uns doch nicht durch sektiererischen Fanatismus, auch wenn er noch so gut gemeint ist. Da gilt Bertolt Brechts Wort, nach dem »gut gemeint« das Gegenteil von »gut« ist. Kommen Veganer ansprechend, sympathisch, intelligent und offen rüber, werden wir zu Werbeträgern einer Idee, deren Zeit gekommen ist. Fleischesser sind oft lediglich (noch) uninformiert, aber das heißt noch lange nicht, dass sie von jedem zu jeder Zeit missioniert werden wollen. Missionieren wird sowieso rasch zum Problem, wobei ein Mensch eine Mission haben mag wie auch eine Vision, und beide werden sich in seiner Lebensart oder -kunst zeigen. Wenn sie es verdient haben, werden sie andere anstecken, in dieses Feld einzutreten, entsprechend dem bereits zitierten afrikanischen Sprichwort: »Wenn einer träumt, ist es ein Traum. Wenn viele träumen, ist es eine neue Wirklichkeit.« Und so gesehen haben wir schon viel geschafft, was zeigt, dass wir noch viel mehr schaffen können. Lasst uns also das Eisen schmieden, solange es heiß ist, und »vegan« ist ein wirklich heißes Thema und könnte zum Dauerbrenner werden und eine Welt veganisieren, die es verdient.

Das können wir fördern und schaffen, wenn wir nicht (ver)urteilen, sondern erkennen, dass die Mischköstler von heute die Veganer von morgen sind. Man bedenke immer: Waren wir nicht alle Mischköstler oder Vegetarier, die diesen Sprung in der Vergangenheit zu unserem eigenen und aller Vorteil geschafft haben?

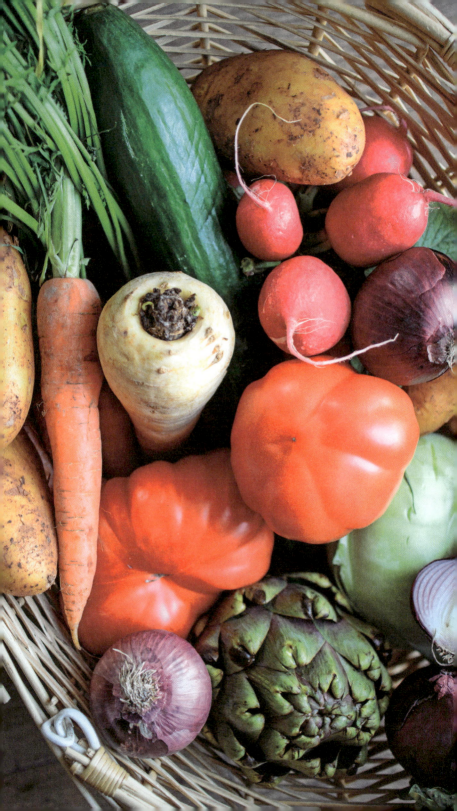

TEIL 7

PRAKTISCHE UMSETZUNG ODER WIE GEHT'S WEITER?

*Tiere sind meine Freunde,
und ich esse meine Freunde nicht!*

George Bernard Shaw

Bei sich selbst beginnen

Zu zweit oder zu noch mehreren in der Familie oder Gruppe geht eine Umstellung natürlich viel leichter als allein. Also wäre solch eine Interessengemeinschaft, wenn irgend möglich, förderlich. Paare, die sich gemeinsam umstellen, haben es erfahrungsgemäß deutlich leichter als Singles, weil alles nur halben Aufwand bedeutet und dafür doppelte Freude.[198]

Schon das Sprichwort weiß: »Geteiltes Leid ist halbes Leid«, wobei es hier nicht um Leid oder Verzicht geht, ganz im Gegenteil. Geteilte Freude ist eben sogar mehr als doppelte Freude. Selten wird das so deutlich wie bei der Ernährungsumstellung auf pflanzlich-vollwertige Kost. Man kann sich gegenseitig beflügeln und es sich so viel leichter machen, wenn man sich unterstützt und dafür sorgt, dass alle neuen, frischen Wind unter ihre Flügel bekommen und gemeinsam in eine leichtere und bessere Stimmung hinüberfinden.

Gemeinsam sind wir stark

Natürlich ist es auch hilfreich, sich mit Gleichgesinnten zusammenzuschließen und entsprechende Kontakte zu knüpfen. In Deutschland bietet der VEBU, in Österreich die Vegane Gesellschaft Österreichs und in der Schweiz die Swissveg dazu gute Möglichkeiten. Diese drei Organisationen bringen auch Zeitschriften heraus, die regelmäßig motivieren, am (veganen) Ball zu bleiben.

Längst bieten sich aber durch das Internet auch Blogs und entsprechend interaktive Möglichkeiten an.

Mal ausprobieren ...

Außerdem kann es helfen, sich vorzunehmen, für eine gewisse Zeit vegan zu leben, wie das Buch *Vegan für Einsteiger* (siehe Literaturliste im Anhang des Buches) als Vier-Wochen-Fahrplan nahelegt. Und am Ende dieser Zeit lässt sich neu entscheiden und überlegen, wie man weitermachen will, statt gleich für den Rest des Lebens eine Entscheidung zu fällen. Letzteres fällt viel schwerer – wie alles Endgültige. Auch ich (RD) hatte mir vorgenommen, erst mal nur fünf Jahre ganz konsequent vegan zu bleiben und dann erst zu entscheiden, ob ich nicht doch mal wieder ein frisches Bauernbrot mit Butter zu einem knackigen Apfel essen würde. Aber nachdem ich im Blindtest Bio-Alsan als Butteralternative gar nicht von der Kuhbutter unterscheiden konnte, war das Thema vom Tisch, eigentlich schon nach ein paar Monaten, als die Früchte der neuen Ernährung deutlich wurden.

Sich und anderen einen leichten Einstieg zu schaffen ist überhaupt eine wunderschöne Möglichkeit, und das dritte der Schicksalsgesetze, das besagt, dass alles schon im Anfang begründet liegt und im Samen die ganze Pflanze, kommt uns hier unterstützend zu Hilfe.

Schritt für Schritt oder sofort 100 Prozent?

Immer wieder wird heftig darüber diskutiert, wie man am besten vegan wird: Soll man es langsam angehen oder sofort ganz umstellen? Und ist das nicht zu radikal?

Wenn man sich informiert hat und weiß, welche Vorzüge die vegane Lebensweise hat, macht es natürlich keinen Sinn, weiter Tierisches zu essen. Dennoch sollte man nicht an sich zweifeln, wenn man zu Beginn noch mal »rückfällig« wird. Zum Beispiel, weil man noch Milchschokolade statt vegane Schokolade im Haus hat oder weil man bei einer Einladung vergessen hat, rechtzeitig zu erwähnen, dass man vegan lebt.

Den meisten fällt es leichter, sofort umzustellen. Ähnlich wie beim Aufgeben des Rauchens fällt es schwer, sich vorzunehmen, immer weniger zu rauchen beziehungsweise weniger Tierisches zu konsumieren, da »weniger« ein sehr unklarer und ausgesprochen dehnbarer Begriff ist. Heute empfehlen schon fast alle Umwelt- und Gesundheitsverbände, man möge doch bitte weniger

Fleisch essen. Die Fleischindustrie kümmert dies kaum, da solche Aufforderungen nichts bewirken. Erst wenn ein Vorhaben sehr konkret wird, kann es auch umgesetzt werden. Deshalb war der Aufruhr in der deutschen Medienlandschaft und den politischen Parteien groß, als die Grünen die Empfehlung für einen vegetarischen Wochentag unterstützten. Wenn man sechs Tage pro Woche Fleisch isst und an einem Tag nur empfohlen bekommt, kein Fleisch zu essen, kann dies wirklich nicht als extrem oder radikal gelten. Doch die Fleischindustriellen sahen sofort, dass eine so konkrete Empfehlung nicht so einfach zu ignorieren war wie »weniger Fleisch essen«. Deshalb entfachte sie eine solch intensive Medienkampagne gegen diese Empfehlung, dass die Grünen die Empfehlung sofort wieder aufgaben aus Angst vor Stimmenverlusten. Gegen die vorgebrachten Lügen (man würde den Leuten das Fleisch verbieten) sah die Partei keine Chance, obwohl alle Argumente für einen reduzierten Fleischkonsum sprechen und dies von niemandem ernsthaft abgestritten wird.

Es ist also notwendig, sich ganz konkrete Ziele zu setzen, um eine Chance zu haben, diese auch zu erreichen. Solche Ziele könnten zum Beispiel sein:

- ab sofort keine tierischen Nahrungsmittel mehr einkaufen;
- allen Freunden und Kollegen mitteilen, dass man nun vegan lebt und somit auswärts nicht mehr unter Druck gesetzt wird, um Ausnahmen zu machen;
- sich gegebenenfalls auch keine tierische Kleidung mehr kaufen (Leder, Felle, Schafwolle, Seide).

Man kann die Ziele alle auf einmal umsetzen oder nacheinander. Den meisten fällt es leichter, gleich alles zu realisieren, da die Motivation zu Beginn am größten ist, wenn alle Fakten, die für die vegane Lebensweise sprechen, noch frisch sind. Und was ist schon radikal? Es bedeutet »an die Wurzeln gehend«. Wer den Tierkonsum als das erkannt hat, was er ist, mag dieses Übel vielleicht sogar gern und bewusst von der Wurzel aus angehen.

Wer sich damit aber überfordert fühlt, kann die Ziele natürlich auch gestaffelt angehen und sich den einzelnen Punkten auch erst mal spielerisch nähern, indem er sich wie oben beschrieben einfach vornimmt, einige Zeit etwas davon umzusetzen und zu sehen, wie es ihm damit geht. Was man umsetzt, sollte man jedoch konsequent tun. Im Übrigen wird Konsequenz eher bewundert, besonders von den Inkonsequenten.

Fasten – eine starke Zäsur und ein bärenstarker Neuanfang

Nicht nur, aber vor allem auch bei einer bisher sehr ungesunden Lebensweise kann eine initiale Fastenzeit die »radikale« Umstellung erleichtern. Fasten ist eine ideale Möglichkeit für einen radikalen, an die Wurzeln gehenden Schnitt, eine Zäsur, die Distanz zum Alten, Bisherigen schafft. Darüber hinaus ist es ausgesprochen gesund und liefert mit seiner Entgiftung und Umstimmung, der tiefgehenden Regeneration, die ideale Chance zum Einstieg in den Umstieg.[199] Während solch einer Fastenzeit ließen sich auch die Weichen schon wundervoll stellen, denn ein veganer Aufbau ist vergleichbar ein Kinderspiel. Schon während des Fastens lässt sich auf grüne Smoothies wechseln, die an dessen Ende einfach an Gehalt zunehmen können.[200]

Im Gegensatz zu normalen Fruchtsäften, bei denen man Früchte püriert, werden bei grünen Smoothies auch chlorophyllhaltige Pflanzen mitgemixt. Da die meisten Menschen eher zu wenig Grünes essen (Salate, Wildkräuter), ist dies eine einfache Möglichkeit, hier für Ausgleich zu sorgen.[201]

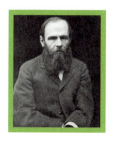

Liebe die Tiere, liebe jegliches Gewächs und jegliche Dinge! Wenn du alles liebst, so wird sich dir das Geheimnis Gottes in allen Dingen offenbaren, und du wirst schließlich alle Welt mit Liebe umfassen!

Fjodor Dostojewski

Auf andere zielen

Vorbild sein

»Es gibt nichts Gutes, außer man tut es.« Dieser Satz von Erich Kästner sagt schon so viel. Wichtig ist die einfache Aktion, der Beginn und das gute Beispiel des Vorangehens. Und nichts ist so überzeugend wie das eigene mit Überzeugung und Hingabe vorgelebte Beispiel. Vor vielen Jahren habe ich (RD) einmal versucht, einen Fastenkurs zu halten, ohne selbst mitzufasten. Seitdem habe ich das nie mehr wiederholt, weil es alles erschwert. Ich konnte mich nicht so gut auf die langsameren getragenen Rhythmen und die sich wandelnde Stimmung der Fastenden einstellen, und sie konnten mir nicht in dem gewohnten Maß folgen. Ärzte, die selbst rauchen, bringen erfahrungsgemäß Patienten nicht vom Rauchen ab.

Das eigene gute Beispiel ist folglich auch der beste Beitrag zur Verbreitung pflanzlich-vollwertiger Kost, den jede(r) leisten kann. Insofern ist auch die eigene Gesundung, Gesunderhaltung und Verwirklichung einer ansprechenden Form und Figur ein wesentlicher Beitrag zur Verbreitung gesunder Ernährung.

Natürlich sind schon und werden noch viele aus Gesundheitsgründen auf pflanzlich-vollwertige Kost umsteigen. Je rascher sie dann wieder ganz gesund werden, umso schneller werden sie zum guten Beispiel für die Möglichkeiten, die in diesem Lebenswandel liegen. Anfangs sind sie der Grund für Ausreden wie »Die Veganer sind ja selbst nicht gesund«. Und das ist in Ordnung, das kann diese rasch erstarkende Bewegung gut tragen. Je schneller jemand dann aus der Krankheit aus- und in ein neues anmachendes Lebensfeld einsteigt, ein desto leuchtenderes Beispiel wird er für andere. Vor allem auch dann, wenn er von seinem Weg als Phönix aus der Asche erzählt.

Erfahrungsgemäß ist die mit Bildern dokumentierte Geschichte, wie man von einer übergewichtigen Figur zu einer schlanken, fitten Form gefunden hat, das beste Anschauungsmaterial für andere Übergewichtige, die diesen Schritt noch vor sich haben. Attila Hildmanns Weg von der Kugel- zur Kultfigur ist dafür ein ebenso deutliches wie erfolgreiches und eben erreichbares Beispiel.

Ähnliches wie für Übergewicht gilt für alle möglichen Krankheitsbilder. Jeder Hypertoniker, der fastend und mit anschließender pflanzlich-vollwertiger Kost seinen Bluthochdruck verabschiedet hat, wird zum wundervollen Anreiz für andere Hypertoniker, es ihm nachzutun. Nichts macht so viel Mut wie eine Leidensgeschichte, die zu einer Lebensgeschichte mit der Aussage wird: Und es geht doch!

Ähnliches gilt für Diabetiker vom Typ 2. Wenn sie zu ihren Erfolgen stehen wie so überzeugend in dem Film »Gabel statt Skalpell«[202], werden sie zu Leuchtfeuern für andere Betroffene und zu Vorbildern für den Lebenswandel zum Gesunden. Das gilt für alle Kranken, die mit solch einer Umstellung die Kurve in Richtung Gesundheit nehmen und anderen vorausgehen. Zugleich bauen sie – ganz nebenbei – am »Feld ansteckender Gesundheit« mit. Insofern sind sie als ehemals Kranke besonders wichtige Vertreter für die Ausbreitung des veganen Bewusstseins im Hinblick auf Gesundheit. Ihnen zu helfen, auf ihrem Weg zur Gesundung voranzukommen, ist so in doppelter Hinsicht wichtig. Sie zeigen mit ihrem lebendigen Beispiel, zu welchen Heilungsimpulsen diese Ernährungsform fähig ist, auch bei anderen Krankheitsbildern und insbesondere wenn die Psyche gemäß *Krankheit als Symbol* mit einbezogen wird. Idealerweise gehen die Betroffenen, wenn sie neben ihrer Gesundung auch Bewegungslust einerseits und Entspannung, Ruhe und vermehrten inneren Frieden andererseits gefunden haben, noch weitere Schritte und entdecken Meditation und schließlich die (Lebens)sinnfrage.

Mit köstlichen Menüs überzeugen!

Ein weiterer Schritt zur überzeugenden Verbreitung dieser Ernährungsweise und Weltanschauung ist die Zubereitung ansprechender veganer Menüs, die erst die Kritiker in der eigenen Familie geschmacklich überzeugen und dann Freunde und andere Gäste, die gleichsam zufällig in den Genuss bester pflanzlich-vollwertiger Gerichte kommen und dann oft gern bleiben. Jedes Gericht ist tatsächlich ein(em) Gericht (ähnlich), denn essend schmecken wir immer ab und nehmen die Rückmeldungen unserer Geschmacksknospen wahr und wichtig. Wenn es schmeckt, fühlen wir uns wohl(ig) und gut und melden das auch gern weiter an unsere eigene »Zentrale« und an die Umwelt. So fällen wir bei jedem Gericht auch ein (Gerichts)urteil.

Vor allem aber macht es große Freude, andere gut zu bekochen und eben zu »füttern«. Das zeigen schon kleine Kinder, wenn sie es im Zoo besonders lieben, die Tiere zu füttern und zu streicheln. Wer gut kochen lernt, hat meist auch Lust, andere gut zu bekochen. Und das werden in der veganen Szene immer mehr, wie ich (RD) schon an den Wünschen nach Vorworten für entsprechende Kochbücher merke, die von *Peace-Food*-Fans an mich herangetragen werden. Jedes neue Kochbuch, das die Schwemme veganer Kochbücher vergrößert, ist ein Zeichen für diese Lust. Und jedes ist ein Geschenk an sich und andere und kann die Lust am Zubereiten pflanzlich-vollwertiger Gerichte noch vermehren. Jedes wird seine Kreise ziehen und den Kreis des veganen Bewusstseinsfeldes vergrößern.

Anderen wieder die Kunst des Kochens nahezubringen ist folglich ein wesentlicher Beitrag zum veganen Feld, vor allem seit Mütter ihren Töchtern diese Kunst vielfach nicht mehr vermitteln. Hier hat die vegane Welle auf ihrem Weg zu einer stabilen Bewusstseinsveränderung schon viel geleistet und kann noch mehr. Dass Kochen zur Kultur und Gesellschaft zwingend gehört, hat die Kochshow-Flut dokumentiert, die genau zu der Zeit anhob, als Mütter aufhörten, ihre Kochkünste an die nächste Generation weiterzugeben. Interessanterweise übernahmen Männer sofort diesen von Müttern und Frauen freiwillig aufgegebenen Bereich, was zu einer Fülle männlicher Sterne- und Haubenköche führte und tatsächlich zu einer neuen Kochkunst mit verschiedenen Schwerpunkten. Die vegane Bewegung kann diese

Impulse aufgreifen und sogar noch vertiefen, denn nicht nur geschmacklich, sondern auch ästhetisch ansprechende Küche und Kochkunst sind eine wundervolle Bereicherung unserer Kultur. So ist es wundervoll, wenn sich ein neuer, von Grund auf gesunder Kult um Küche und Kochen entwickelt. Dabei zu helfen und diese Tendenz zu unterstützen ist auch unser Anliegen mit diesem Buch. Mit jedem neuen bewussten Esser, der die vegane Basis verbreitert, wird das Bedürfnis nach guten Büchern, Köchen und Restaurants wachsen.

Die neue Tendenz zu »Weniger ist mehr« und »Zurück zum Wesentlichen« hat früher zur Nouvelle Cuisine mit ihren minimalistischen Kochkunstwerken geführt und jetzt mit der veganen Bewusstseinserweiterung häufig zum Schritt vom Kochen zum Zubereiten und zu Rohkost. Anspruchsvolles Kochen und Zubereiten ist in vieler Hinsicht nicht nur ansprechend und schön, sondern auch nützlich und vor allem gesund. Und es gibt – mit unserem heutigen Wissen – auch einiges zu beachten, um für genug Lebensenergie und -wärme aus der Küche zu sorgen. Damit viel Licht über die Lebensmittel und auch genug Wärme in unseren Organismus kommt, wie im Buch *Geheimnis der Lebensenergie* (siehe Literaturliste) dargestellt.

Meine (RD) Schritte von *Peace Food* zur ganzen Reihe von Koch- und Gesundheitsbüchern sind jeweils vom Wunsch geprägt, ein neues Tor zu dieser wundervollen Lebensform zu öffnen und weitere Besucher in diese gesündere Welt einzuladen (siehe die Literaturliste im Anhang des Buches). Und natürlich ist es möglich, mit solchen Hilfen berückend kochen zu lernen und so beschenkte und beglückte Esser ins vegane Feld zu locken und zum Bleiben zu animieren. Über Ernährung alles Wichtige zu lernen ist für sich und andere hilfreich und »ansteckend«.

Insofern freue ich (RD) mich auch, mithilfe begnadeter Küchenkünstler eine überfällige Ausbildung zum veganen Ernährungsberater zu geben. Auch sich daraus ergebende Kochkurse, bei denen sich *ausgezeichnete* Köche bei ihrer Kunst über die Schulter schauen lassen, sind ein naheliegendes Projekt.

Andere ganz praktisch und schmackhaft zu bekochen ist also wohl die häufigste und vielleicht schönste Form, das vegane Feld auszubauen. Das kann ziemlich weit über den eigenen Familien- und Freundeskreis hinausgehen, ohne dass man gleich hauptberuflicher Küchenchef werden muss. Bei Vortragsreisen esse ich manchmal in gleichsam halbprivaten »Restaurants«, wo von Freunden berufene Köche und Köchinnen sehr gut pflanzlich-vollwertig aufkochen. Die Journalistin Jumana Mattukat, die selbst schon darüber geschrieben hat, wie sie ihre Familie langsam und geduldig veganisiert hat,[203] eröffnete solch einen Kochkreis etwa in Bremen. Ob man sich gegenseitig einlädt oder sich Kochspezialisten berufen fühlen, es sind nicht nur wertvolle Beiträge zur Versorgung, sondern auch zum sozialen Leben. Je mehr derartige Initiativen entstehen, desto besser ist das für die Ausbreitung des veganen Feldes und zugleich des »Feldes ansteckender Gesundheit«.

Auswärts essen

Eine schon etwas offensivere Möglichkeit, sich selbst und anderen das Leben vegan zu verbessern, ist das Engagement für pflanzlich-vollwertige Alternativen in Kantinen und Mensen, sogar Restaurants. Wichtig ist, von Anfang an klarzumachen, dass es dabei nicht um einen Angriff auf die eingefahrenen Essgewohnheiten der eingefleischten »Karnivoren«-Front geht, sondern darum, ein wundervolles und auf so vielen Ebenen verlockendes Angebot zu machen. Das kann jemand annehmen, und wenn er nicht will, muss er es nicht, und sein Leben wird keinen Deut schlechter. Das Leben derjenigen aber, die es annehmen, kann sich dramatisch verbessern und an Qualität und Perspektive gewinnen.

Ein sehr guter Einstieg und Kompromiss ist die Forderung nach einem ebenso üppigen wie reichlichen Salatbuffet. Dagegen wird niemand etwas haben – nicht mal die Hardcore-Fleischtiger mit chronisch entsicherter Aggressionsbremse. Ein großes, anmachendes Salatbuffet mit verschiedenen Dressings und Saucen hat obendrein noch den Vorteil, auch den immer mehr werdenden Rohköstlern entgegenzukommen. Wer einen großen Salat, vielleicht noch mit Sprossen, Avocados und Nüssen, zum Einstieg hatte, ist danach auch schon mit weniger Gemüsevariationen zufrieden. Von solch einer Aktion haben alle etwas, und dadurch wird es später leichter, bei drei Alternativen auch eine vegane anzubieten, die die Mischköstler natürlich und selbstverständlich gern ebenfalls wählen können. So könnten einige schon zu Flexitariern werden, wenn die entsprechende Köchin oder der Koch für das Projekt brennt und wirklich ihr/sein Bestes gibt. Um das wirklich herauszulocken, ist es manchmal hilfreich, vorsichtig und ohne die leiseste Kritik am Bisherigen – das vertragen Köche fast so schlecht wie Mediziner – ein veganes Kochbuch ins Spiel zu bringen.

Mehrfach ließ sich schon erleben, wie engagierte vegane Vollwertköche ihre Kollegen von der Mischkostfront im wahrsten Sinne des Wortes *abkochen* und immer mehr Zuspruch und Gäste für ihr Angebot gewannen.

In Kantinen und Mensen kann auch die Information der Köche und Köchinnen wahre Wunder wirken, wenn sie Feuer fangen und das Füllhorn an Gewürzen und Blüten der Natur für ihre Kochkünste entdecken. Alles Schöne schmeckt einfach besser und das Gute sowieso. Wer mit Liebe und Engagement kocht, gibt dem Essen eine Qualität, die wir erst langsam zu verstehen beginnen. Die Lebensenergie und -wärme, die im Essen steckt, ist mehr als ein Geheimnis, dem praktisch auf die Spur zu kommen jeden Koch anmachen müsste. Im *Geheimnis der Lebensenergie* ist in dieser Hinsicht notwendiges Wissen zusammengetragen, das sowohl westliche Wissenschaften als auch östliche Traditionen bieten.

Schließlich ist natürlich auch schon jedes selbstbewusste Auftreten in Gruppen hilfreich, um das Bewusstseinsfeld für pflanzlich-vollwertige Kost zu erweitern. Wer uns Veganer zum Essen einladen will, wird sich in der Regel ein veganes Restaurant aussuchen oder zumindest eines mit veganen Angeboten. Intelligente Restaurantbesitzer wissen, wie sehr Veganer so indirekt oder ganz direkt bei der Restaurantwahl (mit)bestimmen. Denn wenn wir in Restaurants eingeladen werden, die keine vegane Alternative anbieten, essen wir eben nicht(s), sagen das auch und nennen die Gründe. Meist wechseln wir dann sogar alle das Lokal, was für den Restaurantbesitzer unvorteilhaft und für den Einladenden peinlich ist, er wird diesen Platz in Zukunft in aller Regel meiden. Und wir finden inzwischen praktisch immer ein Restaurant, wo man den Trend der Zeit erkannt hat und darauf antworten kann. Je freundlicher und konsequenter man diesen Anspruch »Lieber nichts als etwas Schädliches« vertritt, desto mehr Wirkung erzielt es. Wer jemanden zum Essen einlädt mit dem Effekt, dass der Eingeladene dort gar nichts Essbares findet, hat ziemlich schlechte Karten, wird sich entschuldigen müssen und Ähnliches in Zukunft vermeiden wollen. Restaurantbesitzer, die nicht entsprechend flexibel vegane Alternativen anbieten, riskieren solche Szenarien in Zukunft immer häufiger. Unter dem Strich betrachtet haben von daher schon heute Veganer viel größeren Einfluss auf die Restaurantwahl als Mischköstler. Denn diese können natürlich in einem veganen Restaurant immer mitessen und werden auf der Fleischersatzebene in aller Regel auch positive Überraschungen erleben.

Etwas anders ist es in Flugzeugen, wo noch häufig jede(r) ein Stück Milchschokolade in die Hand gedrückt bekommt. Wenn man das freundlich ablehnt mit den Worten »Ich lebe vegan«, bekommt man meist eine lächelnde Entschuldigung, die allemal gesünder ist als Milchschokolade. Der freundliche Hinweis auf den Wunsch nach einem veganen Snack – »Das müssten Sie vorher extra bestellen« – lässt sich bei günstiger Gelegenheit auch nutzen zu einer Antwort wie »Ich habe kurzfristig gebucht, aber finden Sie es eigentlich normal, Gesundes extra bestellen zu müssen, während Gefährliches, Schädliches und Giftiges selbstverständlich serviert wird?« Das ergibt in der Regel ein freundliches Erstaunen, was man mit der Bitte verbinden kann, das doch mal »nach oben« weiterzuleiten. Je weniger belehrend und oberlehrerhaft das vorgebracht wird, desto besser und wirksamer. Schließlich könnte man als Eltern – aus Sorge um die Gesundheit der Kinder – ganz offen gegen den Schulmilch-Wahnsinn protestieren und verlangen, das eigene Kind diesbezüglich zu verschonen. Bei solchen Gelegenheiten ist es immer hilfreich, an das Verantwortungsgefühl der Schulleitung zu appellieren und sie gegebenenfalls auch mit Informationen zu versorgen. Die in diesem Buch entsprechend aufbereiteten Studienergebnisse könnten dabei hilfreich sein. Beamte reagieren in der Regel wie Politiker, und das heißt fast gar nicht oder nur unter erheblichem Druck. George Bernard Shaw hat das treffend im Hinblick auf Ernährung formuliert, als er sinngemäß sagte, ganz fettfrei solle man sich nicht ernähren, denn das Gehirn bestehe überwiegend daraus. Ohne Gehirn sähe man zwar vielleicht gut aus, käme aber nur noch für öffentliche Ämter infrage.

In solchen schweren Fällen ist also erheblicher Nachdruck nötig. Allerdings gibt es gerade über die Verantwortungsschiene Tricks, doch etwas in Gang zu bringen. Sobald man nämlich Verantwortung und Angst vor Konsequenzen ansprechen kann, ist einiges möglich. Zum Beispiel der Satz: »Ich halte das für völlig unverantwortlich und teile Ihnen das jetzt mit. Wenn Sie das nicht ändern, müssen Sie das verantworten.« Wer das noch verschärfen will, kann hinzufügen: »Dafür werde ich sorgen.« Solche sorgfältig platzierten Sätze können schon etwas Bewegung in manches ansonsten beratungsresistente Gehirn bringen. Solange allerdings eine Mehrheit auch völlig unverantwortliche Dinge als normal mitträgt, ist selbst Widerstand gegen offenbaren Wahnsinn manchmal schwierig.

Solch ein eklatanter Wahnsinn waren etwa die Röntgenreihen-Untersuchungen in Schulen während der sechziger Jahre des letzten Jahrhunderts. Wenn man da nicht zur Bestrahlung – damals »Durchleuchtung« genannt – antrat, wurde man erheblich diskriminiert und sogar schikaniert. Erst Jahre später, dann schon selbst Arzt, verstand ich (RD) meinen Großvater, der den

Wahnsinn bereits viel früher durchschaut und unterbunden hatte. Schwedische Studien haben erst Jahre später ergeben, wie viel Krebs mit diesen Bestrahlungsorgien verbreitet worden war. Dann war natürlich Schluss, aber Jahrzehnte vorher brauchte es viel Mut, sich dagegen zu wehren.

Es gibt tatsächlich Notwehrsituationen gerade im Hinblick auf Kinder. Derselbe Großvater war auch von Anfang an gegen Impfungen, und so ist meine heute 87-jährige Mutter wahrscheinlich der einzige nie geimpfte so alte Mensch in Deutschland. Notsituationen brauchen besonderen Mut und ein Verantwortungsbewusstsein, das sich manchmal über (lebens)gefährliche Gesetze hinwegsetzt.

Auch im Bereich der Ernährung gibt es im Augenblick noch Notfallsituationen bezüglich Schulspeisung und -propaganda. In privaten Kindergärten und Schulen ist der Einfluss entsprechend zahlender Eltern naturgemäß größer. In öffentlichen Einrichtungen ist dagegen die Hilflosigkeit oft groß, wie viele Reaktionen veganer Eltern im Hinblick auf festbetonierte, aber wissenschaftlich völlig überholte Positionen zeigen. Max Planck sagte treffend: »Eine neue wissenschaftliche Wahrheit pflegt sich nicht in der Weise durchzusetzen, dass ihre Gegner überzeugt werden und sich als belehrt erklären, sondern vielmehr dadurch, dass ihre Gegner allmählich aussterben und dass die heranwachsende Generation von vornherein mit der Wahrheit vertraut gemacht wird.«[204]

Nur, so lange haben Eltern nicht Zeit. Und oft werden diejenigen, die für ihre Kinder kämpfen, etwas für ihre Enkel erreichen. Starre und durch Lobbyismus solide abgesicherte Systeme wie im deutschsprachigen Raum erschweren Fortschritte, können sie aber selbst hier nicht unmöglich machen.

Wirtschaftliche Tätigkeiten

Natürlich gibt es noch weiter reichende konstruktive Schritte. Menschen mit Unternehmergeist können etwas unternehmen, Märkte erobern und das Bewusstsein für die vegane Lebensweise fördern. Bioläden haben Jahrzehnte um ihr Überleben gekämpft, und für dieses Engagement sei den Betreibern noch rückwirkend gedankt. Erst jetzt, im Zuge des rasch wachsenden veganen Bewusstseins, sind sie, wie nebenbei, selbstverständlich und deutlich rentabler geworden – und damit die Ware auch endlich frischer. Auch heute sind sie noch die wichtigste Anlaufstelle für gute Beratung beim Lebensmitteleinkauf. Die Reformhäuser, die durchgehalten haben, bekommen jetzt ihre neue Chance in dem Maße, wie sie sich den Anforderungen eines so rasch wachsenden Bewusstseins anpassen. Genau so wie bei den Konsumenten beziehungsweise Veganern gilt es nun auch bei den kleinen Läden, vermehrt zu kooperieren, um Ressourcen zu sparen und sich im neuen Umfeld weiter behaupten zu können.

In dem Maße, wie vegane Supermärkte finanziellen Erfolg versprechen, werden Unternehmer auf diese Karte setzen, selbst vegane Fastfood-Tempel und ganze Ketten werden möglich, sobald sich das richtig lohnt. Engagierte Veganer, die das umsetzen wollen, gibt es bereits, wie entsprechende Nachfragen zeigen. Im Augenblick fehlt aber meist noch das Geld, um solche Initiativen anzuschieben und die erste Zeit durchzuhalten. Und selbst hier bietet die moderne Zeit neue Antworten, wie Begriffe wie »Crowdfunding« offenbaren, und da kann schon wieder jede(r) – nach seinem *Vermögen* – mitmachen, unterstützen und oft auch ganz konkret helfend mitarbeiten.

Bei vielen Initiativen sah man in der Vergangenheit leider, dass mehr Emotionen als Fachwissen dahinterstanden. Auch wenn ein positives Ziel ein guter Ansporn sein kann, so ist dies allein zu wenig, um sich in diesem nun sehr schnell wachsenden Markt zu behaupten. Ich (RP) habe in den vergangenen zwanzig Jahren unzählige gute Initiativen von »Einzelkämpfern« gesehen. Sie hatten vielversprechende Ideen und waren auch bereit, all ihre finanziellen und zeitlichen Ressourcen in ein Projekt zu stecken. Doch leider scheiterten alle, die bei null begannen, ohne sich mit Erfahrenen auf dem Gebiet zusammenzutun oder zumindest zu beraten. Dies ist nicht nur ein persönlicher Verlust für die Personen, sondern schadete auch der öffentlichen Wahrnehmung der ganzen veganen Bewegung. Denn was soll man davon halten, wenn viele vegane Restaurants und Projekte wie Läden und Vereine eröffnen und mangels Erfolg wieder schließen? Selten wird dann der eigentliche Grund des Scheiterns thematisiert. Ähnlich läuft es, wenn Veganer krank werden. Dies wird meist sofort auf die vegane Lebensweise geschoben. Die Wahrheit, dass man zwar seltener, aber natürlich trotz veganer Ernährung krank werden kann, weil es zum Beispiel auch noch eine Psyche gibt, wird dann selten betont.

Insofern ist es besonders wichtig, sich zusammenzuschließen, um gemeinsam etwas Großartiges und Dauerhaftes aufzubauen, statt etwas dem eigenen Ego zuliebe ohne fremde Hilfe aus dem Boden zu stampfen, um nach kurzer Zeit einsehen zu müssen, wie sehr man sich übernommen hat. Dank Internet ist es heute einfach, Kontakt mit guten, etablierten Fachorganisationen aufzunehmen und sich mit Gleichgesinnten bezüglich derselben Ideen zu vernetzen. So lässt sich von den langjährigen Erfahrungen anderer profitieren, ohne schon gemachte Fehler zu wiederholen. Wie heißt es doch: Es gibt genügend Fehlermöglichkeiten, es ist nicht nötig, immer dieselben zu wiederholen.

Nebst den kleinen Neugründern gibt es verantwortungsbewusste (Einfluss)reiche, die die Zeichen der Zeit erkennen, verstehen und umsetzen und ganze Firmen von oben herab veganisieren und auf die *Peace-Food*-Schiene bringen wollen, wie wiederum entsprechende Anfragen zeigen. Beides ist möglich und kommt idealerweise zusammen. Im Wesentlichen ist das vegane Feld bisher von einer Grassroots-Bewegung von unten getragen und wird allmählich durch seine Größe und den Zauber seines raschen Wachstums interessant für Unternehmer und Finanziers. Ein ideales Beispiel ist Alnatura, jene Firma, die wie gesagt 2014 erstmals den Spitzenplatz als beliebteste Lebensmittelmarke der deutschen Coca-Cola abgenommen hat. Die sind weit zurückgefallen auf das Niveau von Demeter, die anthroposophische Firma, die 2014 überhaupt erstmals in dieser Liste erschien. Beide Phänomene zeigen den Trend und die Richtung. Um Coca-Cola brauchen wir uns aber nicht zu sorgen, die kaufen bereits seit geraumer Zeit Wasserabfüller wie Walser-Wasser auf. Alnatura vertritt schon lange eine Philosophie, die sich nun auszahlt, und das halte ich (RD) für ein wundervolles Zeichen, und ich freue mich richtig, ihre großen Hallen von der Autobahn aus zu sehen. Sie zeigen auch auf, was gute Zusammenarbeit zustande bringt, indem sie durch eine starke Partnerschaft mit der Migros nun auch in der Schweiz laufend Alnatura-Filialen eröffnen. Und auch der Hauptkonkurrent zur Migros, die Coop, hat die Zeichen der Zeit erkannt: Nachdem sie sich zum weltweiten Marktführer in Sachen bio vorgearbeitet haben (kein anderer Einzelhändler verkauft mehr Bioprodukte pro Kopf als Coop), etablieren sie sich nun immer mehr als die Supermarktkette mit dem besten veganen Angebot. 2014 sponserten sie sogar das rein vegane Straßenfest Veganmania (www.veganmania.ch) und beziehen so klar Stellung für die vegane Ernährung.

Insofern haben auch die veganen Verbraucher hier eine gute Chance, die richtigen Akzente zu setzen und zu unterstützen, was sie Wirklichkeit werden lassen wollen. Wir bestimmen mit unserem Einkaufszettel, was es in Zukunft geben wird, und wir brauchen uns längst nicht mehr alles bieten zu lassen und mussten das eigentlich auch nie.

Alternativen

Eines der größten Vorurteile gegenüber der veganen Lebensweise ist die überzeichnete Vorstellung, dass man vor einem leeren Teller säße und einem leeren Kleiderschrank stünde und aus ethischen Gründen zu verhungern oder zu erfrieren drohte. Diese Vorurteile sitzen so tief, dass selbst unzählige gesunde, gut gekleidete Veganer sie nicht so einfach aus der Welt schaffen können. Der Grund ist offensichtlich. Man beschäftigt sich vor allem mit den Dingen bei der veganen Lebensweise, die man aufgibt, statt mit dem Zugewinn, den sie mit sich bringt. Dabei gibt es viel zu entdecken, sobald der Pfad der stark umworbenen tierischen Nahrungs- und Bekleidungsmittel verlassen ist.

Auch wenn sich heute schon fast alles pflanzlich imitieren lässt und dadurch der Umstieg erleichtert wird, da man alte Kochgewohnheiten praktisch beibehalten kann, noch ein Wort vorab: Um Fleischesser zu überzeugen, hat es sich bewährt, ganz neue Gerichte auszuprobieren. Zum Beispiel bietet die asiatische Küche viele vegane Gerichte, bei denen auch ein Europäer gar nicht auf die Idee kommt, dazu Fleisch zu verwenden. Auch gewisse Gewürze werden von vielen mit Fleisch assoziiert. Deshalb: Seien Sie kreativ, experimentieren Sie auch mal mit neuen Gewürzen (Kreuzkümmel, Gelbwurz [Kurkuma] und so weiter). Diese geben dem ganzen Gericht eine interessante neue Note und sind obendrein noch sehr gesund.

Außerdem können Sie die Umstellung auf die vegane Küche auch dazu nutzen, den Rohkostanteil in der eigenen Ernährung zu vergrößern. Zum Beispiel indem Sie morgens statt Kaffee und Marmeladebrot nur noch frische, reife Früchte essen und den Salat vor dem Essen etwas großzügiger bemessen. Nach unseren Erfahrungen hat es sich für die Verdauung sehr bewährt, den Rohkostanteil vorher zu essen und nicht etwa hinterher noch einen Obstsalat.

Auch hier können Sie natürlich (gesundes) Neuland betreten, indem Sie sich mit der veganen Rohkostküche[205] vertraut machen, um so Ihr Nahrungsrepertoire zu erweitern. Wildkräuter sind ebenfalls eine gesunde Ergänzung für den eigenen Speiseplan – für die allerdings keine Industrie Werbung schaltet.[206]

Fleischalternativen

Fleisch muss man nicht ersetzen. Dazu hat es viel zu viele Nachteile. Für die Umstellung der Ernährung kann es aber hilfreich sein, nicht gleich alle liebgewonnenen Gewohnheiten aufgeben zu müssen. Außerdem ist ein Schnitzel, eine Wurst oder Aufschnitt ein schnell satt machendes Fastfood.

Die Nahrungsmittelindustrie hat den Trend schon seit Jahren erkannt und entwickelt immer neue Alternativen zu den verschiedenen Produkten, die normalerweise aus Tierkörpern hergestellt werden. Das erleichtert manchen nicht nur den Umstieg auf eine pflanzliche Ernährung mit viel Gemüse und Früchten, sondern ist auch hilfreich, wenn man als Veganer Gäste einlädt, die noch nicht auf die Konsistenz und den Geschmack des Fleisches verzichten wollen. Folgende Fleischalternativen sind heute verbreitet:

- **Tofu (aus Sojabohnen)** gibt es in vielen Varianten: Der weiche Seidentofu eignet sich zum Beispiel für Desserts, der Räuchertofu muss nicht mehr gewürzt werden. Naturtofu ist so neutral, dass er am besten gut mariniert verwendet wird. Würste aus Tofu enthalten meist Ei-Eiweiß, da die Konsistenz des reinen Tofus zu weich ist. Möchte man die Konsistenz etwas fasriger haben, kann man den Tofu kurz tiefkühlen und wieder auftauen. Außer in Asialäden stammt praktisch jeder Tofu aus den Naturkostläden aus europäischen Biosojabohnen.
- **Seitan (Weizeneiweiß/Dinkeleiweiß):** Die fasrige Konsistenz kommt dem Fleisch am nächsten. Deshalb lassen sich daraus alle Fleischalternativen sehr gut herstellen. Viele Anbieter haben das Produkt schon so stark weiterentwickelt, dass man Seitanwürste kaum noch von den Fleischwürsten unterscheiden kann. Da Seitan hauptsächlich aus Gluten besteht, ist er bei Glutenunverträglichkeit (Zöliakie) nicht geeignet und im Hinblick auf die Auswirkungen auf unser Gehirn zu Recht umstritten.
- **Quorn (Pilz):** Da der verwendete Pilz, ähnlich dem Hefepilz, selbst nicht die Konsistenz von Fleisch erreicht, werden alle Quornprodukte mit viel Ei-Eiweiß gebunden und sind deshalb für die vegane Ernährung ungeeignet.
- **Lopino (Lupinen):** Die Lupinenbohnen können wie die Sojabohnen zu einer Art Tofu verarbeitet werden. Dies ergibt einen etwas nussigen Geschmack. Lupine ist eine einheimische Pflanze, die man oft auch als Blumenschmuck in Gärten sieht. Für die Herstel-

lung von Fleischalternativen eignet sich eine spezielle Sorte, die kaum noch Bitterstoffe in ihren Samen enthält.

- Falafel (Kichererbsen): Auch unter Fleischessern ist diese Alternative sehr beliebt. Die gesunden Kichererbsen eignen sich aber auch für diverse andere Gerichte, wie zum Beispiel Bratlinge.

Natürlich gibt es auch viele Kombinationen der obigen Fleischalternativen. Da sie in ihrer Reinform wenig Geschmack aufweisen (wie auch ungewürztes Fleisch), gibt es diese Fleischalternativen in unzähligen Varianten.

In der Regel bieten Naturkostläden und Reformhäuser eine größere Auswahl an rein pflanzlichen Fleischalternativen. Dort können Sie sich für den Einstieg beraten lassen. Es gibt auch immer mehr rein vegane Onlineshops, die eine sehr große Auswahl an Fleischalternativen anbieten. Dort ist dann nicht mehr die Frage, was man noch essen kann, sondern eher: Wofür entscheide ich mich bei der riesigen Auswahl?

Margarine oder Butter?

Seit Jahrzehnten ist diese Frage ein Garant für hitzige Diskussionen: Auf der einen Seite steht üblicherweise die Nahrungsmittelindustrie, die Margarine als billige Alternative zur Butter herstellt, auf der anderen Seite die Produzenten der wesentlich teureren Butter. Das eine Produkt gilt als billig, das andere als gesund.

Beides stimmt jedoch nicht mehr: Die heutigen Margarinen sind nicht mehr nur billiger Ersatz und werden immer öfter aus hochwertigen Rohstoffen hergestellt (leider sehr häufig aber auch aus tierischen), und die Butter hat als reines tierisches Fett ihren guten Ruf schon lange verloren.

Auch wenn es heute bereits relativ hochwertige vegane Margarinen wie Bio-Alsan oder Vebugan gibt, die geschmacklich Butter gut ersetzen, müssen sich Veganer gar nicht zwischen den beiden Fetten entscheiden: Wie so häufig, wenn man vor die Wahl von zwei Dingen gestellt wird, liegt die beste Wahl in etwas Drittem.

In diesem Fall eignet sich zum Beispiel Nussmus sehr gut als gesunde Alternative, sowohl als Brotaufstrich wie auch zum Backen. Die Geschmäcker sind natürlich verschieden, und Nussmuse gibt es aus vielen unterschiedlichen Nusssorten. Gut bewährt hat sich aber zum Beispiel das universell einsetzbare helle Mus aus geschälten Mandeln.

Neben seinem gesundheitlichen Wert (es enthält nebst Mandelöl auch viele Mineralstoffe, Faserstoffe und Eiweiß) hat es auch ganz praktische Vorteile: Obwohl es ein reines Naturprodukt ist (fein gemahlene Mandeln ohne jegliche Zusätze), ist es ungekühlt fast unbegrenzt haltbar. Wenn man es länger stehen lässt, schwimmt etwas Mandelöl obenauf, das man einfach wieder untermischt, damit nicht zum Schluss ein relativ fester Bodensatz übrig bleibt. Diese kleine Mandelölschicht verhindert das Schlechtwerden.

Durch diese Eigenschaft kann man problemlos Mandelmus auch in größeren Einheiten einkaufen, ohne – wie bei Butter oder Margarine – gezwungen zu sein, es nach dem Öffnen schnell aufzubrauchen, bevor es oxidiert.

Mandelmus ersetzt nicht nur Butter (und Margarine), sondern auch Rahm. Etwas Mandelmus, mit wenig Wasser verdünnt, eignet sich etwa sehr für eine cremige »Rahmsauce«. Aus gesundheitlicher Sicht ist rohes Biomandelmus natürlich optimal, sofern es auch roh verwendet und zum Beispiel erst ganz zum Schluss ins Gericht gerührt oder auf Brot gestrichen wird. Durch seine vielfältigen Einsatzgebiete gehört Mandelmus zur Grundausstattung der Küche und ist schon seit vielen Jahren ein Insidertipp unter Veganern.

Doch auch wer den Geschmack der Butter (vorerst noch) vermisst, braucht vor einer hochwertigen rein pflanzlichen Margarine keine Angst zu haben. Früher hatten die minderwertigen Margarinen einen hohen Anteil an Transfettsäuren. Da man weiß, dass diese sehr ungesund sind, erhielten alle Margarinen das Etikett »ungesund«. Dies ist heute jedoch überholt. Im Jahr 2015 wurde mit den aktuellen im Handel erhältlichen Margarine- und Buttersorten eine Analyse vorgenommen.[207] Dabei stellte sich heraus, dass alle Buttermarken wesentlich mehr Transfettsäuren enthielten als sämtliche Margarinesorten. Der Wert der Margarinen variierte von 0,28 bis 0,81 Gramm pro 100 Gramm. Bei den analysierten Buttersorten lag er jedoch zwischen 2,45 und 3,1 Gramm pro 100 Gramm. Die heutigen Margarinen haben somit qualitativ die Butter deutlich hinter sich gelassen.

Milchalternativen

Die Milchlobby ist im deutschen Sprachraum so stark, dass sie für sich das Monopol auf das Wort »Milch« erringen konnte. Deshalb ist mit Milch im Handel immer Kuhmilch gemeint. Milch von anderen Säugetieren ist entsprechend gekennzeichnet (zum Beispiel Ziegenmilch). Milch, die nicht aus einer Milchdrüse eines Säugetiers gewonnen wird, darf jedoch nicht als »Milch« verkauft werden. (Lediglich Kokosmilch darf weiter so genannt werden, da sie schon seit Jahrhunderten diesen Namen trägt.) Dennoch gibt es auch dafür viele Alternativen, meist als »Drink« oder ähnlich beschriftet.

Am weitesten verbreitet ist der Soja-Drink. Der noch besser bekömmliche Reis-Drink ist aber heute auch schon vielfach erhältlich. Er ist etwas süßer und wässriger als der Soja-Drink. Beide gibt es in verschiedensten Geschmacksrichtungen. Nebst »Natur« fast immer auch in »Schoko« oder »Vanille«, um nur die bekanntesten zu nennen.

Neben diesen beiden erhält man vor allem in Naturkostläden und Reformhäusern auch Drinks aus Hafer, Hirse, Quinoa, Dinkel, Mandeln und Kokosmilch. Nicht nur diese verschiedenen Sorten schmecken sehr unterschiedlich. Auch innerhalb der einzelnen Sorten gibt es große Geschmacksunterschiede. Bei einem (billigen) Soja-Drink, der aus Sojamehl hergestellt wurde, mag man glauben, Soja-Drinks schmeckten schlecht. Dabei würde ein Soja-Drink direkt aus frischen Bohnen durchaus munden. Hier wäre es gut, kreativ zu werden und zu experimentieren. Die Palette, vor allem in Bioläden, ist so groß, da ist sicher für jeden Geschmack etwas dabei.

Wer oft und viel Milchalternativen trinkt, kann diese auch selbst herstellen. Für Soja-Drinks gibt es bereits mehrere Geräte, die diese vollautomatisch herstellen (eingeweichte Sojabohnen einfüllen, aufkochen, pürieren und Milch auspressen). Zum Beispiel »soywonder«, »Vegimat«, »Soyabella« oder »Vegan Star Vital«. Damit lassen sich natürlich auch Getränke aus anderen Bohnen und Samen herstellen.

Und wer bereits Mandelmus im Hause hat, kann auch dieses mit Wasser zur Mandelmilch anrühren: dabei zuerst nur sehr wenig Wasser dazugeben, erst wenn es dünnflüssiger ist, je nach Geschmack mehr oder weniger Wasser hinzuzufügen und eventuell mit etwas Vanille oder Süßungsmittel verfeinern.

Bindemittel

Das wohl bekannteste tierische Bindemittel ist Gelatine. Diese wird hauptsächlich aus Schweineschwarte, Knochen und Schlachtabfällen hergestellt. »Pflanzliche Gelatine« gibt es nicht, aber es gibt diverse bessere Alternativen zu diesem konzentrierten, nicht nur ungesunden, sondern auch minderwertigen tierischen Eiweiß: Am häufigsten wird Gelatine durch Agar-Agar ersetzt. Dieses Naturprodukt aus Rotalgen kann die Gelatine praktisch überall ersetzen. Bei der Umstellung sollte allerdings auf die richtige Dosierung geachtet werden. Da es sich um ein Naturprodukt handelt, ist es sinnvoll, Agar-Agar immer vom selben Hersteller zu beziehen, da es in der Bindefähigkeit der einzelnen Agar-Agar-Angebote Unterschiede geben kann.

Geht es nur um das Binden von Suppen und Saucen, gibt es viele weitere bewährte pflanzliche Alternativen. Um nur die wichtigsten zu nennen: Maisstärke, Guarkern-, Pfeilwurz- oder Johannisbrotkernmehl.

Wie gesagt eignet sich aber auch ein Löffel Mandelmus sehr gut, um etwas cremig zu bekommen. Keine Angst, das Gericht schmeckt anschließend nicht nach Mandeln – außer man übertreibt mit der Menge.

Eier ersetzen

»Dann kann ich ja keine Torte und keinen Kuchen mehr essen!« – diese Angst scheinen noch viele bei veganer Ernährung zu haben. Natürlich braucht eine gesunde vegane Ernährung weder Torten noch Kuchen, aber das heißt nicht, diese seien nicht zu veganisieren. Selbst auf das Spiegel- und Rührei muss man heute als Veganer nicht verzichten.

Um solche Eigerichte zu machen, ist allerdings eine gute kommerzielle Ei-Alternative notwendig. Seit Kurzem gibt es dazu das MyEy. Dieses Produkt gibt es als Vollei, Eiweiß und Eigelbvariante. Es wurde von einem veganen österreichischen Konditor überwiegend mit Biozutaten entwickelt. Damit lässt sich alles machen: Eischnee, Spiegelei, Backen und so weiter.

Wer nicht gleich zu einem Spezialprodukt greifen will, kann aber – je nach Anwendung – Eier auch anders ersetzen:

- Zum Binden eignen sich zum Beispiel Kichererbsen-, Pfeilwurzel-, Johannisbrotkernmehl, Kartoffel- oder Maisstärke wie auch Nussmus.
- Zur Lockerung eines Teigs kann kaltes kohlensäurehaltiges Mineralwasser, Leinsamen, Chiasamen, Apfel- oder Bananenmus verwendet werden.
- Die Eigelbfarbe erhält man mit etwas Gelbwurz (Turmerik beziehungsweise Kurkuma).
- Den schwefligen Eiergeschmack kann man mit Kala Namak beziehungsweise Schwefelsalz erreichen.

Kleideralternativen

Man hört oft, man müsse sich zwischen natürlicher Schafwolle und Kunstfasern entscheiden. Es ist aber auch hier unnötig, sich zwischen Tierquälerei und Umweltbelastung zu entscheiden, sondern wieder gibt es einen dritten Weg!

Vor rund hundert Jahren wäre dieses Kapitel kaum notwendig gewesen: Die Kleidung bestand zum Beispiel aus Hanffasern oder Leinen. Beide Pflanzen wachsen bei uns hervorragend und sind vielseitig einsetzbar. Hanf wächst extrem schnell und benötigt praktisch keine chemische Hilfe, da die Pflanze anspruchslos und nicht krankheitsanfällig ist. Seit der Einführung der ersten Kunstfasern durch einen Chemiekonzern begann der Niedergang der Hanffaser. Viel deutet darauf hin, dass der günstig zu produzierende Hanf dem Profit durch die Kunstfaser im Wege stand und die weltweite Ächtung der Hanfpflanze, weil man aus ihr auch eine Droge herstellen kann, zum selben Zeitpunkt wie die Einführung der Kunstfasern kein Zufall war.

Heute gibt es aber neben diesen alten natürlichen Rohstoffen für Kleider eine Vielzahl weiterer Alternativen. Seit vielen Jahren trage ich (RD) Unterhemden aus Bambus.

Hier eine kleine Zusammenstellung von Fasern, die heute bereits als Alternativen zur Schafwolle eingesetzt werden können:

- **Bambus:** Auf den ersten Blick zwar kaum vorstellbar, doch auch aus Bambusfasern lässt sich ein sehr angenehm zu tragendes feines Tuch herstellen. Es kann dabei sogar Seide ersetzen.
- **Baumwolle:** Dies ist wohl die bekannteste Faser zur Kleiderherstellung. Aus ökologischen Gründen sollte man hier jedoch besonders auf den biologischen Anbau achten. Leider wird sie in der Mode immer häufiger durch billigere Kunstfaser verdrängt.
- **Hanffasern:** Früher waren Hanfkleider sehr weit verbreitet. Heute gibt es bereits wieder qualitativ hochwertige Hanfkleider (legal) zu kaufen.
- **Jute:** Die Jutesäcke sind legendär. Ihre raue Beschaffenheit ist jedoch kaum geeignet für feine Kleidungsstücke.
- **Kokosfasern:** Ja, sogar daraus lässt sich einiges herstellen, zum Beispiel Seile, Matratzenfüllungen, Bürsten oder Autositze.
- **Leinen/Flachs:** Daraus kann man nicht nur extrem starke Seile herstellen, sondern auch angenehm zu tragende Kleidungsstücke, die etwa als Sakkos – leicht angeknittert – sogar als »cool« gelten.

Natürlich hätte niemand etwas davon, wenn Sie nun alle Ihre alten Gürtel und Schuhe entsorgten. Bei einem Neukauf ist es jedoch wichtig zu wissen, dass all dies auch aus nichttierischen Materialien erhältlich ist. Spezielle vegane Läden beraten gern. Dort findet man auch Gürtel aus Kunstleder oder Stoff und wasserdichte Schuhe ohne Leder. Entweder aus Kunstleder oder Segeltuch, das eingewachst wurde.

Gerade bei Leder ist es sehr wichtig, auf Alternativen auszuweichen. Selbst Kunststoffprodukte sind in jeder Hinsicht dem Leder überlegen: Sie sind ökologisch weniger belastend als das mit giftigen Schwermetallen behandelte Leder, sozial verträglicher als Leder, das hauptsächlich aus asiatischen Ländern in Kinderarbeit ohne Schutz vor giftigen Chemikalien hergestellt wird, und sie sind natürlich tierschützerisch wesentlich besser.

Einkaufshilfen

Der schwierigste Teil der veganen Lebensweise ist die Umstellung. Sobald man aber weiß, wo man welche veganen Produkte bekommt, und die Küche bereits rein vegan ausgestattet ist, stellt veganes Leben kaum noch eine Herausforderung dar. Für diese Umstellungsphase gibt es heute glücklicherweise viele Hilfen:

- **V-Treffs:** Bei Treffen unter Gleichgesinnten können Sie vom Fachwissen langjähriger Veganer profitieren. Natürlich geben bei speziellen Fragen auch die entsprechenden Organisationen Auskunft. Links zu Adressen und Terminen finden Sie auf der Homepage zum Buch: www.veganize.org.
- **Einkaufstour:** Manche Organisationen bieten Einkaufstouren an. Man geht dabei mit einem erfahrenen Veganer in die Läden und lässt sich zeigen, welche Produkte vegan und empfehlenswert sind. Erkundigen Sie sich bei einer Fachorganisation nach einem solchen Angebot.

- **Vegane Läden:** In allen deutschsprachigen Ländern gibt es bereits rein vegane Läden. Diese bieten nicht nur ein großes Angebot an veganen Produkten, sondern können Neuveganer auch beraten. Neben solchen Läden können Sie natürlich auch Reformhäuser und Naturkostläden aufsuchen. Diese sind zwar nicht voll vegan ausgerichtet, haben in der Regel aber auch ein großes Angebot an veganen Produkten und gute Beratung. Wer gar nichts Passendes findet, kann heute ganz einfach über einen der vielen rein veganen Versandhändler spezielle Produkte bestellen. Und nicht zu vergessen, auch ganz gewöhnliche Läden führen ein zunehmend größer werdendes Sortiment veganer Produkte. Eine aktuelle Liste von veganen Läden und Onlineshops finden Sie auf der Homepage zum Buch: www.veganize.org.
- **Vegane Deklaration:** Nicht immer ist es einfach herauszufinden, ob ein Produkt tatsächlich vegan ist. Aus gesundheitlichen Gründen mag es kaum eine Rolle spielen, ob ein Produkt noch kleine Anteile von Schlachtprodukten enthält. Aus ethischen Gesichtspunkten möchte man aber Schlachtprodukte und somit die dahinterstehende Fleischindustrie und den Schlachthof nicht unterstützen. Mit der konsequenten Wahl rein veganer Produkte fördert man auch die künftige Entwicklung solcher Lebensmittel. Für die transparente Kennzeichnung von veganen Produkten haben sich zwei Labels durchgesetzt. Das V-Label hat sich in den vergangenen zwanzig Jahren mit der Unterstützung der Europäischen Vegetarier Union und praktisch allen größeren europäischen Vegetarier- und Veganerorganisationen etabliert.[208] Die Veganblume ist vor allem in England und auf Kosmetikprodukten verbreitet. Sie wird ausschließlich von der englischen Vegan Society vergeben. Das V-Label wird ebenso für vegetarische Produkte verwendet (ohne das Wort »vegan« unter dem Label). Dadurch sind auch viele vegetarische Produkte sofort erkennbar, ohne die Zutatenliste lesen zu müssen. Nur wenn ein Pro-

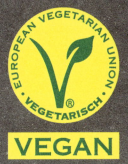

dukt mit keinem der beiden Labels gekennzeichnet ist, muss man die Zutatenliste studieren, da noch nicht jedes vegane Produkt auch als solches gekennzeichnet wurde. Wenn Sie ein gutes veganes Produkt ohne Kennzeichnung finden, können Sie den Hersteller darauf aufmerksam machen, dass Sie als Konsument froh um eine zuverlässige Kennzeichnung wären. Natürlich gibt es noch viele firmeneigene Logos für vegane Produkte. Diese unterliegen jedoch keiner Kontrolle und sind deshalb als weniger zuverlässig einzustufen.

NACHWORT

VEGANER LEBENSSTIL UND NEUES LEBENSGEFÜHL

Ich freue mich, dieses Buch mit Renato Pichler geschrieben zu haben, der sich in der veganen Szene besser auskennt als jeder, den ich kenne. Und ich danke ihm für die Akribie bei der Auswahl der Studien und deren Umsetzung in verständliche Grafik, für die akkuraten Recherchen und verlässlichen Informationen und seine unermüdliche Arbeit zur Aufklärung – auch in diesem Buch.
Und jetzt zum Schluss möchte ich noch träumen von veganen Möglichkeiten, einer bewussteren Welt und von kostbaren Visionen zu ihrer Erhaltung für uns, unsere Kinder und Kindeskinder und von einem nachhaltigen Lebensstil, der uns Zukunft schenkt. Lebensgefühl ist natürlich eine innere Angelegenheit, Einstellungssache. Aber Lebensstil ist auch vom Gefühl geprägt, wenn er sich auch außen zeigt. Wer auf großem Fuß in einem großen repräsentativen Haus mit dickem Auto vor der Tür lebt, will zeigen, dass er es im Leben zu etwas gebracht hat. Aber wozu? Etwa

dass er es geschafft hat, sich ein Stück Erde untertan zu machen und möglichst viele Menschen unter sein Kommando zu bringen, die ihm folgen (müssen).

Wer dagegen bewusst bescheiden lebt, will etwas Ähnliches, nur auf andere Weise und letztlich weiser. Auch er zeigt, dass er es weit gebracht hat im Leben und sich dessen Gesetzen freiwillig unterordnet, nicht mehr nimmt, als ihm zusteht, und wach und bewusst für die eigenen und die Lebensinteressen seiner Mitgeschöpfe ist.

Ein Bischof, der in seinem Kirchenpalast protzt und prunkt und eine sündteure Designerbadewanne braucht, zeigt, für wie wertvoll er sich hält, wie reich und bequem er äußerlich leben will, aber auch, dass ihm innerer Reichtum und Erfüllung fehlen und er diesen Mangel im Außen zu kompensieren sucht. Wenn Papst Franziskus in einem einfachen Gästezimmer lebt statt in den päpstlichen Gemächern, zeigt er, wie bescheiden und demütig und erfüllt vom inneren Reichtum seines Glaubens er seinen Weg gehen und Vorbild sein will für ein neues Lebensgefühl und einen Lebensstil, geprägt von äußerer Einfachheit und innerem Reichtum.

Wer tafelt wie ein Fürst und täglich zwischen Kalbfleisch, Spanferkel, Lammbraten und Rehkitz wählt, zeigt, dass Tierbabys mit der Zartheit ihres Fleisches gerade gut genug für ihn sind. Tierkinder und -babys zu essen verrät etwas Unreifes und wohl auch Lebensverachtendes – und vor allem Unbewusstheit.

Eine fleischessende Gesellschaft zeigt in ihrem Schatten Gewalt und Grausamkeit. Selbstverständlich wird sie diesen wie jeder seinen persönlichen Schatten vor den Augen der Welt verbergen. So schwer es ist, psychotherapeutisch an den Schatten heranzukommen, so schwer ist es, in Massentierzucht-Häusern und Großschlachthöfen eine Besuchs- oder gar Dreherlaubnis zu erhalten. Man will verbergen, wie grausam und herzlos es dort zugeht. Und der Normalbürger und Fleischesser will es auch nicht wissen, da es zu seinem Schatten gehört. Das ist auch der Grund, warum Tierschützer, die über diese Zustände aufklären, so wenig Unterstützung von der angeblich tierfreundlichen, aber in Wirklichkeit fleischessenden Öffentlichkeit bekommen und sogar diskriminiert und kriminalisiert werden wie beispielsweise in Österreich kürzlich bis zur Rechtsbeugung. Erst auf höchster Ebene – wohl auch um sich vor der Welt nicht vollends lächerlich zu machen – wurde dann doch geltendes Recht angewandt und der überfällige Freispruch gewährt.[209] Wenn es um den Schatten geht, sind wir noch sehr entwicklungsfähig. Da gilt nach wie vor Kurt Tucholskys Erkenntnis, es werde nicht derjenige bestraft, der den Schmutz mache, sondern der darauf zeige. Viel weiter ist die Welt diesbezüglich noch nicht gekommen, wie verschiedene Skandale offenbaren. Aufklärer werden verfolgt, und Schuldige bis in die obersten Ränge der Politik bleiben unbehelligt.

Das Verbergen des Schattens kostet so viel Energie, die dann sowohl Staaten als auch Individuen fehlt. Hinzu kommt, dass der Schatten unser eigentlicher Schatz ist. Wer seine dunklen Seiten anschauen und akzeptieren kann, gewinnt die darin erstarrte Energie zurück und kann sie in sein Leben einbringen.

C. G. Jung sagt deutlich: Ich + Schatten = Selbst. Selbstverwirklichung bedarf also der Energie des bewussten Ichs und der des unbewussten Schattens. Oder kürzer und frecher: Du musst dich entscheiden, willst du gut sein oder ganz. Die meisten möchten ganz gut sein, aber das eben ist ausgeschlossen. Gut sein bedeutet auch halb sein, weil der ganze Schatten fehlt.

An Fehlendes werden wir nicht gern erinnert. Erst Krankheitsbilder zwingen uns dazu, Fehler und Fehlendes zu konfrontieren. Die alte ärztliche Frage »Was fehlt Ihnen?« zielt darauf. Insofern verbirgt sich in all unseren Symptomen und Problemen Schatten. Wo immer wir Widerstand entwickeln, muss Schatten im Spiel sein. Je mehr Widerstand wir aber im Leben erfahren, desto mühsamer gestaltet es sich. *Krankheit als Symbol* deutet die Symptome im Innern, *Das Buch der Widerstände* die Probleme im Außen, und beide zeigen die dahinterliegenden Aufgaben. Bei den Krankheitsbildern in uns sind wir hier schon einen guten Schritt weiter, bei den Problemen um uns stehen wir noch ganz am Anfang.

Der Schatten bedient sich beider und hat immer die Tendenz, durchzubrechen ins gut geordnete (Bürger)leben von kleinen Problemen und Symptomen bis zu großen Katastrophen.

Der Normalbürger möchte ihn natürlich nicht hören, sehen, riechen und so auch gar nicht wissen, in wie unverantwortlich langen Tiertransporten sein Essen angeliefert wird – Transporten, auf denen die Schlachttiere Hunger und vor allem Durst leiden und nicht selten körperliche Verletzungen erdulden, von ihrer Seelenlage ganz zu schweigen. Er verschließt die Augen vor dem Elend der Schlachthöfe und geht meist den einfachsten Weg, die Existenz der Seele bei Tieren zu bestreiten, die er essen will. Gleichzeitig ist er überzeugt, sein Hund und seine Katze würden selbstverständlich fühlen und eine Seele haben. Auf Autobahnen begegnet er Lkws, durch deren vergitterte Luken große Tieraugen schauen – voller Angst und Apathie. Er sieht dann weg, aber nützt das wirklich etwas? Sein Schatten ist dann bereits angestoßen, und er spürt, wie anstößig sein Tolerieren solchen Unrechts ist. Hat er noch Zugang zu seiner Seele, wird er Mitleid und -gefühl spüren. Auch nicht akzeptiertes Mitleid führt zum Mitleiden und damit zu Leid(en). Folglich wollen die meisten nicht daran erinnert werden. Schattendurchbrüche führen immer und überall dazu, dass »gute« Bürger die Augen schließen.

Wer für seine Nahrungsbeschaffung und -zubereitung auf Gewalt angewiesen ist, wird mit dieser auch innerlich ein Thema haben. Immerhin sind 24,6 Prozent, also praktisch ein Viertel aller Beziehungen in Deutschland, schlagende Verbindungen, das heißt, die Partner prügeln sich. So spiegeln sich gewaltige Gewaltprobleme einer großen auf Fleischkonsum abonnierten Mehrheit wider, die diese verbergen will wie die Betreiber der Massentierzucht-Häuser und Großschlachthöfe die darin herrschenden Zustände.

Wer mit Angst- und Stresshormonen gesättigtes Fleisch isst, nimmt mit jedem Bissen die Schwingung von Elend, von Apathie, Lethargie und Wahnsinn auf. Von den sechzig Millionen Schweinen, die Deutsche pro Jahr verspeisen, werden in den fünf Monaten ihres kurzen, qualvollen Lebens ein kleinerer Teil wahnsinnig und der größere apathisch und lethargisch. Wer bedenkt, welch großer Teil der Bevölkerung einmal im Leben in der Psychiatrie landet und wie viele Millionen im Burn- und »Bore-out« landen und dass letztere Krankheitsbilder sich durch Apathie auszeichnen, dem mag hier ein Zusammenhang dämmern.

All diese Schwingungen ersparen sich Veganer, und wir raten dringend dazu. Heute sind wir nicht mehr auf Heraklit und sein *Panta rhei* (»Alles fließt.«) oder auf Rudolf Steiners »Alles Leben ist Rhythmus« angewiesen, denn die moderne Physik belegt: Alles in diesem Universum ist Schwingung. Folglich sind wir Schwingungswesen in ständigem Schwingungsaustausch mit der Umwelt. Wer so schattenhafte Schwingungen wie die von Angst, Panik, Wahnsinn und Apathie ständig aufnimmt, füttert und aktiviert kontinuierlich seinen Schatten.

Auf der anderen, lichten Seite aber wird ohne die Einverleibung fremder Leiber voller Schattenschwingungen ein ganz neues Lebensgefühl und mit der Zeit auch ein anderer Lebensstil entstehen. Ein Leben ohne Angst-, Panik-, Apathie- und Lethargie-, vielleicht ganz ohne Qual- und Schmerzschwingungen wird sich durch ein Gefühl von Freiheit, Unbeschwertheit, Leichtigkeit und positiver Beschwingtheit auszeichnen. Selbst wer bewusst kein schlechtes Gewissen hatte, weil er uninformiert gar keine Bewusstheit bezüglich der wirklichen Situation der Tiere hatte, wird die Erleichterung mit der Zeit spüren. Schatten ist per Definition immer unbewusst. Das befreiende Gefühl, die herrschende Gewalt im Ernährungsbereich nicht mehr mitzuverantworten, wird spontan erleichtern. Wer keine Verantwortung mehr für Unrecht trägt, wird sich automatisch erleichtert fühlen. Ein unbeschwerteres Lebensgefühl kann aber auch im positiven Sinn Mut machen, nicht nur weil die Angst auf körperlicher und seelischer Ebene nicht mehr genährt wird, sondern weil Erleichterung beflügelt und beschwingt und zu frischem Mut und Schwung verhilft. Wer lange Fleisch und Milch(produkte), in denen seelischer

Schmerz gespeichert war, zu sich nahm, hat sich an diese herabziehende Schwingung gewöhnt. Wenn sie ausbleibt, fühlt er sich automatisch erhoben. Wo Schwere nachlässt, ist die Empfindung von Unbeschwertheit und Erleichterung natürliche Folge bis hin zu beschwingter Leichtigkeit. Der Schmerz lässt im wahrsten Sinne des Wortes nach, und es kommt ein erhebendes Gefühl von Freiheit und Energie unter die eigenen Flügel.

Wie sehr wir auf Schwingungen reagieren, erlebte ich mit einem Medizinprofessor als Patienten, der ausgesprochen skeptisch zur Schattentherapie kam und sich als reiner Materialist bekannte. Knapp davor, seine Frau an die spirituelle Szene zu verlieren, wollte er sich selbst ein Bild machen. Eigene Seelen-Bilder-Welten boykottierte er nach Kräften, um lieber zu diskutieren. Schließlich überzeugte ich ihn von einem Experiment. Er sollte selbst in den vier Ecken meines Therapiezimmers jeden Morgen vier Wasserschalen aufstellen und sie abends austrinken und dabei auf die enthaltenen Schwingungen achten. Schon nach wenigen Tagen weigerte er sich unter verschiedenen Vorwänden. Tatsächlich war den ganzen Tag über die Energie von Schattentherapien hineingegangen, und die schmeckte ihm nicht.

Unsere Leiber bestehen aber wie die der Tiere vor allem aus Wasser, das Schwingungen optimal aufnimmt.

Wer aus dem Elend von Massentierzucht-Häusern und von (Groß)schlachthöfen aussteigt, hört also einerseits auf, sich schwingungsmäßig herabzusetzen, und fängt andererseits an, sich aufzubauen, indem er sich in aller Regel bewusster und mit Lebensmitteln besserer Qualität ernährt. Wer aber gutes Wasser und frische lichtreiche Pflanzen und ihre Lebensenergie zu sich nimmt, wird das wiederum in noch beschwingterem und erhebenderem Lebensgefühl spüren.

Daraus wird mit der Zeit ein ganz anderer Lebensstil entstehen – auch weil durch das Nachlassen der Verschleimung wegen weggelassener Milch(produkte) die Sinne schärfer und wacher werden, das Leben damit also auch sinnlicher und sinnvoller. Und das betrifft alle Sinne. Während Fleischkost eine eher archetypisch männliche blutige Angelegenheit ist – von der Jagd und Schlachtung bis zur Art des Zubereitens, etwa des Weichklopfens oder Schlagens der Fleischlappen –, repräsentiert vegane Kost den archetypisch weiblichen Pol. Fleisch ist vom Hämoglobin mit seinem roten Eisenmolekül im Zentrum geprägt, grüne Pflanzen dagegen vom ähnlich aufgebauten Chlorophyll mit seinem Magnesiummolekül im Zentrum. Eisen ist das aktiv(ierend)e vorwärtstreibende rote Metall, Magnesium gilt als Mineral der Nerven mit eher beruhigenden, krampflösenden Eigenschaften. Wer also ein Übermaß an Eisen zu sich nimmt, wird eher eine K(r)ampfstimmung aufbauen, wer mehr Magnesium abbekommt, eher zum k(r)ampflösenden, beruhigenden archetypisch weiblichen Pol tendieren.

Diese Betonung des archetypisch Weiblichen wird etwa auf der Ebene der Augen zum Schauen, zur Schau und zu Visionen führen, auf der Ebene der Ohren mehr zum Horchen und (Der-inneren-Stimme-)Gehorchen als zum Hören von Information, beim Riechen wird sich ein immer feineres Näschen zum Erspüren der Dinge und insofern ein guter Riecher entwickeln und die Möglichkeit, intuitiver und sensitiver durchs Leben zu gehen. Auch der Geschmack wird feiner und sicherer werden und sensiblere Erfahrungen ermöglichen.

Natürlich wird die Haut empfindsamer und so auch im erotischen Sinn sinnlicher werden, denn wer keine Lust mehr auf Fleisch hat, der verspürt wahrscheinlich umso mehr fleischliche Lust, die er im zwischenmenschlichen Bereich nun auch leichter befriedigen kann. Erleichternd kommen seine reiner werdenden Ausdünstungen hinzu – oder wie Inder sagen: Gesunde Menschen riechen nach der zuletzt genossenen Frucht. Seine körperliche, seelische und geistige Bewegungslust wird zunehmen und seine Fantasie beflügeln. Schließlich wird auch der sechste intuitive Sinn zunehmen, der von der Wissenschaft noch kaum erfasst werden kann, sodass er sich mit Menschen und Tieren auch ohne Worte besser versteht. Die Tiere werden das zuerst zeigen und sich erstaunlich zutraulich und angstfrei nähern, auch solche, von denen man das nie erwartet hätte. Wer beim Meditieren erlebt, wie ein eigentlich »wildes« und jedenfalls freies Tier seine Nähe sucht, wird eigenartig tief davon berührt werden.

Ein in so wesentlichen Bereichen verbessertes Lebensgefühl mit wacheren und offeneren Sinnen wird fast automatisch auch andere Ebenen positiv beeinflussen. Die Zunahme der körperlichen Bewegungslust ist wissenschaftlich gesichert, die im seelischen und geistigen Bereich ist eine Erfahrung so vieler, die den Schritt der Umstellung schon geschafft haben.

Wer sich aber sensibler ernährt und mehr bewegt, wird auch ein wachsendes Bedürfnis nach Entspannung erleben und befriedigen. Geistig-seelische Bewegungslust wird neue Lebensbereiche erschließen und vielleicht zu weiteren Reisen in die äußere und wahrscheinlich auch in die innere Welt einladen. So kann sich der Horizont erweitern, die Seele entwickeln und der Geist Flügel bekommen.

Wer meditiert, wird am raschesten erleben, wie sich die Erfahrung von innerer Ruhe intensiviert und Frieden ein erfahrbares, ja greifbares Gefühl wird. Insofern als innerer Frieden und die Stille des Geistes das Ziel aller Religionen und Traditionen ist, mag hier auch klar werden, warum in so vielen religiösen Traditionen und Lebensphilosophien so viel Wert auf sensible und praktisch ausnahmslos fleischfreie Ernährung gelegt wird. Erst im Niedergang der jeweiligen Religionen, wenn sie ihren Höhepunkt überschritten haben, kommt es neben Fleischverzehr auch zu allen möglichen anderen Aufweichungen ihrer Lebensregeln, und Bequemlichkeit gerät in den Vordergrund.

Ganz vordergründig werden wir in vegan geprägten Gesellschaften mehr Freundlichkeit und Frieden, Verständnis und Einfühlung erleben. Die Gemeinschaft der veganen Adventisten im kalifornischen Loma Linda mag schon jetzt einen Vorgeschmack darauf geben. Sie haben nicht nur die mit Abstand höchste Lebenserwartung auf der Welt – die Männer werden dort durchschnittlich 87,5 und die Frauen 89 Jahre alt –, sondern auch eine wirkliche Gemeinschaft.

Tatsächlich haben auch wir mehr Gemeinschaftsgefühl nötig, um die Lebenserwartung unserer Beziehungen wieder zu erhöhen, die Solidargemeinschaften unserer Krankenkassen am Leben zu erhalten und unser Lebensgefühl zu verbessern. Der Mensch lebt wie gesagt als Zoon politikon, wie schon die alten Griechen erkannten, am liebsten und besten in Gemeinschaften. Aber dafür braucht er auch Gemeinschaftssinn. Dieser geht jedoch in jenem Teil der Bevölkerung, der sich immer mehr der Geldreligion ergibt, rasant verloren, denn dort zählen nur noch Egoismus und der Reichtum des Einzelnen, der sich in einen ebenso ehrgeizigen wie gnadenlosen Kampf stürzt um den Platz des Reichsten auf dem Friedhof. Das ist tatsächlich die erste Station, wo er meist nach langem K(r)ampf wieder Frieden findet, jedenfalls körperlich. Seelisch dürfte es selbst da schlecht aussehen, denn nach Ansicht aller Religionen kommt es anschließend zur Abrechnung auf Seelenebene, ob man vom Jüngsten Gericht, vom Wiegen und Beurteilen der Seele oder dem Durchwandern der Bardo-Zustände ausgeht.

Wir sind also auch in dieser Hinsicht gut beraten, wenn wir schon vorher für Ausgleich sorgen und uns nicht mehr nehmen, als uns zusteht. Das aber tun wir in den modernen Gesellschaften im Moment eindeutig, nicht nur im Hinblick auf Ernährung, sondern auch auf Energie – mit Ausnahme der Veganer, die eher dem altbewährten Konzept »Leben und leben lassen« folgen.

Die indigenen Völker Amazoniens und Amerikas wissen seit alten Zeiten um die einfache Wahrheit: Was wir der Erde antun, tun wir uns selbst an. Und alles spricht dafür, dass sie damit mehr wissen als wir Modernen. Sobald wir aufhören, unserer Erde anzutun, was wir ihr mit dem Verzehr von Tierprotein zumuten, wird es uns besser gehen, weil wir uns selbst nicht länger medizinisch und sie ökologisch misshandeln.

Daraus wird sich wiederum ein ungleich entspannteres Lebensgefühl ergeben und ein unvergleichlich genussvollerer Lebensstil. Wer nicht mehr töten (lassen) muss, um zu leben, wird dem Leben näher kommen und sich vom Leben mehr angenommen fühlen wie auch von den lebendigen Wesen. Er wird die buddhistische Grundforderung nach Mitgefühl mit allen fühlenden Wesen gar nicht mehr als Forderung erleben, als die sie wenig Chancen hat, sondern immer mehr als Selbstverständlichkeit. Albert Schweitzers Mahnung zu Respekt vor dem Leben(digen) wird ihm in Fleisch und Blut übergehen, und er wird ganz von selbst auf die Spuren des franziskanischen Christentums gelangen und zu einem »Werkzeug Seines Friedens« werden. Das ist, wenn man seine Hausaufgaben macht und den eigenen (veganen) Schatten klärt, ein Lebensstil, der an Eleganz und Würde kaum mehr zu überbieten ist. Man bekommt alles, was man braucht, und braucht so wenig. Das reine Überleben ist kein Thema mehr und liegt weit zurück auf dem Weg zur Einheit mit allem Leben.

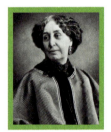

Es wird ein großer Fortschritt in der Entwicklung des Menschengeschlechts sein, wenn wir Früchteesser werden und die Fleischesser von der Erde verschwinden. Alles wird möglich auf unserem Planeten von dem Augenblick an, wo wir die blutigen Fleischmahle und den Krieg überwinden.

Aurore Dupin alias George Sand

Was wäre, wenn ...?

Was wäre, wenn wir noch viel mehr zusammenhielten, unsere Energien bündelten und diese moderne Welt veränderten und den großen Wandel zu Ganzheit und dem Gefühl von »Eine Erde« schafften? Und dabei können wir die Fleischesser durchaus weiter tolerieren. Nur müssen sie in Zukunft den entsprechenden Preis zahlen, nicht nur im Gesundheitlichen, wo sie bereits jetzt den höchsten möglichen Preis entrichten. Und das sollte Mitgefühl auslösen statt Schadenfreude.

Was wäre, wenn sich alle schon jetzt pflanzlich-vollwertig Essenden den anderen liebe- und verständnisvoll zuwendeten und ihnen den Einstieg auf diesen Weg der Befreiung vom Leid erleichterten, anstatt sie zu befehden?

Was wäre, wenn all die Gesundheitsbewussten, die um ihre Gesundheit Besorgten und obendrein all die Ängstlichen, die Hypochonder, Herzneurotiker, Angsthasen und Panikpiloten sich entschlössen, wirklich Nägel mit Köpfen zu machen und auf vegan umzusteigen? Sie würden viele Mediziner arbeitslos machen und frei für andere wichtige Aufgaben und selbst gesünder und glücklicher. Und viele aus diesen Gruppen haben den Weg bereits begonnen.

Was wäre, wenn alle Rheumatiker und Typ-2-Diabetiker, Übergewichtige und Hochdruckpatienten ausstiegen aus ihren Krankheitsbildern, was mit pflanzlich-vollwertiger Kost und regelmäßigem Fasten realistisch ist? Dann würden ungeheure Kapazitäten frei an Geld, Räumen und Spezialisten, die woanders sinnvoller und wirksamer einsetzbar wären als in perspektivloser Elendsverwaltung.

Was wäre, wenn Organisationen wie »Ärzte ohne Grenzen«, statt auf verlorenem Posten gegen krankmachende Systeme letztlich immer den Kürzeren zu ziehen, sich entschlössen, vegan zu werden? Ihre Ärzte wären dann abwehrstärker und damit immunologisch sicherer und könnten, wenn sie die vegane Idee in ihren Arbeitsfeldern verbreiteten, auch wirklich etwas nachhaltig zum Besseren wenden.

Was wäre, wenn die ohnehin schon ziemlich bewussten Ökologen den Schritt in die Konsequenz schafften und es der Galionsfigur Al Gore nachmachten und auf vegan umstellten, um die ökologische Katastrophe noch abzuwenden? Mit nichts anderem könnten sie mehr für ihr und unser aller Thema erreichen.

Was wäre, wenn alle Humanisten und Gutgesinnten, die Freunde der Menschheit, die gegen den Hunger kämpfen in Organisationen wie »Welthungerhilfe« oder »Brot für die Welt«, einfach Ernst machten und auf vegan umstiegen? Nie hätten sie etwas Wirksameres für ihr Thema getan. Und wenn sie diese Idee dann noch verbreiteten, hier wie dort, hätten sie sogar da, vor Ort in den

Hungergebieten, eine Chance – das wäre dann Hilfe zur Selbsthilfe, statt Milchpulver zu verteilen, was kurzfristigen Hunger stillt, langfristig krank macht und das Problem zementiert.

Was wäre, wenn all die Millionen Tierfreunde wirklich anfingen, Freunde der Tiere zu werden – aller Tiere –, und den Blick über die eigenen Schmusekatzen und Schoßhunde hinaus weiteten und vegan würden? Sie könnten sogar ihren Hunden vegan zu einem viel längeren Leben verhelfen und sich selbst zu Gesundheit und innerem Frieden. Denn was muss es für ein Gefühl für die Seele sein, den eigenen Hund zu lieben und Kälber und Schweinebabys zu verspeisen?

Was wäre, wenn all die spirituell Suchenden und Religiösen Ernst machten, sich ihren Weg erleichterten und, mit dem Körper beginnend, ihm pflanzlich-vollwertig die Chance gäben, zum Haus und später Tempel der sich entwickelnden Seele zu werden? *Peace Food* wird den inneren Frieden verlässlich fördern, ohne die äußere Durchsetzungskraft zu schmälern, im Gegenteil, die Kraft wird wie die Stille wachsen, denn wirkliche Kraft kommt aus der Ruhe.

Kämen all diese Gruppen anfangs nur auf Ernährungsebene zusammen, ergäbe sich mit der Zeit auch inhaltlich ein großer Zusammenhalt. Und dieser könnte für eine enorme Aufbruchsstimmung sorgen und die Welt (ver)wandeln.

Bedenken wir obendrein, wie leicht gut zubereitete pflanzlich-vollwertige Kost jeden geschmacklichen Vergleich aushält, haben wir nichts zu verlieren, aber so unendlich viel zu gewinnen.

Ruediger Dahlke

ANHANG

Prominente Außenseiter?

Der folgende Ausschnitt aus einer unübersehbar langen und natürlich ganz subjektiven Liste prominenter Vegetarier mag Ängste bezüglich Außenseitertum, aber auch in vieler anderer Hinsicht nehmen. Außenseiter zu sein ist im Übrigen gar nicht immer so schlecht. Es braucht Mut, bei neuen Entwicklungen voranzugehen, und praktisch alles Neue, Bahnbrechende wurde durch Außenseiter angestoßen. Hinzu kommt noch, dass das wirkliche Leben immer im Fluss ist. Eben waren wir als Atomkraftgegner noch Außenseiter, heute ist das die Mainstreamposition, und die Befürworter der Atomwirtschaft sind plötzlich Außenseiter. So wird und muss es auch bei der Ernährung kommen. Fleischesser werden in absehbarer Zeit zu Außenseitern werden. Im Hinblick auf Gesundheitsbewusstsein, humanitäre Verantwortung für die Mitwelt der hungernden Menschen, das Leid der Tiere und das Elend der Umwelt sind sie es schon lange.

Sportler

In Bezug auf die – allerdings gänzlich unbegründete – Angst, durch Fleischverzicht Kraft zu verlieren, sind hier zuerst einige prominente Sportler aufgeführt, die fleischlos leb(t)en und sieg-

(t)en. Die Legende unter den Langstreckenläufern **Paavo Nurmi** hat 22 Weltrekorde in Langstreckenläufen aufgestellt und neun olympische Medaillen gewonnen. **Murray Rose** wurde schon mit zwei Jahren Vegetarier, erschwamm sich drei olympische Goldmedaillen und stellte über 400- und 1500-Meter-Freistil Weltrekorde auf. **Dave Scott** gewann als Vegetarier sechsmal den Ironman-Triathlon von Hawaii. **Roy Hinnen** wurde vierfacher Schweiz-Triathlon-Meister. **Edwin Moses**, der auch für die US-Bürgerrechtsbewegung kämpfte, holte sich viermal den Weltrekord über 400-Meter-Hürden und wurde zweimal Olympiasieger. Die Tennisspielerin **Martina Navratilova** gewann als Seriensiegerin alle großen Tennisturniere der Welt. **Dennis Rodman** ist ein US-amerikanischer Basketballstar. Die Boxlegende **Mike Tyson** is(s)t schon lange kein Fleisch mehr wie auch **Ridgely Abele**, Gewinner der Karate-Weltmeisterschaft. **Ed Templeton** ist die herausragende Persönlichkeit in der Welt der Skateboardfahrer. Die Brüder **James** und **Jonathan di Donato** sind Weltrekordhalter im Distanz- und Butterflyschwimmen. **Beat Gähwiler** ist mehrfacher Schweizer Meister im Zehnkampf. **Yiannis Kourous** ist Weltrekordler im Ultradistanzlauf (unter anderem 286 Kilometer in 24 Stunden). **Stan Price** ist Weltrekordhalter im Bankdrücken, **Killer Kowalski** war ein polnisch-kanadischer Profiringer. All diese Athleten, wie auch der schon erwähnte mehrfache Goldmedaillengewinner in der Leichtathletik **Carl Lewis** entwickelten eine enorme physische Kraft.

Folgenden Athleten sieht man das auch äußerlich an: **Bill Pearl** wurde im Bodybuilding Mister Olympia und vierfacher Mister Universum, **Roy Hilligenn** Mister America. Die beiden Deutschen **Patrik Baboumian** und **Dr. Alexander Dargatz** gewannen als Veganer den Titel »Stärkster Mann der Welt« und Bodybuilding-Meisterschaften. Muskelbepackte Actionhelden wie der US-Amerikaner **Steven Seagal** und **Jean-Claude van Damme** wurden auch als Kampfkünstler bekannt und sind Vegetarier, wie auch **Andreas Cahling**, der schwedische Bodybuilder, der 1980 den Titel Mr International gewann.

Schauspieler und Models, Regisseure

Aber nicht nur unter den Stärksten, auch unter den Schönsten verzichten nicht wenige auf Fleisch: **Michelle Hunziker**, Schweizer Showstar und Supermodel, aber auch die Deutsche **Nadja Auermann**, Topmodel, und Schauspielerin **Rich Gwendolyn**, **Bianca Sissing**, die Miss Schweiz 2003, und **Lauriane Gilliéron**, Miss Schweiz 2005.

Wer fürchtet, an Ausstrahlung zu verlieren, wird das Gegenteil feststellen und mag sich den Kreis von Schauspielern ansehen, die ohne Fleisch besser auskommen, ankommen und aussehen. In Hollywood sind wahrscheinlich schon jetzt Vegetarier in der Überzahl: »Pretty Woman« **Julia Roberts** und **Kim Basinger**, **Clint Eastwood** und **Richard Gere**, von **Greta Garbo** bis zu **Michelle Pfeiffer** und **Brigitte Bardot**, die sich später als Tierschützerin hervortat, von **Doris Day** bis zu **Kate Winslet** und Oscar-Gewinnerin **Reese Witherspoon**, von **Alec Baldwin** bis zu **Michael J. Fox**, von **Barbra Streisand** bis zu **Uma Thurman**, von **Robin Williams** bis zu **Natalie Portman**, die schon mit sechzehn aufhörte, Fleisch zu essen. Vom Engländer **Peter Sellers** über den Deutschen **O. W. Fischer** zu den Italienerinnen **Ornella Muti** und **Lea Massari**, der Spanierin **Penelope Cruz**, dem Iren **Pierce Brosnan** und einer beinah endlosen und trotzdem nicht vollständigen Reihe. Von **Jamie Lee Curtis**, die sich auch als Autorin auszeichnete, über **Danny DeVito**, **Jim Carrey**, **Demi Moore**, **Nastassja Kinski**, **Daryl Hannah**, **Bo Derek**, **Ellen Barkin**, **Kelly Osbourne**, **Alicia Silverstone**, **Christina Applegate** bis zu US-Komikerin **Sarah Silverman**, dem Spiderman **Willem Dafoe**, **John Cleese** (»Monty Python«) und den alten »Star-Trek«-Stars **William Shatner** aus Kanada und **Leonard Nimoy** aus den USA, der »Baywatch«-Truppe **Pamela Anderson**, **Alexandra Paul**, den vegan lebenden **Linda Blair**, **Sean Young** und **Joaquin Phoenix**. Da ist **Jennie Garth**, die mit ihrer Tochter vegan lebt und mit PETA zusammenarbeitet. Und **Jonathan Taylor Thomas**, der seit seinem fünften Lebensjahr Vegetarier ist, und **James Cromwell** wurde nach seiner Hauptrolle im Film »Babe« Veganer.

Auch viele Deutsche sind dabei, angefangen bei **Lil Dagover** und dem Komiker **Georg Thomalla** über **Ingrid van Bergen**, **Ruth Maria Kubitschek, Liane Hielscher, Christiane Rücker, Christine Kaufmann** (auch Schriftstellerin), **Beatrice Kessler, Désirée Nosbusch** aus Luxemburg und als mutiger veganer Mann **Christoph-Maria Herbst.**
Da sind die US-Regisseure **Oliver Stone** und **Forest Whitaker. James Cameron**, Regisseur von »Titanic« und »Avatar«, ist nicht nur Veganer, sondern auch Gründer der ersten rein veganen Schule in Los Angeles.

Musiker

Und bei den Musikern ist das fleischfreie Feld tatsächlich eher noch dichter: US-Jazztrompeter und Komponist **Dizzy Gillespie** sowie der Bluesmusiker **B. B. King**. Und dann werden es immer mehr: **George Harrison** und die anderen drei »Beatles« **John Lennon** sowie **Yoko Ono**, seine japanische Partnerin und Friedensaktivistin, **Paul McCartney,** der den Gedanken des Vegetarismus zusammen mit seiner Exfrau **Linda** engagiert vertritt, und **Ringo Starr**. **Charlie Watts** von den »Rolling Stones«, Rockgitarrist **Jeff Beck, Brian May** von »Queen«, **Iggy Pop, Rodger Hodgson**, Sänger und Musiker von »Supertramp«, **Billy Idol, Michael Jackson**, sein veganer Bruder **Jermaine**, seine Schwester **Janet, Whitney Houston**. **Bryan Adams** lebt schon seit 1989 vegan. **Tina Turner** und **Sting, Joan Baez** und **Bob Dylan, David Bowie, Boy George, Robin Gibb** von den »Bee Gees«, **Chrissie Hynde,** die Frontfrau der »Pretenders«, **Kate Bush, Elvis Costello** und **Howard Jones,** »Yazz« **Evans, Olivia Newton-John, Bruce Springsteen, Annie Lennox, Prince, Sinéad O'Connor, Adriano Celentano, Franco Battiato** und **Gianni Morandi,** die Sängerin, Schauspielerin, Moderatorin und Malerin **Romina Francesca Power**, der jamaikanische Reggaemusiker **Peter Tosh** und **Ziggy Marley**, Sohn von Bob Marley, **Melanie Safka, Meat Loaf, Robert Smith**, Gründer, Sänger und Gitarrist von »The Cure«, **Adu Sade,**

Bono, irischer Sänger von »U2«, **Seal, Lenny Kravitz, Adam Yauch** von den »Beastie Boys«, **Anthony Kiedis,** der Sänger der »Red Hot Chili Peppers«, **Alanis Morissette, Gary Barlow** von »Take That« und alle Bandmitglieder, die Zwillinge **Joel** und **Benji Madden** von der Pop-Punk-Band »Good Charlotte«, **Thom Yorke** und **Jonny Greenwood** von »Radiohead«, **Chris Martin,** Sänger von »Coldplay«, **Jared Leto,** US-Schauspieler, Sänger und Produzent, Produzentin **Alyssa Milano,** der vegane US-Musiker **Moby, Rob Zombie,** die Sängerin **Pink** und der Techno-Star **Marusha, Nik Kershaw,** das englische Achtziger-Jahre-Teenieidol (»The Riddle«), **Billie Joe Armstrong,** Sänger der Punkrocker »Green Day«, **Maik Weichert, Eric** und **Marcus Bischoff** von »Heaven Shall Burn« und **Bill** und **Tom Kaulitz** von »Tokio Hotel« und so viele Rapper …

Und weitere aus der deutschen (Pop)musik: **Reinhard Mey,** Liedermacher (»Die Würde des Schweins ist unantastbar«), **Wolfgang Niedecken,** Sänger von »BAP«, **Nina Hagen, Nena** (»99 Luftballons«), **Xavier Naidoo, Thomas D.** von den »Fantastischen Vier« und die Volksmusiksängerin **Stefanie Hertel.**

Und aus der ernsten Musik und Klassik die Komponisten **Richard Wagner, Gustav Mahler,** Dirigent und Komponist **Wilhelm Furtwängler,** die Pianistin **Elly Ney,** der Pianist **Vladimir Horowitz, Yehudi Menuhin,** der Geiger und Friedensaktivist, der indische Musiker und Komponist **Ravi Shankar,** Pianist, Komponist, Organist und Musikautor **Glenn Gould,** die Starsopranistin **Caballé Montserrat,** Komponist **Philip Glass** (Filmmusik zu »Koyaanisqatsi«), Heldentenor **Peter Hofmann,** der Pianist **Richard Clayderman,** Starsopranistin **Noëmi Nadelmann** und der Schweizer Tenor **Patrick Castelberg.**

Dichter und Denker

Unter den großen Geistern der Vergangenheit finden sich unüberschaubar viele Vegetarier – von **Pythagoras** über **Leonardo da Vinci** bis zu **George Bernard Shaw**. Hier ist es fast umgekehrt: Fleischesser bilden eher die Ausnahme unter den Baumeistern unserer Kultur.

Die großen griechischen Philosophen waren Vegetarier, aber auch **Sokrates**, der schon vor 2500 Jahren eindringlich vor dem Fleischverzehr warnte und unser heutiges Desaster bis in geradezu peinliche Einzelheiten voraussagte, der Philosoph **Empedokles**, der Orphiker **Euripides**, der Philosoph und Zyniker **Diogenes von Sinope**, der materialistische Philosoph **Epikur** und **Plotin** sowie der Philosoph und Schriftsteller **Plutarch**. **Seneca**, der stoische römische Philosoph, war ebenso Vegetarier wie **Horaz**, der klassische Dichter Roms. Der chinesische Philosoph **Konfuzius** war auch schon Vegetarier.

Ebenso **Voltaire**, der französische Aufklärungsphilosoph und Schriftsteller, **Jean-Jacques Rousseau**, Philosoph, Pädagoge, Schriftsteller und Musikwissenschaftler, **Alexander von Humboldt**, der Naturforscher und Begründer der wissenschaftlichen Erdkunde, **Mahatma Gandhi**, Politiker, Weisheitslehrer, Philosoph des gewaltfreien Widerstandes, **Paramahansa Yogananda**, der als erster indischer spiritueller Lehrer in den Westen kam, **Jiddu Krishnamurti**, indischer spiritueller Lehrer, der Begründer der Anthroposophie **Rudolf Steiner**, **Albert Schweitzer**, Theologe, Arzt und Musiker, der 1952 den Friedensnobelpreis bekam und Respekt vor allem Leben anmahnte, **Sathya Sai Baba**, indischer spiritueller Lehrer.

Und hier die Vegetarier unter den Schriftstellern: **Hesiod**, dessen Werk eine der Hauptquellen für unser heutiges Wissen über die griechische Mythologie ist, **Ovid**, der römische Philosoph und Dichter, **Michel E. Montaigne**, der französische philosophische Schriftsteller, der englische Dichter **John Milton**, die Dichter **Alexander Pope** und **Jean Paul**, **Percy Bysshe Shelley**, der englische Romantiker, **Ralph Waldo Emerson**, US-Schriftsteller und Politiker, **George Sand**, französische Schriftstellerin, **Henry David Thoreau**, **Leo Tolstoi**, russischer Humanist und Autor von *Krieg und Frieden*, Lebensreformer, **Wilhelm Busch**, deutscher Dichter und Zeichner, **Rabindranath Tagore**, indischer Dichter und Philosoph, Nobelpreisträger, **Romain Rolland**, französischer Dichter, Nobelpreisträger, **Rainer Maria Rilke**, deutscher Lyriker, **Christian Morgenstern**, deutscher Satiriker, **Upton Sinclair**, Autor verschiedener Enthüllungsromane, darunter das Werk über die Machenschaften der Fleischindustrie in den USA *(Der Dschungel)*, **Manfred Kyber**, Autor berührender Tiergeschichten und spiritueller Romane, **Werner Zimmermann**, Schriftsteller, Vortragsredner über Vegetarismus, Freiwirtschaft, Körperkultur und freie Liebe, Gründer des Schweizer vegetarischen Zentrums »Die Neue Zeit«, **Franz Kafka**, **Isaac Bashevis Singer**, jüdischamerikanischer Schriftsteller, Nobelpreisträger, **Elias Canetti**, Nobelpreisträger, **Volker Elis Pilgrim**, Prof. Dr. med. **Michael Lukas Moeller**, Psychoanalytiker und Autor, **Tiziano Terzani**, Journalist und Schriftsteller, **John Maxwell Coetzee**, südafrikanischer Nobelpreisträger, **Jeffrey Masson**, US-Autor (zum Beispiel *Wovon Schafe träumen* oder *Das Seelenleben der Tiere*, **Peter Singer**, australischer Philosoph und Tierethiker, **Helmut Kaplan**, Autor und Philosoph, der für Tierrechte eintritt, und der US-Autor **Jonathan Safran Foer**, der unter anderem den Bestseller *Tiere essen* geschrieben hat.

Auch unter den großen Geistern der Wissenschaft waren von Anfang an viele Vegetarier wie Sir **Isaac Newton**, der Begründer der klassischen Physik, oder Prof. Dr. **Wilhelm Brockhaus**, Biologe, Geograf und Autor. Die beiden größten Erfinder waren Konkurrenten: Der Serbe **Nikola Tesla** erfand Fernsteuerung, Radio, Mehrphasenwechselstromnetz, Wechselstrommotoren und vieles andere, vor allem auch Visionäres. Er propagierte im Gegensatz zu Edison den Wechselstrom und behielt letztlich recht. **Thomas Alva Edison** meldete über 2000 Patente an, darunter die Glühbirne und das Mikrofon. **Albert Einstein** begründete die Relativitätstheorie und erhielt den Physik-Nobelpreis. Weitere Wissenschaftler, die sich vegetarisch ernährten: **Sven Hedin**, schwedischer Asienforscher, **Norbert Wiener**, berühmter Mathematiker und Begründer der Kybernetik, Prof. Dr. **Johannes Ude**, Freiwirtschafter, Autor, Priester, Pazifist und Vortragsredner, Dr. **Max**

Oskar Bircher-Benner, Schweizer Arzt, Begründer der neuzeitlichen vegetarischen Ernährungstherapie, Prof. **Werner Kollath**, Arzt, Forscher, Ernährungswissenschaftler, Dr. med. **Otto Buchinger sen.**, Begründer des modernen Heilfastens, Vegetarier wie sein Sohn Dr. med. **Otto Buchinger jun.**, Chefarzt der Buchinger-Klinik in Bad Pyrmont, und sein Enkel Dr. med. **Andreas Buchinger**, leitender Arzt an der Buchinger-Klinik, **Alfred Vogel**, Naturarzt, Forscher, Ehrendoktor der Universität Los Angeles, Dr. med. **Max Otto Bruker**, Internist, »Ernährungspapst«, Begründer des Trends zur Vollwertigkeit, **Jane Goodall**, Primatenforscherin, Prof. Dr. **Rudolf Bahro**, Schriftsteller, Hochschullehrer, **Dennis L. Meadows**, Zukunftsforscher, Koautor von *Die Grenzen des Wachstums*, **Deepak Chopra**, indisch-amerikanischer Arzt und Autor, Dr. **Karin Rieden**, Professorin für Radiologie, Tierschutzaktivistin, **Till Bastian**, Arzt und Schriftsteller, Dr. med. **Neal Barnard**, amerikanischer Wissenschaftler (Ärzte-Komitee für verantwortliche Medizin [PCRM]).

Religion

Aus dem Reich der Religion sei hier nur eine kleine Auswahl von Vertretern genannt, bei denen wir sicher sein können: **Zarathustra** oder **Zoroaster**, der altiranische Religionsgründer und Reformator, und ziemlich zeitgleich **Daniel**, der biblische Prophet. **Johannes** und **Matthäus**, die Apostel und Evangelisten, der neupythagoreische Philosoph **Apollonius von Tyana**, der dramatischere Wunder als Jesus Christus wirkte und zur damaligen Zeit bekannter war, Papst **Clemens von Rom**, **Bonifatius**, der »Apostel der Deutschen«. Unter den frühen **Kirchenvätern** waren ebenfalls viele Vegetarier, zum Beispiel der griechische Kirchenschriftsteller **Clemens von Alexandrien**, der lateinische Kirchenschriftsteller **Quintus Tertulianus**, der Einsiedler **Antonius**, der griechische Kirchenschriftsteller und »Vater der Kirchengeschichte« **Eusebius von Caesarea**, **Hieronymus** von Bethlehem, gilt als Heiliger, **Johannes Chrysostomus**, griechischer Kirchenschriftsteller, der ebenfalls als Heiliger gilt, **Emanuel Swedenborg**, der schwedische Naturforscher und spätere Theosoph, aber auch Kirchenkritiker Dr. **Karlheinz Deschner**, Schriftsteller und Philosoph gleichermaßen und besonders engagiert für das Lebensrecht der Tiere, der Kirchenkritiker **Eugen Drewermann**, der zugleich Theologe und Priester, Philosoph und Psychotherapeut ist.

Politiker

Auch wenn es in letzter Zeit einige eindrucksvolle Bekenntnisse von Politikern gab, kamen sie doch bezeichnenderweise von *ehemaligen* wie **Al Gore**, mit der mutigen Ausnahme des Schweizer Nationalrats **Moritz Leuenberger**, der dieses Bekenntnis schon während seiner Amtszeit wagte, und seinem Schweizer Kollegen **Jean Ziegler**, der auch als UNO-Sonderbeauftragter seine Stimme immer mutig für humanitäre und ökologische Anliegen erhob.

Politiker haben naturgemäß extreme Angst, als Extremisten, Fanatiker oder noch schlimmer als Außenseiter abgestempelt zu werden. Insofern mag es einige mehr geben, die heimlich auf den Krankmacher Tierprotein verzichten. Und es ist zu erwarten, dass sie in Scharen auftauchen werden, sobald diese Position Stimmen verspricht oder gar mehrheitsfähig wird – wie schon beim Ausstieg aus der Atomkraft.

Es gab aber mutige Vorbilder in grauer Vorzeit, die zu sich und ihrem Lebensstil standen, wie **Tommaso Campanella**, den italienischen Philosophen, Dominikaner, Dichter und Politiker, und **Amalie von Struve** als Vorkämpferin für Vegetarismus, Freistaatlichkeit und Liberalität. Als amtierender Staatschef bekannte sich auch einer der ganz Großen unter den US-Präsidenten, **Benjamin Franklin**, zum Fleischverzicht.

Aber selbst in heutiger Zeit ist es möglich, wie die mächtigste Frau in der Finanzwelt, die französische Politikerin und Rechtsanwältin **Christine Madeleine Odette Lagarde** als Chefin des Weltwährungsfonds demonstriert. Zu erwähnen ist auch noch der britische Labour-Abgeordnete **Toni Benn**, der kein Blatt vor den Mund und kein Fleisch in denselben nahm.

Ungleich leichter tun sich da grüne Politiker, zu deren Image und Klientel Fleischverzicht gut passt. Insofern bekannte sich schon **Petra Kelly**, die Gründerin der Grünen Partei in Deutschland, zu diesem Lebensstil, wie natürlich auch Gründungsmitglied **Barbara Rütting**, die als engagierte Tierschützerin schon seit Jahrzehnten vegetarisch und durch *Peace Food* inzwischen auch vegan lebt. Sie geht konsequent ihren Weg und hat mittlererweile die Grünen unter Protest verlassen, wegen deren – in ihren Augen – noch unzureichendem Engagement für Tierrechte. Trotzdem gibt es unter grünen Politikern noch die meisten, die sich zu einem vegetarischen Lebensstil bekennen, wie den deutschen **Cem Özdemir** und die ehemalige Chefin der österreichischen Grünen **Madeleine Petrovic**.

Wirtschaftsgrößen

Bei der Wirtschaft schaut es noch dünner aus, wahrscheinlich sehen die Herren des herrschenden Raubtierkapitalismus noch wenig Anreiz, zum friedlicheren Lebensstil von *Peace Food* zu wechseln. **Steve Jobs**, Gründer, Genie und Generaldirektor von Apple-Computer, stand zu seinem vegetarischen Leben. Ebenso bekennt sich **Knut Föckler**, der deutsche Manager und Marketingdirektor des Philip-Morris-Konzerns, dazu.

Weitere bekannte Vegetarier und Veganer

Unter den Menschen des öffentlichen Lebens und Interesses gibt es viele bekannte Vegetarier und Veganer, deshalb wieder nur eine kleine subjektive Auswahl: Sir **Isaac Pitman**, Erfinder der englischen Stenografie, **Jean Henry Dunant**, Schweizer Gründer des Roten Kreuzes, Wegbereiter des CVJM (Christlichen Vereins junger Männer), der auch gegen Vivisektion und für die vegetarische Ernährung kämpfte. Der spanische Architekt **Antoni Gaudí** brachte die organische Formenwelt in die Sprache der Baukunst ein wie am deutlichsten in der Sagrada Família, seiner einzigartigen Kathedrale in Barcelona, die inzwischen zum Weltkulturerbe zählt, **Coretta Scott King**, Ehefrau des Bürgerrechtlers Martin Luther King, und ihr gemeinsamer Sohn **Dexter Scott King**. **Elke Heidenreich**, die deutsche Literaturkritikerin und Kabarettistin, **Uri Geller**, der Löffelbieger mittels Gedankenkraft, Journalist, Autor und Umweltschützer **Franz Alt**, **Frank Elstner**, Moderator und Erfinder der TV-Show »Wetten, dass ...?«, **Rainer Langhans**, Kommunarde (»Kommune 1«) und Autor, **Faith Popcorn**, die bekannteste Trendberaterin Amerikas, **David Icke**, ehemaliger englischer Fußballprofi, Sportreporter, Pressesprecher der britischen Grünen und heute esoterischer Buchautor und Redner, der englische Komiker **Russell Brand** und **John F. Kennedy** jun.

Wir sind also längst nicht mehr allein, und wer jetzt dazukommt, ist es erst recht nicht mehr!

Die Website zum Buch

Kein Buch kann all die vielfältigen positiven Auswirkungen einer *Peace-Food*-Ernährung vollständig und abschließend aufzeigen. Nicht nur im gesundheitlichen, sondern auch im ökologischen Bereich werden immer weitere Nachteile der heutigen Ernährungsweise entdeckt. Und selbst unser Bild von den Tieren, die wir essen, wandelt sich, je besser wir sie kennenlernen.

Deshalb haben wir begleitend zu diesem Buch die Webseite

www.veganize.org

erstellt, um dort einerseits einen schnellen Zugriff auf die vielen Quellenangaben, aber auch neuere Erkenntnisse aus der Wissenschaft wiederzugeben.

Adressen

Oft hilft auch ein persönlicher Kontakt zu Gleichgesinnten oder eine Zeitschrift zum Thema. Dies bieten die folgenden Organisationen in den jeweiligen Ländern an.

Deutschland:
Vegetarierbund Deutschland e. V. (VEBU)
Genthiner Str. 48
10785 Berlin
Tel.: +49 30 290282530
Fax: +49 30 29778050
E-Mail: info@vebu.de
www.vebu.de
www.facebook.com/vebu.de

Österreich:
Vegane Gesellschaft Österreich
Meidlinger Hauptstr. 63/TOP6
1120 Wien
Tel.: +43 1 92914988
Fax: +43 1 9291498198
E-Mail: info@vegan.at
www.vegan.at
www.facebook.com/vegan.at

Schweiz:
Swissveg
Niederfeldstr. 92
8408 Winterthur
Tel.: +41 71 4773377
Fax: +41 71 4773378
E-Mail: info@swissveg.ch
www.swissveg.ch
www.facebook.com/swissveg

Durch die Mitgliedschaft im Verein Ihres Landes stärken Sie die vegane Bewegung!

Seminare von Ruediger Dahlke:

TamanGa
Veganes Gesundheitsresort und Seminarzentrum
(Dr. Ruediger Dahlke)
Labitschberg 4
8462 Gamlitz
Österreich
Tel.: +43 3453 33600
E-Mail: info@taman-ga.at
www.taman-ga.at
www.facebook.com/ruedigerdahlke.tamanga

Heilkundeinstitut Dahlke GmbH & Co KG
Oberberg 92
8151 Hitzendorf
Österreich
Tel.: +43 316 7198885
Fax: +43 316 7198886
E-Mail: info@dahlke.at
www.dahlke.at

Bücher und Zeitschriften zum veganen Leben

Richard Béliveau und Denis Gingras: *Krebszellen mögen keine Himbeeren – Nahrungsmittel gegen Krebs*, Kösel, 2009
Herma Brockmann und Renato Pichler: *Wegbereiter des Friedens – Die lebendigen Philosophien der Bishnois und Jains*, Vegi, 2010 (Beispiel zweier Völker, die nicht gegen, sondern mit den Tieren leben)

T. Colin Campbell: *InterEssen*, Systemische Medizin, 2014 (Hintergrundwissen zu Verflechtungen und Sachzwängen im Gesundheitswesen)

T. Colin und Thomas M. Campbell: *China Study*, Systemische Medizin, 2012 (Grundlagenwerk zu gesundheitlichen Aspekten)

Susanne Heine: *Peaceful gardening – Biovegan gärtnern – Das Praxisbuch*, blv, 2015

Ludwig Manfred Jakob: *Dr. Jakobs Weg des genussvollen Verzichts*, Nutricamedia, 2013 (Grundlagenwerk zu gesundheitlichen Aspekten)

Helmut F. Kaplan: *Die Ethische Weltformel*, Vegi, 2003 (Grundlage einer Ethik, welche die Tiere miteinschließt)

Dean Ornish: *Revolution in der Herztherapie*, Lüchow, 2010 (Herz-Kreislauf-Erkrankungen durch Lebensstiländerungen heilen)

John Robbins: *Food Revolution*, Hans Nietsch, 2003 (über die Nahrungsmittelindustrie, Schwerpunkt Gesundheit)

Maria Rollinger: *Milch besser nicht*, Jou, 2011 (umfassendes Buch zu allen Aspekten der Kuhmilch)

Steven Rosen: *Die Erde bewirtet euch festlich*, Adyar, 1992 (die Beziehung der Weltreligionen zum Fleischkonsum)

Englischsprachige Bücher:

Neal Barnard: *Breaking the Food Seduction*, St. Martin's, 2003 (über Nahrungsmittel, die abhängig machen)

Caldwell B. Esselstyn junior: *Preventing and Reverse Heart Disease*, Avery, 2008 (Herzerkrankungen vorbeugen und heilen)

Zeitschriften

anima – Zeitschrift für Tierrechte, 4-mal jährlich, www.vegetarier.at, anima@vegetarier.at

Natürlich leben! – Das kompromisslose Magazin (Rohkost), 6-mal jährlich, www.bfgev.de, bfgev@t-online.de

Natürlich vegetarisch – Das Lifestyle-Magazin, 4-mal jährlich, www.vebu.de, info@vebu.de

Vegan.at – Das Magazin der Veganen Gesellschaft Österreich,
   4-mal jährlich, www.vegan.at, info@vegan.at
Veg-Info – Magazin von Swissveg, 4-mal jährlich,
   www.swissveg.ch, info@swissveg.ch

Veröffentlichungen von Ruediger Dahlke

Gesundheit und Ernährung

Das Geheimnis der Lebensenergie in unserer Nahrung, Goldmann
   Arkana, 2015
Peace Food – vegan einfach schnell, Gräfe und Unzer, 2015
Vegan schlank, Gräfe und Unzer, 2015
Peace Food, Gräfe und Unzer, 2011
Richtig essen (überarbeitet 2011), www.heilkundeinstitut.at
Peace Food – vegano-italiano, Gräfe und Unzer, 2014
Peace-Food-Kochbuch, Gräfe und Unzer, 2013
Vegan für Einsteiger, Gräfe und Unzer, 2014
Das große Buch vom Fasten, Goldmann, 2008
Sinnlich fasten (mit Dorothea Neumayr), Nymphenburger, 2010
Fasten: Das 7-Tage-Programm, Südwest, 2011
Das kleine Buch vom Fasten, www.heilkundeinstitut.at
Vom Mittagsschlaf zum Powernapping, Nymphenburger, 2011
Ganzheitliche Wege zu ansteckender Gesundheit,
   www.heilkundeinstitut.at, 2011
Meine besten Gesundheitstipps, Heyne, 2008
Die wunderbare Heilkraft des Atmens (mit A. Neumann),
   Heyne, 2009
Die Notfallapotheke für die Seele, Goldmann, 2009
Störfelder und Kraftplätze, Crotona, 2013

Vegan für Einsteiger zeichnet einen sanften, fast unmerklichen Übergang ins vegane Land mittels verschiedenster Ersatzprodukte auf. Es zeigt, wie man praktisch wie bisher weiteressen kann, nur eben mit gesünderen Zutaten. *Vegan schlank* verrät, wie einem mit anmachenden Tipps das Idealgewicht geschmackvoll zufällt. *Peace Food – das vegane Kochbuch* zeigt die ganze Breite neuer Möglichkeiten, und *Peace Food – vegano-italiano* eröffnet ein Genussfeld, das jede Mahlzeit zum Italienurlaub macht. Es schafft Bewusstsein dafür, dass es hier nicht mehr um eine Welle, einen Trend, sondern längst um ein Feld geht, das zum neuen Lebensstil werden kann. *Peace Food – Vegan einfach schnell* hilft, Zeit zu sparen, ohne Genuss aufzugeben. *Das Geheimnis der Lebensenergie* geht noch einen großen Schritt weiter: von pflanzlich-vollwertig, dem Essen fürs Herz, zu glutenfreier veganer Kost und damit auch Rücksicht aufs Hirn. Wir sind mit Herz und Hirn so viel besser unterwegs und können auch für beide essen. Wer diese Schritte mitvollzieht, hat alle Chancen auf eine Ausstrahlung von Gesundheit und Vitalität, und solch ein Charisma ist natürlich die beste Werbung für diese Kost und ein wesentlicher Schritt zu ihrer Verbreitung.

Grundlagenwerke

Die Schicksalsgesetze, Goldmann Arkana, 2009
Das Schattenprinzip, Goldmann Arkana, 2010
Die Lebensprinzipien (mit Margit Dahlke), Goldmann Arkana, 2011
Die vier Seiten der Medaille, Goldmann Arkana, 2015
Die Kraft der vier Elemente (mit Bruno Blum), Crotona, 2011
Das senkrechte Weltbild (mit Nicolaus Klein), Ullstein, 2005

Krankheitsdeutung und Heilung

Wie wir gegen uns selbst kämpfen, + CD, Goldmann, 2015
Endlich wieder richtig schlafen, + CD, Goldmann, 2014
Schattenreise ins Licht, + CD, Goldmann 2014
Krankheit als Chance, Gräfe und Unzer, 2014
Krankheit als Symbol, C. Bertelsmann, 2014

Angstfrei leben, + CD, Goldmann, 2013
Seeleninfarkt. Zwischen Burn-out und Bore-out, Goldmann, 2012
Krankheit als Sprache der Seele, Goldmann, 2008
Frauen-Heil-Kunde (mit M. Dahlke und V. Zahn), Goldmann, 2003
Krankheit als Sprache der Kinderseele (mit V. Kaesemann), Goldmann, 2010
Herz(ens)probleme, Goldmann, 2011
Das Raucherbuch, Goldmann, 2011
Depression, Goldmann, 2009
Verdauungsprobleme (mit Robert Hößl), Knaur, 2001
Krankheit als Weg (mit Thorwald Dethlefsen), Goldmann, 2000

Weitere Deutungsbücher

Das Buch der Widerstände, Goldmann Arkana, 2014
Die Spuren der Seele (mit Rita Fasel), Gräfe und Unzer, 2010
Der Körper als Spiegel der Seele, Goldmann, 2009
Woran krankt die Welt?, Riemann, 2001
Die Psychologie des Geldes, Goldmann, 2011

Krisenbewältigung

Lebenskrisen als Entwicklungschancen, Goldmann, 2002
Von der großen Verwandlung, Crotona, 2011
Die Liste vor der Kiste, Terzium, 2014

Meditation und Mandalas

Mandalas der Welt, Goldmann, 2012
Schwebend die Leichtigkeit des Seins erleben, Schirner, 2012
Arbeitsbuch zur Mandala-Therapie, Schirner, 2010
Mandala-Malblock, Neptun, 1984

Geheimnis des Loslassens (Tischaufsteller), www.heilkundeinstitut.at, 2013

Worte der Weisheit

Weisheitsworte der Seele, Crotona, 2012
Worte der Dankbarkeit und des Vertrauens, Schirner, 2011
Habakuck und Hibbelig, Allegria, 2004

Geführte Meditationen

CDs: www.heilkundeinstitut.at; Downloads: Arkana Audio und Integral

Grundlagen: *Das Gesetz der Polarität · Das Gesetz der Anziehung · Das Bewusstseinsfeld · Die Lebensprinzipien (12-CD-Set) · Die 4 Elemente · Elemente-Rituale · Schattenarbeit*

Krankheitsbilder: *Allergien · Angstfrei leben · Ärger und Wut · Depression · Frauenprobleme · Hautprobleme · Herzensprobleme · Kopfschmerzen · Krebs · Leberprobleme · Mein Idealgewicht · Niedriger Blutdruck · Rauchen · Rückenprobleme · Schlafprobleme · Sucht und Suche · Tinnitus und Gehörschäden · Verdauungsprobleme · Vom Stress zur Lebensfreude*

Allgemeine Themen: *Der innere Arzt · Heilungsrituale · Ganz entspannt · Tiefenentspannung · Energie-Arbeit · Entgiften – Entschlacken – Loslassen · Bewusst fasten · Den Tag beginnen · Lebenskrisen als Entwicklungschancen · Partnerbeziehungen · Schwangerschaft und Geburt · Selbstliebe · Selbstheilung · Traumreisen · Mandalas · Naturmeditation · Visionen · 7 Morgenmeditationen · Die Leichtigkeit des Schwebens · Die Psychologie des Geldes · Die Notfallapotheke für die Seele* (Übungen) *· Die Heilkraft des Verzeihens · Eine Reise nach innen* (Ariston) *· Erquickendes Abschalten mittags und abends · Schutzengel-Meditationen*

Kindermeditationen: *Märchenland · Ich bin mein Lieblingstier*

Hörbücher: *Körper als Spiegel der Seele · Von der großen Verwandlung · Krankheit als Weg · Die Spuren der Seele – was Hand und Fuß über uns verraten*

Videobooks: DVD I: *Geistige Gesetze – Spielregeln für ein glückliches Leben · DVD II: Krankheitsbilder – Die Sprache der Seele und ihre Bedeutung · DVD III: Integrale Medizin – Therapien aus ganzheitlicher Sicht · DVD IV: Vegan, 2014 · DVD V: Fasten, 2015* (www.heilkundeinstitut.at)

Vorträge von Ruediger Dahlke auf CD: *alle Buchthemen und mehr (www.heilkundeinstitut.at).*

Filme über Ruediger Dahlke

Ruediger Dahlke – ein Leben für Gesundheit, Mystica
Die Schicksalsgesetze – auf der Suche nach dem Masterplan, Arenico
Unser Biogarten, www.heilkundeinstitut.at

ANMERKUNGEN

1 Scientific Report of the 2015 Dietary Guidelines Advisory Committee, 28.1.2015.
2 Obesity and the Economics of Prevention: Fit not Fat, OECD, 23.9.2010.
3 »Tabu Impotenz – Vom harten Mann und anderen Lügen«, www.arte.tv/guide/de/044928-000/tabu-impotenz.
4 GEDA 2012: Bluthochdruck (Hypertonie), www.rki.de/DE/Content/Gesundheitsmonitoring/Gesundheitsberichterstattung/GBEDownloadsF/Geda2012/Bluthochdruck.pdf.
5 Vgl. www.rki.de/DE/Content/Gesundheitsmonitoring/Gesundheitsberichterstattung/GBEDownloadsF/Geda2012/Diabetes_mellitus.pdf.
6 Vgl. www.rki.de/DE/Content/Gesundheitsmonitoring/Gesundheitsberichterstattung/GBEDownloadsF/Geda2012/chronisches_kranksein.pdf.
7 The Lancet, London, 2 (956), 1959.
8 Low Protein Intake Is Associated with a Major Reduction in IGF-1, Cancer, and Overall Mortality in the 65 and Younger but Not Older Population. Cell Metabolism 19 (3), 4.3.2014, S. 407–417; www.sciencedirect.com/science/article/pii/S155041311400062X.
9 Prof. Dr. med. Lothar Wendt: *Gesund werden durch den Abbau von Eiweißüberschüssen. Wissenschaftliche Einführung in neueste Forschungsergebnisse der Eiweißspeicherkrankheiten*, Schnitzer-Verlag, St. Georgen o.J. Weitere Literatur auf der Homepage seines Sohnes Prof. Dr. med. Thomas Wendt: www.prof-wendt.de/profdrlotharwendt/literaturverzeichnis.
10 »Black Bear Protein«, über www.heilkundeinstitut.at.
11 »Nutrient profiles of vegetarian and nonvegetarian dietary patterns«, *Journal of the Academy of Nutrition and Dietetic*s, Dezember 2013, www.ncbi.nlm.nih.gov/pubmed/23988511. Siehe auch https://www.youtube.com/watch?v=2m4p8s7xskQ.
12 Dr. John Scharffenberg: *Problems With Meat*, Woodbridge Press, Anaheim, CA, 1982, S. 90.
13 Lewis Regenstein: *How to Survive in America the Poisoned*, Acropolis Books, 1982, S. 103.
14 Dioxins and their effects on human health. Fact sheet N° 225, Update im Juni 2014, www.who.int/mediacentre/factsheets/fs225/en/.

15 Bundesinstitut für Risikobewertung, 19.7.2005. www.bfr.bund.de/cm/343/rueckstaende_von_flammschutzmitteln_in_frauenmilch_aus_deutschland_abschlussbericht.pdf.
16 A statin a day keeps the doctor away: comparative proverb assessment modelling study. British Medical Journal, 17.12.2013, www.bmj.com/content/347/bmj.f7267.
17 Statins for the primary prevention of cardiovascular disease. Cochrane Database of Systematic Reviews, 19. Januar 2011. www.ncbi.nlm.nih.gov/pubmed/21249663.
18 Zum Beispiel »Take me – B12« (www.heilkundeinstitut.at).
19 »Dental med Zahngel Vitamin B_{12} – ohne Natriumfluorid« von Sante Naturkosmetik.
20 Milchtest der Stiftung Warentest, Heft 11/2007.
21 Milchtest der Stiftung Warentest, Heft 5/2011.
22 »Mit Folsäure dem Vergessen entgegenwirken«, www.folsaeure.ch/rund-um-folsaeure/demenzhirnleistung.html.
23 Absorption of iron from ferritin is independent of heme iron and ferrous salts in women and rat intestinal segments. Journal of Nutrition 142 (3), März 2012, S. 478–483, www.ncbi.nlm.nih.gov/pubmed/22259191. Eine gute Beschreibung dieser Entdeckung: »Pflanzliches Eisen geht seine eigenen Wege«, www.springermedizin.at/artikel/33575-p, 14.3.2013.
24 Is heme iron intake associated with risk of coronary heart disease? A meta-analysis of prospective studies. European Journal of Nutrition 53 (2), März 2014, S. 395–400, http://link.springer.com/article/10.1007/s00394-013-0535-5.
25 V. Kulvinskas: *Leben und Überleben: Kursbuch ins 21. Jahrhundert*, F. Hirthammer, 2001.
26 Vgl. Ruediger Dahlke: *Herz(ens)probleme*.
27 »Labor: Chaos um Eisenwerte im Blut«, *Beobachter* 4/2015, 20.2.2015.
28 Bundesamt für Statistik, Statistisches Lexikon der Schweiz.
29 Vgl. www.sge-ssn.ch/de/ich-und-du/die-sge/goenner/.
30 H. A. Bischoff-Ferrari et al.: Milk intake and risk of hip fracture in men and women: A meta-analysis of prospective cohort studies. Journal of Bone and Mineral Research, 14.10.2010 (online vorab publiziert). Gleiches Ergebnis aus fünf europäischen Ländern über acht Jahre: V. Benetou et al.: Diet and hip fractures among elderly Europeans in the EPIC cohort. European Journal of Clinical Nutrition, 13.10.2010 (online vorab publiziert).
31 Milk intake and risk of mortality and fractures in women and men: cohort studies. British Medical Journal, Oktober 2014, www.bmj.com/content/349/bmj.g6015.
32 S. Schilling: Epidemic vitamin D deficiency among patients in an elderly care rehabilitation facility. Deutsches Ärzteblatt 109 (3), 20.1.2012, www.aerzteblatt.de/pdf/109/3/m33.pdf.
33 Worldwide incidence of hip fracture in elderly women: relation to consumption of animal and vegetable foods. Journal of Gerontology, www.ncbi.nlm.nih.gov/pubmed/11034231.

34 Vgl. www.swissmilk.ch/de/gesund-essen/gesundheit/laktoseintoleranz/-dl-/fileadmin/filemount/ernaehrungs-broschuere-laktoseintoleranz-142093-de.pdf.
35 Vgl. www.sprechzimmer.ch/sprechzimmer/Krankheitsbilder/Begriff.php?Laktoseintoleranz&kwid=2-192.
36 Egg yolk consumption and carotid plaque. Atherosclerosis, Oktober 2012, www.ncbi.nlm.nih.gov/pubmed/22882905.
37 Egg consumption in relation to risk of cardiovascular disease and diabetes: a systematic review and meta-analysis. American Journal of Clinical Nutrition, Juli 2013, www.ncbi.nlm.nih.gov/pubmed/23676423.
38 Fatty acid composition of the plasma lipids in Greenland Eskimos. American Journal of Clinical Nutrition, September 1975, http://ajcn.nutrition.org/content/28/9/958.abstract; The composition of the Eskimo food in north western Greenland. American Journal of Clinical Nutrition, Dezember 1980, http://ajcn.nutrition.org/content/33/12/2657.abstract.
39 »Fishing« for the origins of the »Eskimos and heart disease« story: facts or wishful thinking? Canadian Journal of Cardiology, August 2014, www.onlinecjc.ca/article/S0828-282X%2814%2900237-2/abstract; Artikel zu dieser Studie: »Investigators Find Something Fishy with the Classical Evidence for Dietary Fish Recommendations«, www.elsevier.com/about/press-releases/research-and-journals/investigators-find-something-fishy-with-the-classical-evidence-for-dietary-fish-recommendations.
40 Comparative effectiveness of plant-based diets for weight loss: A randomized controlled trial of five different diets. Nutrition 2 (31), Februar 2015, S. 350–358, www.nutritionjrnl.com/article/S0899-9007%2814%2900423-7/abstract.
41 Siehe dazu Ruediger Dahlke: *Mein Idealgewicht, Programm mit drei CDs*.
42 Vgl. www.destatis.de/DE/Publikationen/Thematisch/Gesundheit/Todesursachen/Todesursachen.html.
43 Eine ausführliche Beschreibung seiner Arbeit findet man auf seiner Homepage www.dresselstyn.com/resolving_cade.htm und in seinem Buch: *Prevent and Reverse Heart Disease. The Revolutionary, Scientifically Proven Nutrition-Based Cure*, Avery 2007.
44 A strategy to arrest and reverse coronary artery disease: a 5-year longitudinal study of a single physician's practice. The Journal of Family Practice, Dezember 1995, www.ncbi.nlm.nih.gov/pubmed/7500065.
45 A way to reverse CAD? The Journal of Family Practice, Juli 2014, www.ncbi.nlm.nih.gov/pubmed/25198208.
46 Burden: mortality, morbidity and risk factors., www.who.int/nmh/publications/ncd_report_chapter1.pdf.
47 Relationship between cows' milk consumption and incidence of IDDM in childhood. Diabetes Care, November 1991, www.ncbi.nlm.nih.gov/pubmed/1797491.
48 Cow's milk consumption, HLA-DQB1 genotype, and type 1 diabetes: a nested case-control study of siblings of children with diabetes. Childhood

diabetes in Finland study group. Diabetes, Juni 2000, www.ncbi.nlm.nih.gov/pubmed/10866042.
49   A Bovine Albumin Peptide as a Possible Trigger of Insulin-Dependent Diabetes Mellitus. The New England Journal of Medicine, 30.7.1992, www.nejm.org/doi/full/10.1056/NEJM199207303270502.
50   Response of Non-insulin-dependent Diabetic Patients to an Intensive Program of Diet and Exercise. American Diabetes Association, Juli/August 1982, http://care.diabetesjournals.org/content/5/4/370.abstract.
51   Understanding the role of diet in type 2 diabetes prevention. British Journal of Community Nursing, September 2009, http://www.ncbi.nlm.nih.gov/pubmed/19749655.
52   Fruit and Vegetable Consumption and Diabetes Mellitus Incidence among U.S. Adults. Preventive Medicine 32 (1), Januar 2001, S. 33–39, www.sciencedirect.com/science/article/pii/S0091743500907722.
53   Burden: mortality, morbidity and risk factors, www.who.int/nmh/publications/ncd_report_chapter1.pdf.
54   Dietary Protein Intake and Incidence of Type 2 Diabetes in Europe: The EPIC-INTERACT Case-Cohort Study. Diabetes Care, 10. April 2014, http://care.diabetesjournals.org/content/early/2014/04/07/dc13-2627.
55   Improved Glucose Tolerance with High Carbohydrate Feeding in Mild Diabetes. The New England Journal of Medicine, 11.3.1971, www.nejm.org/doi/full/10.1056/NEJM197103112841004.
56   Cure Type 2 Diabetes With Sugar & White Rice – Dr. McDougall, www.youtube.com/watch?v=1cl2IX94GCI.
57   Diet composition and the risk of type 2 diabetes: epidemiological and clinical evidence. British Journal of Nutrition, Juli 2004, http://www.ncbi.nlm.nih.gov/pubmed/15230984.
58   Untertitel: »Gesünder leben ohne Fleisch«, ein Dokumentarfilm des unabhängigen Filmemachers Lee Fulkerson (2011).
59   High frequency of sub-optimal semen quality in an unselected population of young men. Human Reproduction (2000) 15 (2), S. 366–372, http://humrep.oxfordjournals.org/content/15/2/366.short.
60   East-West gradient in semen quality in the Nordic-Baltic area: a study of men from the general population in Denmark, Norway, Estonia and Finland. Human Reproduction (2002) 17 (8), S. 2199–2208, http://humrep.oxfordjournals.org/content/17/8/2199.short.
61   Food intake and its relationship with semen quality: a case-control study, 4.3.2008, http://dx.doi.org/10.1016/j.fertnstert.2008.01.020; Semen quality in relation to antioxidant intake in a healthy male population. Fertility and Sterility 100 (6), Dezember 2013, S.1572–1579, www.ncbi.nlm.nih.gov/pubmed/24094424.
62   Soy isoflavone intake and the likelihood of ever becoming a mother: the Adventist Health Study-2, International Journal of Women's Health 6, 5.4.2014, S. 377–384, www.ncbi.nlm.nih.gov/pubmed/24741329.
63   Soy protein isolates of varying isoflavone content do not adversely affect semen quality in healthy young men. Fertility and Sterility 94 (5),

Oktober 2010, S. 1717–1722, www.ncbi.nlm.nih.gov/pubmed/19819436.
64 Physical activity and television watching in relation to semen quality in young men. British Journal of Sports Medicine 49, 2015, S. 265–270, http://bjsm.bmj.com/content/49/4/265.
65 Vgl. Bild der Wissenschaft online vom 28.8.2003, www.wissenschaft.de/home/-/journal_content/56/12054/1148522/.
66 Prof. Dr. H.-C. Scharpf: *Gemüse ist mehr als ein Nahrungsmittel. Neue Erkenntnisse über die gesundheitlichen Wirkungen*, zu beziehen über www.gemuese-ist-mehr.com.
67 A milk protein, casein, as a proliferation promoting factor in prostate cancer cells. World Journal of Men's Health, August 2014, www.ncbi.nlm.nih.gov/pubmed/25237656.
68 Dairy products, calcium, and prostate cancer risk: a systematic review and meta-analysis of cohort studies, http://ajcn.nutrition.org/content/early/2014/11/18/ajcn.113.067157.
69 Adherence to dietary and lifestyle recommendations and prostate cancer risk in the Prostate Testing for Cancer and Treatment (ProtecT) trial. Cancer Epidemiology, Biomarkers and Prevention, Oktober 2014, www.ncbi.nlm.nih.gov/pubmed/25017249.
70 Dietary Factors and Risk of Breast Cancer: Combined Analysis of 12 Case-Control Studies. Journal of the National Cancer Institute 82, 4.4.1990, S. 561–569.
71 W. C. Willett: Relation of meat, fat, and fibre intake to the risk of colon cancer in a prospektive study among women. New England Journal of Medicine 323, 1990, S. 1664–1672.
72 Takeshi Hirayama, Institute of Preventive Oncology, Tokio (auf der Basis einer über siebzehn Jahre geführten Forschungsstudie mit 265 118 Erwachsenen in sechs Präfekturen in Japan).
73 Zum Beispiel von der Welt-Krebs-Forschungs-Stiftung: www.wcrf.org/int/research-we-fund/cancer-prevention-recommendations/plant-foods.
74 Associations of serum insulin-like growth factor-I and insulin-like growth factor-binding protein 3 levels with biomarker-calibrated protein, dairy product and milk intake in the Women's Health Initiative. British Journal of Nutrition, 14.3.2014, www.ncbi.nlm.nih.gov/pubmed/24094144; High intakes of skimmed milk, but not meat, increase serum IGF-I and IGFBP-3 in eight-year-old boys. European Journal of Clinical Nutrition, 2004, www.nature.com/ejcn/journal/v58/n9/abs/1601948a.html.
75 The associations of diet with serum insulin-like growth factor I and its main binding proteins in 292 women meat-eaters, vegetarians, and vegans. Cancer Epidemioly, Biomarkers and Prevention, November 2002, www.ncbi.nlm.nih.gov/pubmed/12433724; Milk consumption and circulating insulin-like growth factor-I level: a systematic literature review. International Journal of Food Sciences and Nutrition, 2009, www.ncbi.nlm.nih.gov/pubmed/19746296.

76 Insulin-like growth factor (IGF)-I, IGF binding protein-3, and cancer risk: systematic review and meta-regression analysis. Lancet, 24.4.2004; 363 (9418): 1346-53, www.ncbi.nlm.nih.gov/pubmed/15110491.
77 Insulin-like growth factor-I (IGF-I) and IGF binding protein-3 as predictors of advanced-stage prostate cancer. Journal of the National Cancer Institute 94 (14), 17.7.2002, S. 1099–1106, www.ncbi.nlm.nih.gov/pubmed/12122101.
78 R. Béliveau und D. Gingras: *Foods That Fight Cancer. Preventing Cancer through Diet*, McClelland & Stewart, Toronto 2006.
79 Vgl. http://dgaki.de/wp-content/uploads/2010/05/Allergieforschung_in_Deutschland_Aktualisierte-Version1.2.pdf.
80 Adherence to a Mediterranean diet is associated with a better health-related quality of life: a possible role of high dietary antioxidant content. British Medical Journal, 2013, http://bmjopen.bmj.com/content/3/8/e003003.full.
81 Major health-related behaviours and mental well-being in the general population: the Health Survey for England. British Medical Journal, 2014, http://bmjopen.bmj.com/content/4/9/e005878.full.
82 Nutrition, hormones and prostate cancer risk: results from the European prospective investigation into cancer and nutrition. Recent Results Cancer Research, 2014, www.ncbi.nlm.nih.gov/pubmed/24531775.
83 Diet, vegetarianism, and cataract risk. American Journal of Clinical Nutrition, Mai 2011, www.ncbi.nlm.nih.gov/pubmed/21430115.
84 Vgl. www.spiegel.de/wissenschaft/medizin/krebsforschung-nur-jeder-zehnte-durchbruch-wird-weiterverfolgt-a-824405.html.
85 Misconduct accounts for the majority of retracted scientific publications. Proceedings of the National Academy of Sciences (PNAS), 2012, www.pnas.org/content/109/42/17028.
86 Vgl. zum Beispiel http//de.wikipedia.org/wiki/elsevier (»Kritik an Elsevier«).
87 Peter C. Gøtzsche: *Tödliche Medizin und organisierte Kriminalität. Wie die Pharmaindustrie das Gesundheitswesen korrumpiert*, riva Verlag München 2014.
88 Vgl. ebenda und http://patientensicht.ch/artikel/pharmaindustrie-fehlverhalten-justizfaelle bzw. www.agstg.ch/magazin/76-/albatros-42/408-pharmaindustrie.html.
89 Über die Unwirksamkeit von Tamiflu siehe www.ncbi.nlm.nih.gov/pubmed/24718923 oder http://community.cochrane.org/features/tamiflu-relenza-how-effective-are-they. Und hier eine ausführliche Zusammenfassung vom renommierten British Medical Journal über die Zurückhaltung der Studienergebnisse von Roche, bis alle Staaten ihr »Medikament« gekauft und bezahlt hatten: http://www.bmj.com/tamiflu.
90 R. Smith: »Medical Journals Are an Extension of the Marketing Arm of Pharmaceutical Companies«, 17.5.2005, http://journals.plos.org/plosmedicine/article?id=10.1371/journal.pmed.0020138.

91 Vgl. http://ec.europa.eu/health/antimicrobial_resistance/policy/index_en.htm.
92 Vgl. www.euro.who.int/de/health-topics/disease-prevention/antimicrobial-resistance/news/news/2014/04/new-report-antibiotic-resistance-a-global-health-threat.
93 Prof. M. Teuber vom Institut für Lebensmittelwissenschaften an der ETH Zürich im *Blick* vom 24.10.1997.
94 Prof. Dr. M. Grote (Universität Paderborn): »Antibiotikarückstände aus der Landwirtschaft – Beiträge zur Resistenzentwicklung«, www.laborundmore.de/archive/370333/Antibiotikarueckstaende.html.
95 www.srf.ch/konsum/themen/gesundheit/alarmierend-antibiotika-resistente-keime-in-fast-jedem-poulet, 7.2.2014.
96 International Livestock Research Institute (ILRI): »Mapping of poverty and likely zoonoses hotspots – Zoonoses Project 4«, 2.7.2012, https://cgspace.cgiar.org/bitstream/handle/10568/21161/ZooMap_July2012_final.pdf.
97 Robert-Koch-Institut: *Infektionsepidemiologisches Jahrbuch meldepflichtiger Krankheiten für 2013*, www.rki.de/DE/Content/Infekt/Jahrbuch/Jahrbuch_2013.pdf?__blob=publicationFile.
98 Interview mit L. Montagnier, in dem er sagt, dass eine Stärkung des Immunsystems zur Behandlung einer HIV-Infektion ausreiche: www.youtube.com/watch?v=WQoNW7lOnT4.
99 Vgl. B. C. Moilanen: Vegan Diets in Infants, Children, and Adolescents. Pediatrics in Review 25, 2004, S. 174–176.
100 B. Spock und S. Parker: *Dr. Spock's Baby and Child Care*, Pocket Books, New York 1998.
101 New England Journal of Medicine, 4.6.1998.
102 O. Grubenmann in einem Interview in: *Natürlich* 4, 94, S. 64 ff.; siehe auch ihr Buch *200 Praxisfälle, Band I*, Alpstein-Verlag, Weissbad, ²1993, S. 609.
103 Pregnancy Outcome and Breastfeeding Pattern among Vegans, Vegetarians and Non-Vegetarians, http://www.enlivenarchive.org/dietetics-research-nutrition-004.pdf.
104 G. Piccoli et al.: Vegan-vegetarian diets in pregnancy: danger or panacea? A systematic narrative review. International Journal of Obstetrics & Gynaecology, Onlineveröffentlichung 20.1.2015, http://onlinelibrary.wiley.com/doi/10.1111/1471-0528.13280/abstract.
105 Die La Leche League International (www.llli.org) hat deshalb das alte Erfahrungswissen in einem Buch zusammengefasst. Es enthält alles Wissenswerte, was früher von der Mutter zur Tochter weitergegeben wurde, ergänzt mit heutigem Wissen, und beantwortet alle Fragen rund ums Stillen: *Das Handbuch für die stillende Mutter. Das umfassende Nachschlagewerk für den Stilltag* (Originaltitel: *The Womanly Art of Breastfeeding*, übersetzt und bearbeitet von H. Neuenschwander und C. Weller), La Leche League, Zürich ⁵2004 (Erstausgabe 2001). Siehe auch www.lalecheliga.de.
106 Zum Beispiel das »Take me – B12 (www.heilkundeinstitut.at).

107 Vgl. http://www.aerztezeitung.de/medizin/fachbereiche/chirurgie/article/517816/schein-op-placebo-effekt-taeuscht-chirurgen.html.
108 REM steht für *rapid eye movements* (»schnelle Augenbewegungen«).
109 Siehe Ruediger Dahlke: *Von Mittagsschlaf bis Powernapping.*
110 Vitamin D2 Is as Effective as Vitamin D3 in Maintaining Circulating Concentrations of 25-Hydroxyvitamin D. The Journal of Clinical Endocrinology & Metabolism, März 2008 (online seit Dezember 2007), www.ncbi.nlm.nih.gov/pmc/articles/PMC2266966.
111 D_3 aus Pilzen: www.vit-d.info/veganes-vitamin-d3/; D_3 aus Flechten: www.vegan-total.de/nahrungsergaenzung/vitashine-d3-kapseln-60-stk.html.
112 Vgl. dazu WHO: www.iarc.fr/en/media-centre/iarcnews/pdf/Monograph-Volume112.pdf. Weitere Informationen: www.greenmedinfo.com/article/roundup-herbicide-exhibits-carcinogenic-properties-human-skin-cell-line-model. Längerer Text dazu: www.umweltinstitut.org/images/gen/aktionen/Roundup/Glyphosat%20ist%20giftig-Roundup%20noch%20schlimmer.pdf.
113 Durch den langjährigen großflächigen Einsatz dieses Herbizids gibt es nun aber immer mehr Resistenzen von Pflanzen dagegen. Deshalb wurde die Dosis ständig erhöht. Heute wird das Gift, mit anderen Giften gemischt, oft per Flugzeug über die Felder gespritzt. Vgl. Managing the evolution of herbicide resistance. Pesticide Management Science, März 2015, www.ncbi.nlm.nih.gov/pubmed/25809409.
114 DNA damage in fish (Anguilla anguilla) exposed to a glyphosate-based herbicide – elucidation of organ-specificity and the role of oxidative stress. Mutatation Research, März 2012, www.ncbi.nlm.nih.gov/pubmed/22266476.
115 Possible effects of glyphosate on Mucorales abundance in the rumen of dairy cows in Germany. Current Microbiology, Dezember 2014, www.ncbi.nlm.nih.gov/pubmed/25079171.
116 Eine gute TV-Dokumentation dazu ist »Tote Tiere – kranke Menschen« von Andreas Rummel, MDR, 2015, www.arte.tv/guide/de/050772-000/tote-tiere-kranke-menschen?autoplay=1.
117 Vgl. www.arte.tv/guide/de/050772-000/tote-tiere-kranke-menschen. Dort findet man auch diverse Aussagen von Bauern, die erkrankt sind und mit Umstellung auf glyphosatfreies Futter für ihre Tiere ihre gesundheitlichen Probleme beheben konnten. (Sie selbst und ihre Tiere wurden gesünder.)
118 Glyphosate, pathways to modern diseases II: Celiac sprue and gluten intolerance. Interdisciplinary Toxicology 6 (4), 2013, S. 159–184, www.intertox.sav.sk/ITX_pdf/06_04_2013/10102-Volume6_Issue_4-01_paper.pdf.
119 Food choices, health and environment: Effects of cutting Europe's meat and dairy intake. Global Environmental Change 26, Mai 2014, S. 196–205.
120 Flächenbelegung von Ernährungsgütern 2010, Statistisches Bundesamt Deutschland, www.destatis.de/DE/Publikationen/Thematisch/UmweltoekonomischeGesamtrechnungen/FachberichtFlaechenbelegung5385101109004.pdf, S. 10.

121 Flächenbelegung von Ernährungsgütern 2010, Statistisches Bundesamt Deutschland.
122 Eiweißversorgung bei Nutztieren, www.dvtiernahrung.de/aktuell/futterfakten/eiweissversorgung-bei-nutztieren.html.
123 Schweizerischer Bauernverband: »Stärkung der Versorgung mit Schweizer Kraftfutter«, Bericht der Arbeitsgruppe Futtermittel, September 2011.
124 M. Langerhorst: *Meine Mischkulturenpraxis. Nach dem Vorbild der Natur*, OLV-Verlag, Kevelaer ^{5}2014; J. Langerhorst: *Mischkultur und naturgemäße Bodenpflege*, NOI-Verlag, Klagenfurt 1986. Kontaktadresse: Familie Langerhorst, Gugerling 5, 4730 Waizenkirchen, Österreich.
125 Vgl. www.biovegan.org.
126 30 Jahre aktiver Humusaufbau, Teil 1: https://vimeo.com/18519509, 67 Min.; Teil 2: https://vimeo.com/18524635, 40 Min.
127 National Institute for Public Health and the Environment, www.rivm.nl.
128 Aus Worldwatch Paper »Zeitbombe Viehwirtschaft«, Wochenschau-Verlag, 1993, S. 22.
129 Pressemitteilung der Europäischen Kommission: »Umweltschutz: Gewässerbelastung nimmt ab, aber es bleibt noch viel zu tun«, 18.10.2013, http://europa.eu/rapid/press-release_IP-13-947_de.htm.
130 G. Klaus: »Biodiversität: Die Vielfalt erstickt«, www.bafu.admin.ch/dokumentation/umwelt/13233/13239.
131 Nitrat besteht aus einem Stickstoffatom und drei Sauerstoffatomen (NO_3).
132 Hohe Nitratbelastung im Grundwasser, www.zdf.de/wiso/nitratbelastung-im-grundwasser-wasserversorger-schlagen-alarm-33238452.html.
133 Livestock's Long Shadow. FAO 2006, www.fao.org/docrep/010/a0701e/a0701e00.htm.
134 Ebenda, S. 282.
135 United Nations Environment Programme: »Assessing the Environmental Impacts of Consumption and Production – Priority Products and Materials«, 2010, ein Bericht der Working Group on the Environmental Impacts of Products and Materials to the International Panel for Sustainable Resource Management, www.unep.fr/shared/publications/pdf/DTIx1262xPA-PriorityProductsAndMaterials_Report.pdf.
136 Ebenda, S. 82.
137 UNEP-Bericht fordert einschneidende Reformen in den Bereichen Energie und Landwirtschaft, http://cordis.europa.eu/news/rcn/32164_de.html.
138 Siehe http://ec.europa.eu/clima/citizens/tips/shopping_de.htm.
139 Mikrobiologe: »Lieber an der Methanschraube drehen«, http://derstandard.at/2779450/Mikrobiologe-Lieber-an-der-Methanschraube-drehen.
140 Magazin umwelt 2, 2014 – »Stickstoff – Segen und Problem«, BAFU, S. 16, www.bafu.admin.ch/dokumentation/umwelt/13233.
141 Quelle: Rohdaten aus Pendos CO_2-Zähler – Die CO_2-Tabelle für ein klimafreundliches Leben, Pendo-Verlag, Produktion und Transport zusammengerechnet.
142 Quelle: Öko-Institut und WWF Schweiz, zitiert in Pendos CO_2-Zähler 2007.

143 Vgl. www.foodwatch.org/de/informieren/klimaschutz/mehr-zum-thema/foodwatch-report/.
144 Vgl. Bundesamt für Statistik: »Vom Gras zur Milch«, 12.2.2013.
145 Vgl. www.ufarevue.ch/deu/frischer-wind-im-schweizer-safran-anbau_1471732.shtml.
146 Vgl. www.swissalpineherbs.ch/de/ueber_uns/kraeutcranbau/anbau.php.
147 Impacts of Biodiversity Loss on Ocean Ecosystem Services. Science, 3.11.2006, S. 787–790, www.sciencemag.org/content/314/5800/745.summary.
148 FAO: State of world aquaculture, www.fao.org/fishery/topic/13540/en.
149 Vgl. http://news.bbc.co.uk/2/hi/science/nature/7385315.stm.
150 Vgl, http://de.wikipedia.org/wiki/Dynamitfischerei.
151 Wild Pollinators Enhance Fruit Set of Crops Regardless of Honey Bee Abundance. Science 6127 (339), 29.3.2013, S. 1608–1611, www.sciencemag.org/content/339/6127/1608.
152 Evaluating the environmental impact of various dietary patterns combined with different food production systems. European Journal of Clinical Nutrition 61, 2007, online 11.10.2006.
153 Aus der TV-Sendung »Fleisch frisst Menschen. Von den Folgen unserer Esslust« von Wolfgang Korruhn, ARD, 1987.
154 Siehe www.swissveg.ch/Jean_Ziegler.
155 Vgl. www.igc.int/en/grainsupdate/sd.aspx?crop=Totalg.
156 www.spiegel.de/gesundheit/diagnose/multiresistente-keime-mehr-tote-durch-keime-als-durch-krebs-a-1036778.html.
157 www.wsj.com/news/article_email/shmuly-yanklowitz-why-this-rabbi-is-swearing-off-kosher-meat-1401404939-
158 Ole Ulani: *Unter Geiern – auf den Hund gekommen*, E-Book, Amazon 2015.
159 Bezug über www.heilkundeinstitut.at.
160 Miese Jobs für billiges Fleisch, www.ndr.de/nachrichten/lohnsklaven111.html; Informationszentrum für Landwirtschaft: Schlachthofarbeiter größtenteils über Werkverträge angestellt, www.proplanta.de/Agrar-Nachrichten/Agrarwirtschaft/Schlachthofarbeiter-groesstenteils-ueber-Werkvertraege-angestellt_article1375095845.html.
161 Vgl. Ulani, a.a.O.
162 D.E. LeRette, Ph.D.: Stories of microaggressions directed toward vegans and vegetarians in social settings, Fielding Graduate University, 2014, http://gradworks.umi.com/36/15/3615270.html.
163 Siehe www.admin.ch/opc/de/classified-compilation/20022103.
164 Siehe www.swissveg.ch/node/21.
165 Siehe www.admin.ch/opc/de/classified-compilation/20022103.
166 Vgl. www.topagrar.com/news/Home-top-News-Milchquotenen-de-Meyer-warnt-vor-Massenkuhhaltern-und-fallenden-Milchpreisen-1739731.html.
167 Die erschreckende Wahrheit über die hohe Milchleistung der Kuh, www.extremnews.com/berichte/ernaehrung/28d614901b09a93.

168 The impact of genetic selection for increased milk yield on the welfare of dairy cows. Animal Welfare 2010, www.fao.org/fileadmin/user_upload/animalwelfare/dairy.pdf.

169 Gemäß der Pharmafirma MSD waren es in Deutschland 2010 sogar 16 Prozent beziehungsweise 1,4 Milliarden Euro, www.lkv-mv.de/downloads/ft32_5.pdf.

170 Top agrar 10, 2012, www.swissmilk.ch/fileadmin/filemount/fuetterung-tierhaltung-trockenstellen-auch-ohne-antibiotika-artikel-top-agrar-10-2012-de.pdf.

171 J. Brinkmann und C. Winckler: Status quo der Tiergesundheitssituation in der ökologischen Milchviehhaltung – Mastitis, Lahmheiten, Stoffwechselstörungen. Beitrag präsentiert bei der Konferenz: 8. Wissenschaftstagung Ökologischer Landbau – Ende der Nische, Kassel, 1.3.2005 bis 4.3.2005, in J. Hess und G. Rahmann (Hrsg.): Ende der Nische, Beiträge zur 8. Wissenschaftstagung Ökologischer Landbau, Kassel university press GmbH, http://orgprints.org/3644/.

172 Der Spiegel 7, 2011.

173 Swissveg: Fische: Das erstaunliche Leben unter Wasser, www.swissveg.ch/node/95.

174 J. Krackow: *Warum ich mein Pferd von der Trense befreite*, Kosmos Verlag, Stuttgart 2014.

175 Ein gutes Beispiel dafür ist die Schweizer Stiftung für Tiere in Not (STINAH), www.stinah.ch.

176 Ein eindrückliches Video dazu: »Das Brüllen der Rinder beim Geschlachtetwerden« von Tierschutz im Unterricht, Österreich, www.tierschutz.cc/tiu/index-video.html.

177 Vgl. www.youtube.com/watch?v=-qgI406J0qs.

178 Chimps are making monkeys out of us – Extraordinary research from Japan shows that chimpanzees are way ahead of humans in complex memory tests, www.theguardian.com/science/2013/sep/29/chimp-intelligence-aymu-matsuzawa-kyoto.

179 M. Joy: *Warum wir Hunde lieben, Schweine essen und Kühe anziehen. Karnismus – Eine Einführung*, Compassion Media, Münster ³2013.

180 Vgl. http://ec.europa.eu/agriculture/direct-support/direct-payments/index_de.htm.

181 Oxfam, www.oxfam.org/en/pressroom/pressreleases/2015-01-19/richest-1-will-own-more-all-rest-2016.

182 Statistiken aus »How Brussels Works – EU Public and Government Affairs«, Februar 2011, www.eu-publicaffairs.eu.

183 Nach der Studie »Die Lieblingsmarke der Deutschen« der Brandmeyer Markenberatung, siehe zum Beispiel www.alnatura.de/de-de/panorama/alnatura-aktuell/archiv-2014/alnatura-beliebteste-lebensmittelmarke.

184 M. Hindhede: The Effect of Food Restriction during War on Mortality in Copenhagen. Journal of the American Medical Association, 7.2.1920, www.euroveg.eu/evu/english/news/news961/denmark2.html.

185 Vgl. www.vegetarismus.ch/heft/2009-2/pharmaindustrie.htm. Hier noch ein paar weitere Quellen zum Thema: www.the-scientist.com/blog/display/55679/, www.spiegel.de/wissenschaft/mensch/medizin-pr-elsevier-liess-pseudo-fachblaetter-von-pharmafirmen-bezahlen-a-623903.html, www.heise.de/tp/artikel/30/30336/1.html.
186 Siehe www.swissveg.ch/Jean_Ziegler.
187 Die verbotene Sendung vom 29.4.2014 kann hier angesehen werden: www.youtube.com/watch?v=tAPu3OnOSnE. Informationen zum Gerichtsurteil: www.heise.de/tp/news/Josef-Joffe-Jochen-Bittner-ZDF-Die-Anstalt-2404378.html. Hintergrundinfos zur Sendung mit Quellenangaben: www.zdf.de/die-anstalt/fakten-im-check-der-anstalt-33119372.html.
188 Der sogenannte kategorische Imperativ wird im Buch *Kritik der reinen Vernunft* (1781), dem erkenntnistheoretischen Hauptwerk des Philosophen Immanuel Kant, ausführlich erläutert.
189 Ausführlich geht der Tierrechtsphilosoph H. F. Kaplan in dem Büchlein *Die Ethische Weltformel* darauf ein.
190 Lebender, gekochter Fisch auf dem Teller in China: www.youtube.com/watch?v=Wb28IYXBi9A und Beispiele aus Japan: www.youtube.com/watch?v=aDi-dlgukA0.
191 »Die Psychologie des Fleischessens«, 28.1.2015, Schweizer Radio, www.srf.ch/gesundheit/psyche/die-psychologie-des-fleischessens.
192 Siehe dazu www.v-label.eu.
193 Eine ausführliche Behandlung dieses Themas findet sich bei Dr. med. Neal Barnard: *Breaking the Food Seduction. The Hidden Reasons Behind Food Cravings – And 7 Steps to End Them Naturally*, St. Martin's Griffin, New York 2003.
194 Opioid peptides encrypted in intact milk protein sequences. British Journal of Nutrition, November 2000, www.ncbi.nlm.nih.gov/pubmed/11242443.
195 Weitere Informationen dazu finden Sie zum Beispiel unter www.hypnose-winti.ch beziehungsweise www.dahlke-heilkundezentrum.de.
196 Fasting and cancer treatment in humans: A case series report. Aging (Albany NY). Dezember 2009, www.ncbi.nlm.nih.gov/pmc/articles/PMC2815756; Short-Term Fasting Before Chemotherapy in Treating Patients With Cancer, www.cancer.gov/clinicaltrials/search/view?cdrid=683360&version=HealthProfessional.
197 Die Aggressionen, die Fleischesser gegenüber Veganern aufweisen, wurden in dieser Arbeit wissenschaftlich analysiert: »Stories of microaggressions directed toward vegans and vegetarians in social settings« von Denise Elaine LeRette, Fielding Graduate University, 2014, 106 Seiten, http://gradworks.umi.com/36/15/3615270.html.
198 The Influence of Partner's Behavior on Health Behavior Change. Journal of the American Medical Association, März 2015, http://archinte.jamanetwork.com/article.aspx?articleid=2091401.
199 Das notwendige Wissen findet sich im *Großen Buch vom Fasten*.

200 Hier bietet der Ratgeber *Vegan schlank. Einfach entlasten und fasten* viele hilfreiche Rezepte und Anleitungen.
201 Ein ausführliches Buch dazu schrieb Victoria Boutenko, die diese grünen Smoothies populär machte: *Green for Life*, Hans-Nietsch-Verlag, Emmendingen 2009.
202 »Gabel statt Skalpell. Gesünder leben ohne Fleisch« (Originaltitel: »Forks over Knives«) von Lee Fulkerson und T. Colin Campbell, DVD, 96 Minuten (www.heilkundeinstitut.at oder in der Schweiz bei info@swissveg.ch).
203 J. Mattukat: *Mami, ist das vegan?*, Kamphausen, Bielefeld 2013.
204 M. Planck: *Wissenschaftliche Selbstbiographie*, Johann Ambrosius Barth Verlag, Leipzig 1948, S. 22, http://de.wikiquote.org/wiki/Max_Planck.
205 Ein sehr umfassendes Buch ist *Rohkost vom Feinsten, La Haute Cuisine Crue* von Urs und Rita Hochstrasser, Edition Sonnenklar, Siva Natara, Reichenberg 2014.
206 Ein empfehlenswertes Buch für Einsteiger ist *Essbare Wildbeeren und Wildpflanzen. Sammeltipps, Verwendung, giftige Doppelgänger* von Detlev Henschel, Kosmos Verlag, Stuttgart 2002.
207 Analyse: LUFA-ITL Labor der Agrolab Group GmbH im Auftrag von Sven-David Müller.
208 Weitere Informationen zum V-Label und Kontaktadressen für die verschiedenen Länder finden Sie auf der V-Label-Homepage: www.v-label.eu.
209 Umfangreiche Informationen zu diesem Monsterprozess gegen österreichische Tierschützer sind in dem Dokumentarfilm »Der Prozess« zusammengefasst (www.austrianfilm.at/der-prozess).

Quellenangaben der Grafiken

Seite 33, 47, 48, 50, 56, 57, 53, 61: www.naehrwertdaten.ch (Nährwertdatenbank des Schweizer Bundesamtes für Lebensmittelsicherheit und Veterinärwesen BLV, Schweizerische Gesellschaft für Ernährung SGE) und *Die große GU Nährwert Kalorien Tabelle*
Seite 37: Bundesamt für Gesundheit: PCB und Dioxine in Lebensmitteln, www.blv.admin.ch/themen/04678/04711/04716/
Seite 40: Bundesinstitut für Risikobewertung: Rückstände von Flammschutzmitteln in Frauenmilch aus Deutschland unter besonderer Berücksichtigung von polybromierten Diphenylethern (PBDE), www.bfr.bund.de/cm/343/rueckstaende_von_flammschutzmitteln_in_frauenmilch_aus_deutschland_abschlussbericht.pdf
Seite 65: www.bmel-statistik.de
Seite 78: www.eufic.org/article/de/expid/Obst-und-Gemusekonsum-Europa/
Seite 80: Weltgesundheitsorganisation WHO, http://apps.who.int/gho/data/node.main.A897?lang=en

Seite 88: C. Esselstyn u. M. Golubic: »The Nutritional Reversal of Cardiovascular Disease – Fact or Fiction?«, Experimental & Clinical Cardiology 20 (7) 2014, S. 1901–1908
Seite 89: Campbell/Campbell: *China Study*, S. 202
Seite 93: »Meat Consumption as a Risk Factor for Type 2 Diabetes«, *Nutrients* 6 (2), Februar 2014, S. 897–910, www.ncbi.ml.nih.gov/pmc/articles/PMC3942738
Seite 99: Globoscan 2012 (IARC, Section of Cancer Information)
Seite 150: www.bmel-statistik.de, Bundesministerium für Ernährung und Landwirtschaft
Seite 151: http://faostat.fao.org (FAO)
Seite 168, 171, 173: *Pendos CO_2-Zähler – Die CO2-Tabelle für ein klimafreundliches Leben*, Pendo-Verlag
Seite 175: www.foodwatch.org/de/informieren/klimaschutz/mehr-zum-thema/foodwatch-report/
Seite 178: UNESCO-IHE Institute for Water Education (www.waterfootprint.org)
Seite 180: Swissveg/Ökologie & Landbau 159 (3), 2011
Seite 181: Deutsche Bundesamt für Statistik: Flächenbelegung von Ernährungsgütern, 2010, S. 17
Seite 182: http://berichte.bmelv-statistik.de/SJT-4010400-0000.pdf
Seite 221: http://animal-health-online.de/drms/pic/zmp_milchleistung.jpg (ZMP) und http://ec.europa.eu/agriculture/agrista/2008/table_en/42001.pdf
Seite 252: M. Hindhede: »The Effect of Food Restriction during War on Mortality in Copenhagen«, *Journal of the American Medical Association*, 7.2.1920, www.euroveg.eu/evu/english/news/news961/denmark2.html

Bildnachweis

123RF.com, Nidderau: 39: lukaves. **Action Press, Hamburg:** 192: Martin Desjardins/Oredia. **Corbis Images, London:** 226: Jamal Said/Reuters; 295, 328: N.N. **Fotolia, New York:** 33 (Linsen, Kichererbsen), 48 (Kichererbsen, Sojabohnen), 65 (Reis, Hülsenfrüchte): Popova Olga; 33 (Fleisch, Mais, Kartoffeln, Karotten, Banane, Kirsche, Orange), 37 (Fleisch, Fisch), 48 (Fleisch), 125 (Gemüse), 154 (Rindfleisch), 168 (Rindfleisch, Gemüse, Obst), 171 (Rindfleisch, Gemüse), 175 (Obst, Gemüse), 178 (Rindfleisch), 180 (Rindfleisch, Gemüse, Obst), 181 (Rindfleisch), 182 (Rindfleisch, Fisch): valery121285; 33 (Walnüsse): Anton Ignatenco; 33, 48, 65 (Haselnüsse): volff; 33, 48, 65, 125, 154 (Getreide): fotocrew; 33 (Tofu): rprongjai; 33 (Reis), 48 (Eier), 50 (Brokkoli, Eier, Fisch), 65 (Fisch, Himbeeren), 125 (Eier, Hühnchen), 150 (verschiedene Fleischsorten), 168 (Hühnchen), 175 (Fleisch), 178 (Salat, Kartoffeln, Kürbis, Eier, Hühnchen), 180 (Hühnchen, Kartoffeln, Eier), 181 (Kartoffeln, Eier, Brot, Butter), 182 (Hühnchen): Guiseppe Porzani; 33, 48, 50 (Milch), 65, 175 (Milch, Käse), 178 (Käse), 180 (Milch, Käse), 181 (Milch, Käse): Zerbor; 33, 37, 48 (Salat, Gemüse, Spinat): Ivan Kmit; 37 (Butter): Africa Studio; 48, 93 (Fische): Alexander Raths; 48 (Mandeln): mates; 50 (Johannisbeeren, Peperoni grün), 66 (Äpfel, Karotten): Elena Schweitzer; 50 (Peperoni rot, Kiwi, Erdbeere, Orange, Salat, Rindfleisch), 65 (Kartoffeln, Fleisch, Gemüse), 150 (Fleisch): valeria tarleva; 50, 93, 168, 171, 173, 178, 180, 181, 182 (Schweinefleisch): M.Studio; 61 (Schwangere): Sylwia Nowik; 61, 150, 184, 221 (Kuh): tbob j. affelwoolf; 65 (Zucker): cipariss; 66 (Jogger): scusi; 66 (Sonne): snyggg.de; 66 (Haselnüssel): Valentin Volkov; 76: Björn Wylezich; 80: euthmya; 84: lom125; 93 (Salat): Synoclub; 99: max_776; 148: styleuneed; 154 (Brot): emuck; 173 (Konserve): Barbara Pheby; 173 (Tiefkühlgemüse): rdnzl; 188: Doris Oberfrank-List; 283: A_Lein; 290: Dirk Weber/Visions-AD. **Getty Images, München:** 202: The LIFE Picture Collection); 217: UIG. **Herzblut02, München:** 37 (Eier, Käse, Teller), 47 (Nüsse), 48 (Salami), 88 (Männchen), 93 (Käse), 184 (Steinbock). **Heering, Berlin:** 40 (Flaschen), 125 (Futter, Traktor, Besteck, Wasser), 175 (Autos), 178 (Milch), 182 (Wild), 221 (Milch), 252. **Interfoto, München:** 210, 247: Sammlung Rauch. **iStockphoto Calgary/Kanada:** 59: mahajanga; 219: Wireman131. **Plainpicture, Hamburg:** 26: Maskot. **Renato Pichler, Winterthur:** 153, 185, 230, 262. **Swissveg, Winterthur:** 238. **Topic Media, Putzbrunn:** 195, 271: DTCL. **Ullstein Bild, Berlin:** 278: N.N. **Vario Images, Bonn:** 212; Image Source RM. **Visum Foto, Hamburg:** 244: Eberhard J. Schorr. **V-Label GmbH, Winterthur:** 317.

REGISTER

Abstillalter 135
Adventisten, vegane 326
Aggression 282
– Tierproteinnahrung und 282
Aggressionsenergie 283-285
Aggressionspotenzial 284, 285
Aggressionsprinzip 285
Aggressionsproblem 282
Aids 128
Alkohol 115, 276
Allergien 105-109, 111
– Ernährung und 108
Alternativen, pflanzlich-vollwertige 300
Alzheimer-Erkrankung 47
Aminosäuren 35, 36
– essenzielle 35
Ammoniak (NH3) 159, 161, 162
Anämie siehe Eisenmangel
Angstsyndrome 113
Antibiotika 111, 123-125
– Düngemittel und 126
– Massentierhaltung und 124
Antihistaminika 109
Antioxidanzien 28, 49, 51
Auszugsmehl (Weißmehl) 139, 140
Autoaggressionskrankheiten 111

Bakterien, antibiotikaresistente 123-127
Ballaststoffe, Dickdarmkrebs und 31
Ballaststoffmangel 46
Bewegung 142, 143
Bewegungslust 325, 326
Bewegungsmangel 79, 97
Bindemittel (Alternativen) 313
Biodiversität 163, 165, 191

Biofleisch 231, 235, 236
Biofleischproduktion 236
Biotierhaltung 236
Blutgefäße, Ablagerungen in 84, 85, 95
Bluthochdruck (Hypertonie) 29, 47, 83, 97, 203
– pflanzlich-vollwertige Kost und 297
Blutzucker 79
Body-Mass-Index (BMI) 80
Bore-out-Syndrom 113, 114, 323
Brustkrebs 103, 105
Burn-out-Syndrom 113, 114, 216, 232
Butter, Margarine und 310-312

Casomorphin 274
Cholesterin 41, 42, 79, 87
Curcumin 57, 58

Darmbakterien 110-112
Darmflora 110-112
Darmkrebs 103
– Fleisch und 224
Demenz 47
Demokratie 260
Depressionen 47, 113, 114, 216
Diabetes mellitus 29, 89-94, 249
– Fett und 92
– Lebensstil und 94
– pflanzlich-vollwertige Kost und 297
– Typ 1 90-92
– Typ 2 92-94, 203
Diabetes-Typ-2, Eierkonsum und 72, 73
Diäten 81, 82

Dickdarmkrebs 98, 99, 103
- Ballaststoffe und 31, 46
Dioxine 38
Dissonanz, kognitive 266
Dissonanzreduktion 266
Dopamin 111, 274
Düngemittel, Antibiotika und 126

Ei-Alternative 314
Eier 72, 73
- Diabetes-Typ-2 und 72
Einkaufsverhalten 257
Eisen 51-54
- Vitamin C und 53, 54
Eisenmangel 54, 58
- Menstruation und 52
Eiweiß siehe Proteine
Entspannung 143, 326
Epigenetik 79
Erektionsstörungen 94-96
Erkrankungen, chronische 78
Ernährung 21, 22, 24, 116, 117, 267
- Allergien und 108
- erste Beikost 136-137
- gesunde 118
- in Kleinkindzeit 137
- lokale 169
- Menschenschutz und 196
- pflanzlich-vollwertige 22, 257, 258
- Säuglingszeit und 134-136
- Umweltaspekte der 191
- vegane 10, 11, 81, 137-141, 184, 258
- von Kindern 130-147
- während Schwangerschaft 132, 133
Ernährung, vegane 10, 11, 81, 137-141, 184, 258
- Krebs und 103
Ernährungsexperte 267, 268
Ernährungsumstellung 292
Ernährungsweise, pflanzliche 102
Ernährungswissen 267
Escherichia-coli-Bakterien 128
Escherichia-coli-Enteritis 128
Essgelüste, kulturelle 266
Essverhalten, Gewalt und 209, 210

Fäkalien 157-162, 164, 250
Faserstoffe 46
Fasten 112, 280
Fett 34
- Lust auf 275
Fisch 38, 73-75
- Lust auf 275
Fischbestände 186
Fische, Leidensfähigkeit von 227
Fischkonsum 186
Fischzuchten 186, 187
Flavonoide 29
Fleisch 19, 28, 30, 36, 51, 268, 273, 276
- Darmkrebs und 224
- Lust auf 275
- Pestizide in 36
Fleischalternativen 251, 308-310
Fleischarten 265
Fleischbranche 13
Fleischersatz 284
Fleischindustrie 204, 215, 235, 256, 261, 267, 268, 294
Fleischkonsum 150-152, 166, 175, 181, 182, 242
- Gewalt und 322
- Gründe für 264, 265
- Hormone und 110
- kulturelle Prägung und 264
- reduzierter 294
- Tierschützer und 214
- Todesfälle und 252
- Wassernot und 177
Fleischlobby 176
Fleischproduktion, Treibhausgas und 165
Fleischrodukion, Klimaauswirkungen der 165
Fleischsubvention 251-254
Fleischverzehr, Umwelt und 270
Folsäure 28, 44, 47-49
Fungizide 38, 158
Futtermittelproduktion 177

Garnelen 187, 188
Gelatine 76, 77, 313
Geldreligion 200, 206, 327
Gemüselobby 250

Gene 79, 80, 84
Gentechnik, Welternährung und 155
Gesellschaft, fleischessende 320
Gesundheit, psychische 141, 142
Gesundheits-Risikofaktoren 78, 79
Gesundheitssystem 98, 202
Gewalt, Fleischkonsum und 322
Giftstoffe 37-39
Gluten (Weizenkleber) 82, 141
Glutenunverträglichkeit, Glyphosat und 147
Glyphosat 145-147
– Glutenunverträglichkeit und 147
– Zöliakie und 147
Großkonzerne 260

Häm-Eisen 51, 52
Herbizide 38
Herz-Kreislauf-Erkrankungen 83-89
Hochleistungsmilchrassen 180
Honig 75, 76
Honigbiene 189, 190
Hormone, Fleischkonsum und 110, 113, 235, 322
Hunger 206, 207, 277
– Überfluss und 194, 195
Hypnosetherapie 276

Idealgewicht 82
IGF I (insulin-like growth-factor) 104, 105
– Milch und 104
Immunsystem 105-107
– Milch und 71, 72
– Umweltgifte und 106
Impotenz 29
Industriemilch 60

Jod 46
Jo-Jo-Effekt 82
Junkfood 111

Kälbermast 224
Kalzium 56
Kalziumgehalt 56, 57
Karnismus 241-243, 265
Käse 276

Kasein 71, 100, 104, 274, 275
– Prostatakrebs und 102
Käsekonsum 275
Kinder 207, 208, 264, 304
– Eltern und 303
– Ernährung der 130-147
Kleideralternativen 314-316
Knochengesundheit 66-68
– Bewegung und 67
– Kalzium-Phosphor-Verhältnis und 66
– Proteinkonsum und 68
– Säure-Basen-Haushalt und 66, 67
– Vitamin-D-Versorgung und 67
– Vitamin C und 67, 68
Kohlendioxid (CO_2) 167
– Ausstoß von 168, 171-173
– Belastung mit 170, 172
Konsumverhalten 248
Kortison 109
Krankheit 79
Krankheitsbilder 321, 323
– neue 13
– seelische 112-115
Krebs 28, 98-105, 249
– Ernährungsempfehlung bei 101
– Milchprotein-Ernährung und 100
– pflanzliche Lebensmittel und 101
– vegane Ernährung und 103
Kuhmilch siehe Milch
Kunstdünger 157, 158, 160

Laborwerte, Verlässlichkeit der 54, 55
Lachgas (N_2O) 169
Laktoseintoleranz 68-70
Landbau, biologischer 161
Landverbrauch 179-181
Landwirtschaft, bio-vegane 156-159
Landwirtschaftssubvention 246
Leaky-Gut-Syndrom 106, 111
Lebensmittelverschwendung 154
Lebensstil 86, 106, 321
– veganer 278, 319-328
Lebensweise, vegane 25, 293, 307
– Umstellung auf 316-318
Legehennen 225
Lobbyarbeit 247-249

Lobbyorganisation 176
Lungenkrebs 103

Machtkonzentration 261
Mainstream-Medien siehe Medien
Mangelerscheinungen 41
Margarine, Butter und 310-312
Marktwirtschaft 257
Massentierhaltung 127, 160, 214
– Antibiotika und 124
Masthühner 225, 226
Medien 19, 22, 119, 129, 174, 256
Medikamente, cholesterinsenkende 42
Medizinstudium 204
Meer, Überfischung des 189
Menschenschutz 193-211
– Ernährung und 196
Menstruation, Eisenmangel und 52
Menstruation, Milchprodukte und 54
Methan (NH3) 169
Methangas-Konzentration 167
Mikrobiom 110-112
– Hormonproduktion und 111
Milch 19, 28, 59-65, 268, 273
– Allergien und 70-72
– drogenähnliche Wirkung der 274
– Immunsystem und 71, 72
– Menstruation und 54
– Osteoporose und 55, 63
Milchalternativen 312, 313
Milchbranche 12
Milchindustrie 64, 256, 267, 268
Milchkonsum 166, 255
Milchlobby 62, 176, 312
Milchprodukte, Prostatakrebs und 102
Milchprodukte siehe Milch
Milchzucker (Laktose) 68, 274
Mischköstler 28, 29, 113, 207, 235, 270, 273, 278, 281-283, 286, 288, 301
Mittagsschlaf 143
Mutter, stillende 107, 111
Muttermilch 39-41, 107, 134, 274
– Kuhmilch und 61

Nahrungsergänzungsmittel 58
Nahrungskette 38, 147, 186
– Giftakkumulation in 39

– Verkürzung der 155, 156, 207
– Verlängerung der 195, 246
Nahrungsmittelindustrie 256
Nahrungsmittelproduktion 155
– pflanzliche 152
Neurodermitis 108
Nitrat 157, 163
Nitratbelastung 164
Nutztiere 228, 229

Ökologie 149-191
– Kraftfutteranbau und 155
Ökonomie 245-261
Omega-3-Fettsäuren 73-75
– Alternativen zu Fisch 74, 75
Osteoporose, Milch und 55, 63

Peace Food 25, 203, 281, 284, 287
Pestizide 36, 38, 158
– in pflanzlicher Nahrung 36, 37
Pflanzenstoffe, sekundäre siehe Antioxidanzien
Pharmaindustrie 98, 121, 122
Placeboforschung 142
Preisdruck 259
Pressefreiheit 19
Prostatakrebs 105
– Kasein und 102
– Milchprodukte und 102
Proteinart 34
Proteine 33, 34
– in Leguminosen 32
– Knochengesundheit und 68
– pflanzliche 30, 32
– tägliche Zufuhr von 34
– tierische 31
– Veganer und 32
Proteinmangel 32
Psychologie 263-289
Psychosomatik 21, 202, 270, 272

Rauchen 79, 97, 115, 276, 293
Regenwald, Zerstörung des 152-156
Reis, weißer 139
Religion 197-202, 235, 260, 271, 326
– Fleischkonsum und 197, 198
Rheuma 112, 203

Rindermast 174
Rinderwahnsinn 128, 277
Rohrzucker 138
Röntgenreihen-Untersuchung 303
Roundup (Totalherbizid) 145-147

Salmonellen 128
Salz 138, 139
Samenqualität 47, 96-98
  – Vitamin-B12-Mangel und 98
Saponine 29
Schattenprinzip 266, 279
Schattentherapie 276
Schlachthof 204, 205, 208, 209, 322
Schokolade, schwarze 101, 102
Schulspeisung 304
Schwangerschaft, Eisenmangel und 132
Schwangerschaft, Vitamin-B12-Versorgung und 133
Schweinegrippe 15, 128, 147, 277
Schweineprotein 31
Seeleninfarkt 216
Serotonin 111
Sonne 143-145
Soziallabels 271
Spermienqualität siehe Samenqualität
Statine 42
Stillen 134
Sucht 273-276
Supermärkte, vegane 305
Symptombekämpfung 86

Tierausbeutung 257
Tierethik 213-243
  – Bolzenschuss und 232
  – Elektroschock und 232, 233
  – Gaskammern und 233, 234
  – Kalbfleischverzehr und 237
  – Schächten und 234, 235
  – Tötungsalter und 238
Tierfreunde, fleischessende 266
Tierfutteranbau 195
Tierrechtsbewegung 216
Tierschutz 214, 261
  – Fleischkonsum und 214

Tierschutzgesetz 217
Tiertransport 322
Tierversuche 100, 214, 217
Tipps (eigener Garten) 158, 159
Tollwut 128
Treibhauseffekt 174, 175
Treibhausgase 167, 169, 174
Trinkwasser 126, 162, 164, 177

Überfluss, Hunger und 194, 195
Übergewicht (Adipositas) 29, 79-82, 84, 115, 249, 297
Umwelt 277
  – Fleischverzehr und 270
Umweltgifte, Immunsystem und 106
Umweltlabels 271
vegan (Definition) 25
Verantwortung, Projizieren der 272
Verantwortungsdiffusion 259, 272
Vitamin B12 42-45, 135
Vitamin C 49, 50, 58
  – Eisen und 53, 54
Vitamin D 143-145
Vitamin D2 (Ergocalciferol) 145
Vitamin D3 (Cholecalciferol) 145
Vitamin-B12-Mangel 43
  – Samenqualität und 98
  – Spirulina und 44
Vitamin-D-Versorgung 144
V-Label 271
Vogelgrippe 15, 128, 277

Wahrnehmung, selektive 267
Wasserverbrauch 178
Weidewirtschaft 183
Welternährung, Gentechnik und 155
Wild 230
Wirtschaftsinteressen 119-123
Wissenschaft 115-117, 245-261
  – unabhängige Studien der 255

Ziegenmilch 229
Zöliakie, Glyphosat und 147
Zoonosen 127-130
Zucker 138, 274
Zuckerlobby 249